Herausgegeben von:
Wolfgang Drücke und Bernd Klemt
Kiefergelenk und Okklusion

Kiefergelenk und Okklusion

Herausgegeben von

Wolfgang Drücke
und Bernd Klemt
Lübeck

Quintessenz Verlags-GmbH
Berlin, Chicago und Tokio   1980

Alle Rechte, auch die des auszugsweisen Nachdrucks, der photomechanischen Wiedergabe, der Verfilmung und der Übersetzung in andere Sprachen, vorbehalten

Copyright © 1980 by Quintessenz Verlags-GmbH, Berlin

Lithographieherstellung: Industrie- und Presseklischee, Berlin
Satz und Druck: Westkreuz-Druckerei, Berlin/Bonn
Bindearbeiten: J. Godry, Berlin
Printed in Germany

ISBN 3 87652 335 4

Alphabetisches Verzeichnis der Autoren

Droschl, H.   Univ.-Doz. Dr.
Universitätsklinik für Zahn-, Mund- und Kieferheilkunde
Landeskrankenhaus
A−8036 Graz

Gerber, A.   Prof. Dr. med. dent.
Plattenstraße 11
CH−8028 Zürich

Hanel, G.   Zahnarzt
Farnweg 10
D−6070 Langen-Oberlinden

Krogh-Poulsen, W.   Prof. odont. Dr. h. c.
7 Drosselvej
DK−2000 Kopenhagen

Mack, H.   Zahnarzt
Südliche Auffahrtsallee 64
D−8000 München

Møller, E.   Prof. Dr. odont.
The Royal Dental College Kopenhagen
160 Jagtvej
DK−2100 Kopenhagen

Motsch, A.   Prof. Dr.
Klinik und Poliklinik für ZMK
Abt. für Zahnerhaltung und Parodontologie
Robert-Koch-Straße 40
D−3400 Göttingen

Slavicek, R.   Dr. med. univ.
Lektor an der Universitätsklinik
für Zahn-, Mund- und Kieferheilkunde
Währingerstraße 25a
A−1090 Wien

Vorwort

Mehrere Dinge sind für das Zustandekommen dieses Buches von herausragender Bedeutung.

Vor allem ist es die Idee und die Durchführung des „IFZ-Symposions für Kiefergelenk- und Okklusionsdiagnostik" vom 5. bis 7. Oktober 1978 in Timmendorfer Strand unter der Leitung einer privaten Lübecker Fortbildungsinitiative – eben: IFZ.

Weiterhin ist es die dankenswerte Bereitschaft aller Referenten, mit unserer Hilfe ihre Vorträge zu überarbeiten und in Manuskriptform vorzulegen.

Letztlich zeichnet der Quintessenz-Verlag verantwortlich für die geduldige Betreuung, dieses „Vielmännerbuch" vom gesprochenen Wort und gezeigten Bild in die hier vorliegende Buchform zu realisieren.

Inhaltsverzeichnis

		Seite
Einleitung		11
Orthofunktion und Pathofunktion des mastikatorischen Systems unter Berücksichtigung der beteiligten Muskelgruppen	W. Krogh-Poulsen	13
Neuromuskuläre Aspekte der normalen und der gestörten Funktion des mastikatorischen Systems	E. Møller	33
Instrumentelle Voraussetzungen zur Erfassung des okkluso-artikulären Systems	H. Mack	67
Reproduzierbare Kiefergelenkröntgenaufnahmen und die Ermittlung der physiologischen Gelenkspaltbreite, Einstellen in die therapeutische Position	G. Hanel	81
Das sogenannte *Costen*-Syndrom Neue Erkenntnisse	A. Motsch	99
Funktionsbedingte Kiefergelenkerkrankungen und ihre Behandlung: Erkennen – Diagnostizieren – Behandeln	A. Motsch	111
Die Vorbehandlung des funktionsgestörten Kauorgans mit Schienen	A. Motsch	143
Die Konzeption der Zahnbewegung im funktionellen Raum	H. Droschl	169

Inhaltsverzeichnis

		Seite
Konzept und Lehrmeinung über Okklusion, Kiefergelenk und Kaudynamik Faktoren der Ortho- und Dysfunktion	A. Gerber	189
Dominanz oder Relevanz des Kiefergelenks im mastikatorischen System?	R. Slavicek	201
Beurteilung des sogenannten „anterior-feedback"	R. Slavicek	225
Axiographie	R. Slavicek	229
Diskussion		247
Sachregister		265

Einleitung

„Nur wer weiß, sieht auch!"
Bezogen auf unsere zahnärztliche Tätigkeit, stellt dieses Wort den Wert der Funktionsdiagnostik in der gesamten Zahnheilkunde heraus. Erst das Wissen um die Zusammenhänge im stomatognathen System ermöglicht das Erkennen von Störungen und deren Behandlung.
Waren es bislang unsere amerikanischen Lehrer, die uns auf diese Zusammenhänge hingewiesen hatten, so gab es mittlerweile in Europa ebenso hervorragende Kenner und Lehrer dieser ganzheitszahnheilkundlichen Betrachtungsweise.
W. Krogh-Poulsen war es, der uns durch seine standardisierten Muskeluntersuchungen und die damit verbundenen Hinweise auf die neuromuskulären Zusammenhänge im Funktionsraum „Mund" einen wesentlichen Anstoß zum Umdenken in unseren „Loch-Lücke"-Behandlungsmethoden gab. Er verwies uns gleich zu Beginn des Symposions sehr deutlich auf die Korrelation von okklusalen Störungen und muskulären Dysfunktionen.
Dazu konnte uns keiner besser die wissenschaftlichen Grundlagen aus der Muskel- und Neurophysiologie erbringen als E. Møller. „Bevor Sie diese Zusammenhänge nicht erkennen und begreifen, behandeln Sie keine Patienten, sondern machen Sie lieber Doppelblindversuche", endete er mahnend seine Ausführungen.
Das Zusammentreffen mehrerer Fachdisziplinen zur Abklärung eines multifaktoriellen Krankheitsbildes beleuchtete A. Motsch in seiner Darstellung über das sogenannte „Costen-Syndrom". Darüber hinaus gab er aufgrund eigener intensiver Untersuchungen einen Abriß über funktionsbedingte Kiefergelenkerkrankungen sowie deren Primärtherapie.
Schon zuvor hatte H. Mack ausgesprochen bildreich den Einstieg in die instrumentelle Funktionsdiagnostik dargestellt. Dabei konnte er auch anhand vergleichender Untersuchungen mit Parametern aufräumen, an denen für manche Lehrer und deren Schüler auch heute noch die zahnärztliche Glückseligkeit zu hängen scheint.
G. Hanel unterstützte in seinem Referat die Bemühungen, für den Praktiker anwendbare Methoden zur möglichst reproduzierbaren radiographischen Erfassung der Gelenksituation darzustellen.
Alle Wege in der Funktionsdiagnostik finden ihren Ursprung im Erkennen der Funktionen des Mastikationsapparates. So gesehen durfte ein Orthopäde keinesfalls in der Reihe der Vortragenden

Einleitung

fehlen. *A. Droschl* konnte dem Auditorium gleichermaßen eine solche Vielfalt von dokumentierten Behandlungswegen in der Kieferorthopädie einschließlich Orthodontie vorstellen – ohne dabei einem starren Konzept die absolute Priorität einzuräumen. Der Zweifel an der funktionsbestimmenden Form oder an der formbestimmenden Funktion war deutlich angesprochen.

Zu einem Bekenntnis seines bisherigen – oft angegriffenen – Schaffens auf dem Gebiet der Gelenkdiagnostik und -therapie trat *A. Gerber* an. In seiner bekannt „felsigen" Art legte er Zeugnis ab von seinen Vorstellungen auf dem Gebiet der Funktionsdiagnostik: Nicht eben zart mit seinen Meinungskontrahenten – jederzeit aufrecht in seiner erfahrenen Persönlichkeit.

R. Slavicek schließlich blieb es vorbehalten, die Vereinigung des bisher Vorgetragenen unter seinen Vorzeichen zu finden und auszudrücken. Das bis dahin zum Teil noch scheinbar Unvereinbare fand unter seiner Aussage logisch Verbindendes. Dabei erfuhr die Diagnose in der gelenkbezogenen Zahnheilkunde die eindeutige Dominanz vor systemhörigen Behandlungskonzepten. Die direkte Darstellung der gelenknahen mandibulären Bewegungsabläufe und deren Interpretation rundete das Bild zukunftsweisend ab.

Rückschauend auf mehr als ein weiteres Jahr praktischer zahnärztlicher Tätigkeit vom Symposion bis zum jetzigen Erscheinen dieses Buches, wagen wir die Behauptung, daß das Zusammentreffen der Autoren den Anstoß zu einer eigenständigen, unabhängigen Denkungsweise fernab von weiterer Dogmatik gegeben hat. Kontroverses bleibt der permanenten Diskussion vorbehalten, dem Praktiker sind aber eindeutige Zeichen auf den Wegen der Kiefergelenk- und Okklusionsdiagnostik mitgegeben.

Wenn dieses unser Hauptanliegen in Form des Symposions und dieses Buches dazu beiträgt, sehen wir den Sinn auch für zukünftige Initiativen erfüllt.

Lübeck, im Juni 1980

Wolfgang Drücke
Bernd Klemt

Orthofunktion und Pathofunktion des mastikatorischen Systems unter Berücksichtigung der beteiligten Muskelgruppen

W. Krogh-Poulsen

Orthofunktion und Pathofunktion

Laut Definition der Weltgesundheitsorganisation ist Gesundheit nicht nur Abwesenheit von Krankheit. Zu dem Begriff Gesundheit gehört auch Wohlbefinden, sowohl somatisch als auch psychisch und sozial. Ein gesunder Mensch ist nicht nur körperlich, sondern auch psychisch in harmonischer Balance, und er kann natürlich und frei mit anderen Menschen umgehen.

Patienten mit dysfunktionsbedingten Leiden im stomatognathen System sind meistens nicht eigentlich krank, aber viele haben unangenehme Symptome, z. B. Kopfschmerzen. Andere Patienten sind zu Aggressionen geneigt und haben beispielsweise Probleme im Umgang mit anderen.

Dysfunktionsbedingte Leiden kommen nicht nur im Kauorgan, sondern auch an anderen Stellen des Bewegungsapparates vor. Mikrotraumatische Noxen treten bei Fehlbelastung während der Funktion auf, z.B. in der Muskulatur oder in Sehnen, Gelenkstrukturen und/oder parodontalen Geweben. Sie treten vor allem bei Aktivitäten auf, die mit großer Kraft und über lange Zeit durchgeführt werden. Pathologische Reaktionen findet man in den Geweben dort, wo die Noxen besonders ausgeprägt sind oder die Resistenz herabgesetzt ist. Die pathologischen Reaktionen in den Geweben, die von der mikrotraumatischen Einwirkung verursacht sind, kommen immer im Bindegewebe oder in anderen vom Mesoderm derivierten Strukturen vor, und die dysfunktionsbedingten Krankheiten, welche im oromandibularen Bewegungsapparat auftreten, haben infolgedessen ähnlichen Charakter wie im allgemeinen Bewegungsapparat. Sie können in beiden Gebieten beispielsweise als Arthrosen und Präarthrosen, Muskelspasmen, Myogelosen oder Traktionsperiotosen vorkommen. Bei solchen Krankheiten findet man ferner, daß die Symptome manchmal mehr, manchmal weniger ausgeprägt sind oder zeitweise verschwinden und später wieder auftauchen, wie es auch im orofazialen Gebiet vorkommt.

Die Zahnheilkunde beschäftigt sich traditionsgemäß mit vielen Krankheits- oder Insuffizienzgruppen: mit Plaquekrankheiten, d.h. Karies und parodontalen Erkrankungen, kraniellen Wachstums- und Entwicklungsstörungen, angeborenen und erworbenen Defekten verschiedener Art an Zähnen, Zahnreihen, Kieferkämmen und mit chirurgischen Krankheiten. Dazu kommen die dysfunktionsbedingten Krankheiten, und durch ihre Eigenarten bilden diese eine

Orthofunktion und Pathofunktion des mastikatorischen Systems

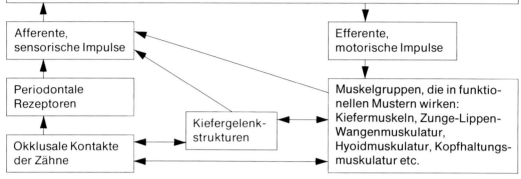

Abb. 1 Der Funktionskreis.

neue Dimension in der Zahnheilkunde. Es ist wichtig zu verstehen, daß z.B. okklusale Frühkontakte oder dysfunktionsbedingtes Kiefergelenkknacken nicht alleinstehende Phänomene sind, sondern daß sie nur Elemente eines größeren Zusammenhangs darstellen, und daß diese Ganzheit erfaßt und analysiert werden muß als Voraussetzung einer rationellen Diagnostik und Behandlungsplanung.

Abbildung 1 zeigt den **Funktionskreis**, wodurch der Ablauf des Wirkungsmechanismus veranschaulicht wird. Wenn die Zähne in Kontakt kommen, wird die Parodontalmembran, an welcher die Zähne aufgehängt sind, ein klein wenig deformiert. Dadurch werden parodontale Rezeptoren gereizt und senden afferente Impulse zum Gehirn. Im zentralen Nervensystem veranlassen diese Impulse eine Reihe von neuralen Aktivitäten, die schließlich die muskuläre Kraftentfaltung und die Kieferbewegungen sowie die Aktivität im Zungen-Lippen-Wangen-Rachen-System steuern. Die efferenten, motorischen Impulse können von der Aktivität in anderen Gebieten im zentralen Nervensystem, z.B. der Formatio reticularis (Wachheit, Aktivitätsgrad), und des limbischen Systems (Emotionen, Aggressionen) beeinflußt werden. Deshalb spielt die psychische Entfaltung des Patienten eine bedeutende Rolle für den aktuellen Status des sogenannten psychomotorischen Aktivitätsniveaus. Die Schwellenhöhe des generellen Tonus der Muskulatur ist dafür bestimmend, ob nur schwächere oder bereits stärkere lokale Stimuli notwendig sind, um den Umschwung von einem akzeptablen in einen pathogenen muskulären Aktivitätsgrad zu verursachen.

Die efferenten, motorischen Impulse innervieren genau diejenige muskuläre Aktivität, die notwendig ist, um eine bestimmte Funktion auszuführen. Dabei ist nicht nur die Kaumuskulatur, sondern sind auch das Zungen-Lippen-Wangen-System, das Zungen-Gaumensegel-System, die Pharynx- und Larynxmuskulatur und die Haltungsmuskulatur des Kopfes mitbeteiligt. Alle diese Muskelgrup-

Orthofunktion und Pathofunktion

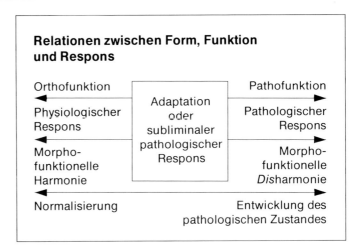

Abbildung 2

pen sind mehr oder weniger aktiviert, wenn das stomatognathe System funktioniert, sei es beim Kauen oder beim Ausüben von Parafunktionen.

Beim gesunden Menschen besteht eine bestimmte Harmonie zwischen den okklusalen Kontaktverhältnissen und der ausgeübten neuromuskulären Aktivität. Unter solchen Umständen ist die Reaktion in den einbezogenen Geweben akzeptabel, d.h. nichtpathologisch. Die ganze Situation wird als Orthofunktion bezeichnet (Abb. 2).

Besteht aber eine morphofunktionelle Disharmonie, kann die Reaktion der beanspruchten Gewebe pathologisch sein, und die Situation wird dann als Pathofunktion bezeichnet. Die Disharmonie kann z.B. durch geänderte okklusale Kontaktverhältnisse, die Frühkontakte mit sich führen, entstehen, oder sie kann sich durch muskuläre Hyperaktivität, z.B. bei einem erhöhten psychomotorischen Aktivitätsniveau (Streß), zeigen.

Das kann z.B. der Fall sein, wenn der Patient in eine neue Arbeitssituation kommt, die zu große Anforderungen an ihn stellt. Dann mag er generell eine muskuläre Spannung aufbauen und z.B. die Zähne pressen oder knirschen; und obwohl die okklusalen Kontaktverhältnisse an sich akzeptabel sind, können sich Schmerzsymptome oder andere Zeichen einer gestörten Harmonie entwickeln.

Unter Umständen kann sich eine Situation einstellen, die Gewebsveränderungen ohne subjektive Symptome aufweist. Es hat sich dann ein Zustand mit sogenannten subliminalen Symptomen, ein Anpassungsbereich, entwickelt (Abb. 2). Das klassische Beispiel hierfür sind Studenten, die während des Studienjahres keine Symptome zeigen, jedoch in der Examenszeit, sobald sie angespannt arbeiten, Kopfschmerzen bekommen, die dann in der Ferienzeit wieder abklingen.

Man sollte bei solchen Patienten teils den Hintergrund näher untersuchen, teils eine vollständige Funktionsuntersuchung vornehmen, damit man sie eventuell bei einer entsprechenden interzeptiven Behandlung in die Orthofunktionsgruppe zurückführen kann (Abb. 2).

In den letzten zehn Jahren ist eine Anzahl von epidemiologischen Untersuchungen besonders in Skandinavien durchgeführt worden. Man findet durchwegs, daß mehr als 50 % der Bevölkerung Symptome von dysfunktionsbedingten Leiden im Kauorgan haben. Es ist aber nur ein kleiner Teil von diesen Patienten, die schwere und andauernde Symptome zeigen und deshalb subjektiv behandlungsbedürftig sind. Aber selbst unter diesen Umständen ist die Zahl der reellen Patienten so groß, daß alle nicht zu komplizierten Fälle (und das ist die große Mehrheit) in der Praxis behandelt werden müssen. Die praktizierenden Zahnärzte sollten deshalb diese Patientengruppe klar erkennen, untersuchen und diagnostizieren können. Sie sollten auch zumindest alle einfacheren Fälle behandeln können. Deshalb ist eine verhältnismäßig einfache klinische Untersuchungsmethode ausgearbeitet worden, die in jeder Praxis durchgeführt werden kann.

Die klinische Funktionsanalyse

Klinische Untersuchung

Die klinische Untersuchung teilt sich in folgende Abschnitte:

1. Anamnese;
2. Beobachtung des Patienten;
3. Mobilität des Unterkiefers;
4. Geräusche von den Kiefergelenken;
5. Kontaktgeräusche beim Okkludieren der Zähne;
6. Druckdolenz der Kiefergelenke;
7. Druckdolenz der relevanten Muskulatur;
8. Analyse der bis jetzt gewonnenen Information;
9. Klinische Untersuchung der Kauflächen;
10. Klinische Untersuchung der Okklusion und Artikulation;
11. Provokationstest.

Nach Bedarf werden noch weitere Untersuchungen durchgeführt:

12. Röntgenuntersuchung vom Zahnsystem und von den Kiefergelenken im Hinblick auf strukturelle und positionelle Abweichungen;
13. Okklusionsuntersuchung im Artikulator im Hinblick auf Frühkontakte und Möglichkeiten einer okklusalen Stabilisierung, um interferenzfreie Okklusion und Artikulation zu etablieren.

Endlich gelangt man auf der Grundlage der gesammelten Information und der daraus folgenden Überlegungen zur:

14. Diagnostik;
15. Behandlungsplanung.

1) Anamnese

Man sitzt am besten dem Patienten gegenüber, so daß man eventuelle orale oder faziale Gewohnheiten beobachten kann. Man läßt den Patienten womöglich selber erzählen, wobei er oft mit den Händen diejenigen Stellen angibt, wo die Symptome am stärksten hervortreten. Man muß Geduld zeigen, besonders mit denjenigen Patienten, die seit langem Schmerzen haben, ohne daß man ihnen helfen konnte. Es ist wichtig, wenn man nach beendigter Untersuchung solchen Patienten versichern kann, daß ihre Krankheit wohl sehr unangenehm, aber nicht von maligner Natur ist. Überhaupt ist es wichtig, den Patienten die Natur ihres Leidens zu erklären. Andere Patienten leiden unter

Streß, und es ist auch in diesen Fällen wichtig, die Ursache – so weit wie es möglich ist – klarzulegen und die Rolle der muskulären Verspannung in ihrem Schmerzkomplex zu erklären.

Häufig vorkommende Symptome sind Gelenkknacken, Einschränkung der Unterkieferbewegungen, Schmerzen oder sonstigen Empfindungen im Kopf-, Nacken- und Kiefergelenkbereich, im Gesicht, an den Zahnreihen, in der Zungengegend und im Rachen. In Frage kommen auch differentialdiagnostisch: das Zervikalsyndrom; otogene Erkrankungen; Sinusitis; neuralgische oder neuralgiforme Schmerzen; Migräne; frühere Untersuchung und Behandlung; jetziger allgemeiner psychischer und somatischer Gesundheitsstatus. Alles trägt zum Verständnis des Entstehungsmechanismus bei.

Man sollte auch auf die sogenannten projizierten Schmerzen (referred pain) Obacht geben. Es sind Schmerzen, welche von den Patienten anderswo lokalisiert werden als dort, wo sich der Schmerzkern befindet. So können z.B. Schmerzen, die im Musculus sternocleidomastoideus ihren Ursprung haben, von dem Patienten als Schläfenkopfschmerzen an der gleichen Seite aufgefaßt werden. Von der Nackenmuskulatur können Schmerzen nach der Stirn, von der Temporalissehne nach den oberen Molaren und vom Musculus pterygoideus medialis zu der lateralen Seite der Zunge projiziert werden. Schmerzen, die vom Musculus pterygoideus lateralis ausgehen, können im Kiefergelenk, im Ohr oder im Gesicht unter dem Auge empfunden werden.

Beobachtung

Während des Gespräches beobachtet man den Patienten im Hinblick auf orofaziale Gewohnheiten wie Lippen- oder Wangenbeißen, Zungenpressen oder auf Anzeichen von Fingernägelkauen oder von Beißen auf Haare oder andere Gegenstände. Andere Gewohnheiten, wie den Unterkiefer unbewußt nach vorne oder nach der Seite zu verschieben, werden ebenfalls notiert. Diese Beobachtungen können Aufschluß auf Hyperaktivität in der betroffenen Muskulatur geben.

Mobilität des Unterkiefers

Man mißt die Interinzisaldistanz bei maximal geöffnetem Munde (Abb. 3). Die Distanz sollte mehr als 40 mm betragen. Man beobachtet mittels des unter der Nase senkrecht gehaltenen Meßstabs, ob sich der Kontaktpunkt zwischen den Zähnen 31 und 41 beim Öffnen des Mundes in der Mittellinie bewegt (was er sollte) oder davon abweicht (was auf Obstruktion im gleichseitigen Gelenk oder auf Inkoordination der betroffenen Muskulatur deutet).

Knacken und Krepitation

Mit einem Stethoskop prüft man das Geräusch vom rechten und linken Kiefergelenk, wenn der Patient den Mund öffnet und schließt (Abb. 4). Ein zarter Reibelaut ist normal. Knacken ist Zeichen eines unharmonischen Gleitens zwischen Kondylus, Diskus und Gelenkpfanne mit partieller Subluxation des Diskus. Krepitation hingegen ist ein Zeichen struktureller Veränderungen in den artikulären Weichteilen oder Hart-

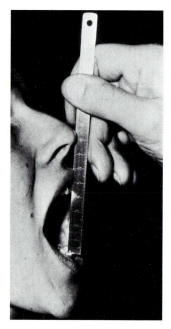

Abbildung 3

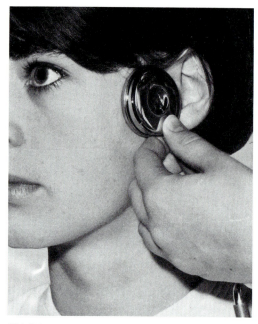

Abbildung 4

substanzen. Krepitation ist immer eine Indikation, Röntgenaufnahmen der Gelenke im Hinblick auf arthrotische Veränderungen zu veranlassen.

Geräusche von der Okklusion

Aus praktischen Gründen prüft man danach den Okklusionslaut. Das Stethoskop wird am besten auf die Wange unter dem Auge gelegt. Der Patient schlägt die Zähne hart zusammen, 10- bis 15mal, in einem nicht zu schnellen Tempo. Der Laut sollte jedesmal klar, eindeutig und ebenmäßig sein. Wenn nicht, liegt meistens ein Okklusionsfehler, wie z.B. ein Frühkontakt mit Gleiten in die IKP, vor, der dann bei der Okklusionsuntersuchung lokalisiert werden muß.

Druckdolenz der Kiefergelenke

Man drückt mit einem recht kräftigen Druck gleichmäßig und auf einmal mit dem zweiten oder dritten Finger rechts und links auf die Kiefergelenkgegend von lateral (A) und danach mit dem kleinen Finger, von dorsal durch den äußeren Gehörgang (B). Palpation auf diese Art sollte keinen Schmerz hervorrufen, wohl aber ein Gefühl von Druck. Ein bei Druck auftretender Schmerz wird ins Palpationsdiagramm (Abb. 5) mit einem Kreuz eingetragen.

Druckdolenz der relevanten Muskulatur

Auf ähnliche Weise und in einer bestimmten Reihenfolge (Abb. 5) werden

Klinische Untersuchung

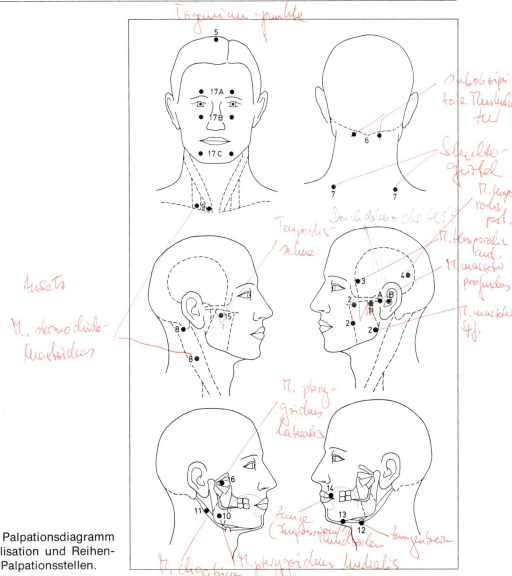

Abb. 5 Palpationsdiagramm mit Lokalisation und Reihenfolge der Palpationsstellen.

nun die Muskeln, welche am häufigsten bei mandibulärer Dysfunktion in Anspruch genommen werden, palpiert. Es handelt sich um folgende Muskeln bzw. Palpationsstellen:

1. **M. masseter profundus** (Elevator): unter dem Jochbogen, 1 cm vor dem Gelenk.

2. **M. masseter superficialis** (Elevator/Protraktor): weiter nach vorne unter dem Jochbogen; am Vorderrand des Muskels entlang; dann über den Angulus mandibulae (Abb. 6).

3. **M. temporalis anterior** (Elevator): 1 cm hinter der lateralen Orbitakante (Abb. 7).

19

Orthofunktion und Pathofunktion des mastikatorischen Systems

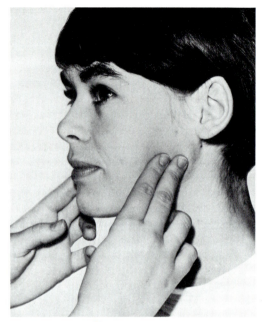

Abbildung 6 *M. masseter spf.*

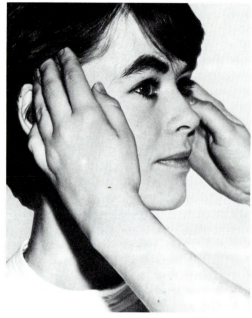

Abbildung 7 *M. temporalis ant.*

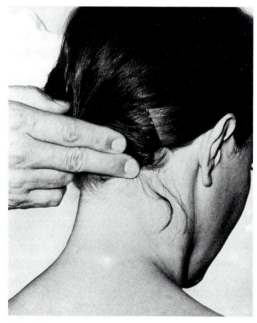

Abbildung 8 *Subokzipitale Muskulatur*

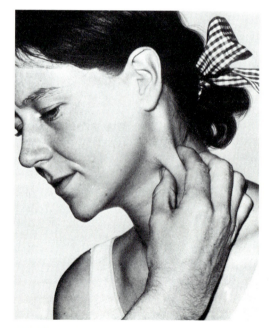

Abbildung 9 *M. sternocleido-mastoideus*

Klinische Untersuchung

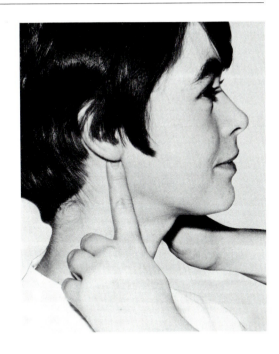

M. digastricus / Venter post.

Abbildung 10

4. M. temporalis posterior (Retraktor): über der Ohrmuschel.
5. (Vertex). *Scheitel*
6. Subokzipitale Muskulatur (koordiniert mit Retraktoren bei Retrusion des Unterkiefers oder mit Protraktoren bei zunehmender Nackenlordose, wenn der Unterkiefer vorwärts geschoben wird): im Nacken unter dem Schädelrand (Abb. 8).
7. (Schultergürtel).
8. M. sternocleidomastoideus (koordiniert mit dem gleichseitigen M. pterygoideus lateralis; dreht und neigt den Kopf bei Laterotrusion oder Mediotrusion des Unterkiefers nach der anderen Seite): lateral am Halse (Abb. 9).
9. (Ansatz des M. sternocleidomastoideus am Sternum und Processus mastoideus).
10. M. pterygoideus medialis (mit Zungenbewegungen koordiniert beim Bewegen des Unterkiefers nach der entgegengesetzten Seite): unter dem Kieferwinkel.
11. M. digastricus, venter posterior / M. stylohyoideus (Digastricus [biventer] ist bei okklusalem Kontakt Retraktor; Stylohyoideus ist Zungenbeweger und aktiv, wenn die Zunge nach vorwärts oder [einseitig] nach der [anderen] Seite bewegt wird): in der Tiefe zwischen M. sternocleidomastoideus und dem Kieferwinkel, direkt unter dem Ohr (Abb. 10).
12. Zungenbein (empfindlich, wenn die Hyoid-, Pharynx- und Larynxmuskulatur hyperaktiv ist – meistens in Verbindung mit Hyperaktivität der Zunge): vorne-oben am Halse beim

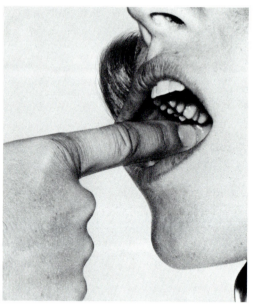 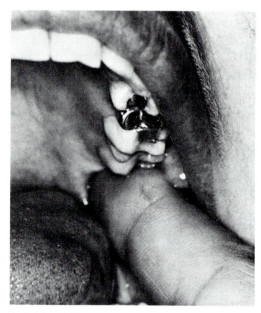

Abbildung 11   Abbildung 12

Temporalis sehne

Übergang zwischen suprahyoidaler und infrahyoidaler Muskulatur. Druckdolenz sollte unmittelbar zu der Frage führen, ob Globulusempfinden gespürt wird und, gegebenenfalls, wann.

13. Mundboden (druckempfindlich bei Hyperaktivität der Zunge und der suprahyoidalen Muskulatur): bidigital mit einem Finger im Munde und einem außen, in der Regio submentalis.
14. Zungenkörper (Empfindlichkeit deutet, wie auch Impressionen am Zungenrand, auf Hyperaktivität – meistens mit Frontzahn- und Eckzahnpressen oder -reibekontakt verbunden; subjektiv spüren solche Patienten manchmal Brennen oder Müdigkeit in der Zunge): Der anteriore Teil der Zunge wird mit drei Fingern gefaßt und leicht geklemmt.
15. Temporalissehne (mitwirkend, wenn M. temporalis beim Mundschließen und Pressen aktiv ist): auf der Innenseite vom Processus coronoideus, gerade dort, wo die Fingerkuppe bei Mandibularanalgesie liegt (Abb. 11).
16. M. pterygoideus lateralis (einseitig aktiv, wenn der Unterkiefer nach der entgegengesetzten Seite gedreht wird, z.B. bei Bruxismus der Eckzähne oder einer Mediotrusionsfacette; doppelseitig aktiv bei Bruxismus der oberen und unteren Schneidezahnkanten): Der Zeigefinger wird auf der oberen Zahnreihe bukkal entlang nach hinten geführt, so weit, wie es geht. Dann wird die Hand nach unten gedreht, und der Fingerdruck erfolgt nach oben und hinten (Abb. 12).
17. (Austrittspunkte des M. trigeminus im Gesicht).

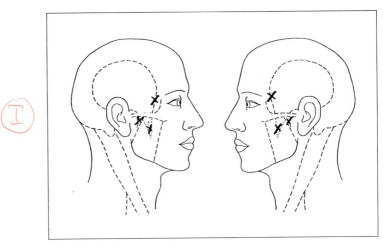

Abbildung 13

Die Dysfunktionsanalyse

Alle Stellen die druckempfindlich sind, werden auf den Untersuchungsbogen eingetragen. Danach erfolgt die Dysfunktionsanalyse. Die Grundlage dafür ist, daß die druckempfindlichen Stellen pathologischen Reaktionen in den palpierten Geweben entsprechen. Wie schon angeführt, treten solche Reaktionen an Stellen auf, die dysfunktionell überbeansprucht worden sind. Die Gesamtheit der beanspruchten Stellen bildet ein Muster, welches die dysfunktionelle Aktivität reflektiert und enthüllt. Die überbeanspruchten Stellen sind mit einem Kreuz im Diagramm bezeichnet worden, und zusammen bilden die so markierten Stellen das spezifische, für den betreffenden Patienten charakteristische Dysfunktionsbild. Einige konstruierte Beispiele werden die Reaktionstypen und die Art der Überlegungen illustrieren.

1. Abbildung 13 zeigt ein Untersuchungsdiagramm, in welchem die Reaktionsstellen symmetrisch im Musculus temporalis anterior, in der Temporalissehne und im Musculus masseter profundus lokalisiert sind. Alle genannten Muskeln sind Elevatoren. Man kann deshalb die Hypothese aufstellen, daß der Patient in der Interkuspidationsstellung habituell mit den Zähnen preßt.
2. Die Reaktionsstellen in Abbildung 14 befinden sich symmetrisch im Musculus temporalis, Musculus digastricus (biventer) und in den subokzipitalen Muskelansätzen. Habituelle Retraktoraktivität beim Reiben an Retrusionsfacetten ist wahrscheinlich. Abbildung 15 illustriert eine Möglichkeit (blanke Stelle am lingualen Höcker der Füllung im Zahn 24).
3. Die Reaktionsstellen in Abbildung 16 befinden sich symmetrisch im Musculus pterygoideus lateralis, Musculus masseter superficialis, Musculus stylohyoideus und in der Zunge. Habituelle Protraktoraktivität mit Reiben an den Schneidekanten bei leichter Protrusion und mit mandibularer Stabilisierung durch Zungendruck gegen die Frontzähne ist wahrscheinlich (Abb. 17).

Orthofunktion und Pathofunktion des mastikatorischen Systems

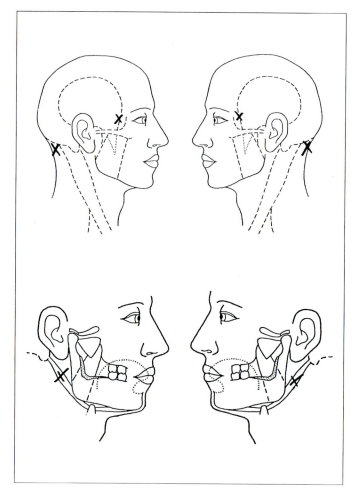

Abbildung 14

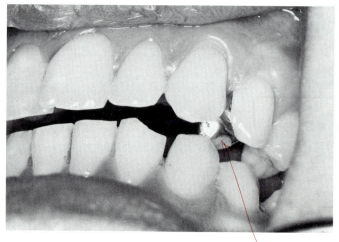

Abbildung 15

Die Dysfunktionsanalyse

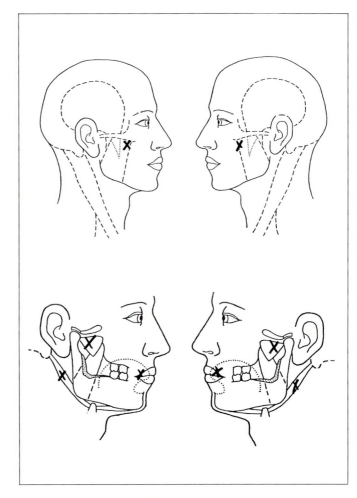

Abbildung 16

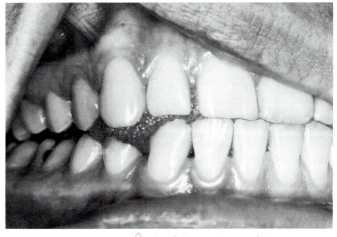

Abbildung 17

Orthofunktion und Pathofunktion des mastikatorischen Systems

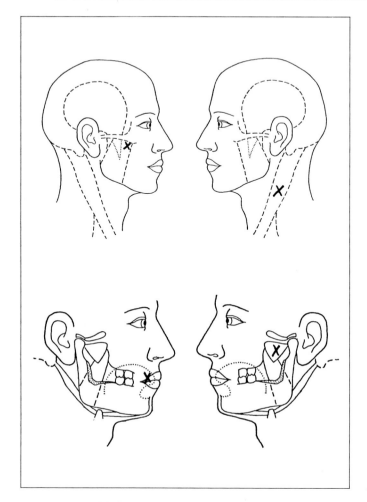

Abbildung 18

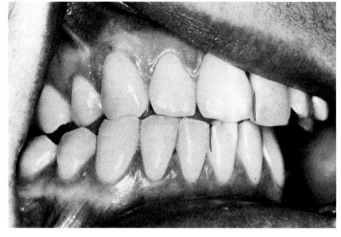

Abbildung 19

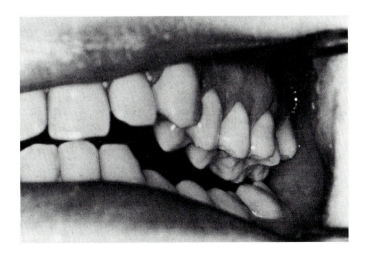

Abbildung 20

4. Die Reaktionsstellen in Abbildung 18 befinden sich unsymmetrisch im Musculus pterygoideus lateralis sinister, im Musculus sternocleidomastoideus sinister, im Musculus masseter superficialis dexter und in der Zunge.

Die Symmetrie der Reaktionsstellen in Beispiel 1, 2 und 3 hat auf gleichmäßige muskuläre Aktivität rechts und links hingewiesen. Der Unterkiefer befindet sich deshalb in diesen Fällen nach aller Wahrscheinlichkeit „in der Mitte" – nicht links und nicht rechts –, wenn die Dysfunktion ausgeübt wird. Der Unterkiefer befindet sich also unter den in Beispiel 1, 2 und 3 genannten Umständen entweder in der maximalen Okklusionsposition (Interkuspidation) oder retral oder protral davon. Im Beispiel 4 hingegen ist die Asymmetrie der muskulären Beteiligung deutlich, und der Unterkiefer muß allem Anschein nach in der Dysfunktionssituation eine nach rechts gedrehte Haltung haben, so als wenn der Bruxismus an den rechten Eckzähnen unter Zungenstabilisierung vor sich gehen würde (Abb. 19) oder als wenn Reiben an Mediotrusionsfacetten (Balancekontakte) an der linken Seite ausgeübt würde (Abb. 20). Diese Annahme wird besonders deswegen wahrscheinlich, weil sowohl der linke Musculus pterygoideus lateralis (Laterotraktor nach rechts) als auch der Musculus masseter (Elevator) beteiligt sind.

Klinische Untersuchung von Schliffacetten, Okklusion und Artikulation

Die Okklusalflächen der oberen und unteren Zahnreihen werden nun systematisch untersucht, ein Zahn nach dem anderen, um blanke Schliffstellen zu entdecken. Es wird festgestellt, ob die gefundenen Schliffflächen Retrusions-, Protrusions-, Laterotrusions- oder Mediotrusionsfacetten darstellen. Der Befund wird in ein Okklusionsdiagramm eingetragen (Beispiele in Abbildung 15, 17, 19 und 20).

Danach werden der Zahnbestand und die Okklusionskontakte bei maximaler Okklusion und in der retralsten Kontaktposition sowie auch bei Protrusion in Schneidekantenposition und bei Laterotrusion nach links und rechts untersucht und ebenfalls ins Diagramm eingetragen.

Provokationstest

Durch die Dysfunktionsanalyse ist uns die wahrscheinliche Fehlfunktionsposition des Unterkiefers klargeworden. Die Hypothese muß nun bestätigt oder entkräftet werden. Deshalb werden Schlifffacetten in einem Antagonistenpaar, das in der vermuteten Dysfunktionsstellung des Unterkiefers genau zusammenpaßt – wie ein Schlüssel zum Schloß –, aufgesucht, und man läßt den Patienten okkludieren, so daß die beiden Facetten in Kontakt kommen. Können mehrere Facettenpaare in Betracht kommen, werden sie eines nach dem anderen geprüft. Man sucht zunächst das Paar aus, das am genauesten zusammenpaßt, und läßt dann den Patienten sehr fest zwischen 15 und 45 Sekunden daraufbeißen.

Durch dieses Zusammenbeißen treten beim Patienten immer irgendwelche Empfindungen oder „Symptome" auf. Der Test ist aber nur dann positiv, wenn Symptome, die auch unter anderen Umständen dem Patienten wohlbekannt sind, auftreten. Solche Empfindungen oder Symptome sind ein Zeichen, daß der Patient durch das Beißen auf diesen besonderen Frühkontakt genau diejenigen Muskelgruppen in Aktivität gesetzt hat, die auch bei der spezifischen symptomprovozierenden Dysfunktion aktiviert sind. Man hat die Dysfunktionshypothese verifiziert.

Wenn es einem gelingt, einen positiven Provokationstest nachzuweisen, ist die Prognose meistens gut.

Bei einem negativen Provokationstest, das heißt einem Test, wobei *andere* Symptome oder Empfindungen als die „gewöhnlichen" – oder keine besonderen Empfindungen überhaupt – auftreten, hat man keine spezifische Dysfunktion nachweisen können, und die Prognose ist dann meistens mehr zweifelhaft oder geradezu schlecht in bezug auf okklusale Behandlung.

Diagnostik

In den meisten Fällen werden die bis jetzt erworbenen Daten zu einer vollständigen Diagnose führen. In komplizierteren Fällen muß doch der anamnetische und/oder der medizinische Hintergrund weiter ausgebaut werden. Auch röntgenologische Befunde sowie Kontaktstudien im Artikulator müssen mit beurteilt werden.

Damit eine kausale Behandlung erfolgen kann, sollte eine vollständige Diagnose die verbale Feststellung der Erkenntnisse des Untersuchers auf den folgenden drei Stufen darstellen:

1. Art und Lokalisation der geweblichen Reaktionen oder Veränderungen (z. B. Arthritis, Myogelosis, myogene Kopfschmerzen usw.);
2. die kausale Dysfunktion (z.B. Pressen in der Interkuspidationsposition);
3. der allgemeine Hintergrundsfaktor (psychisch/sozial/medizinisch).

Behandlungsplanung

Die Planung und Ausführung der Behandlung werden – bewußt oder unbewußt – in drei Abteilungen gegliedert:

1. Der Behandlungsteil, der eine **generelle** Wirkung hat. Es handelt sich dabei um Besprechung, Motivation des Patienten und psychische oder medikamentelle Beruhigung oder, mit anderen Worten, um den Teil der Behandlung, der eine Dämpfung der generellen psychomotorischen Aktivität beabsichtigt.
2. Der Behandlungsteil, der eine **direkte** Einwirkung auf die strukturellen, pathologischen Veränderungen in den Muskeln, Sehnen und/oder Gelenkstrukturen beabsichtigt. Es handelt sich hierbei um physiotherapeutische Behandlungsmethoden: Applikation von Wärme oder Kälte, Injektion/Blockaden, Bewegungsübungen, Dehnungsübungen u.a.m., welche direkt auf die erkrankten Gewebe Einfluß haben.
3. Der Behandlungsteil, der den Zweck hat, die Dysfunktion zu beseitigen oder – anders gesagt – die oropharyngeale Funktion zu normalisieren. Es handelt sich dabei um eine **indirekte** Behandlung der pathologisch veränderten Strukturen. Durch Etablierung einer wohldefinierten Okklusion mit vielen über die ganze Zahnreihe verteilten punktförmigen Kontaktstellen und einer interferenzfreien Artikulation werden die afferenten Impulse, die danach in der Parodontalmembran erzeugt werden, ein akzeptables Niveau der muskulären Funktion zur Folge haben. Diese relative Entspannung der Muskulatur ist das Ziel der zahnärztlichen Behandlung im eigentlichen Sinne. Die Natur selbst sorgt für die Normalisierung der Gewebe und dadurch das Verschwinden der Symptome. Man muß es sich eben klarmachen, daß die Herstellung einer perfekten Okklusion wohl eine Behandlung der Dysfunktion, nicht aber eine Behandlung der pathologischen Gewebsveränderungen an sich ist. Die durch Schienen, Einschleifen oder Rekonstruktion erzielte therapeutische Okklusion bedeutet aber eine neue Konditionierung der Funktion, so daß die Bedingungen für die Heilung und dadurch für die Symptomfreiheit gegeben sind.

Alle okklusalen Behandlungen haben eben den Zweck, die habituelle, muskuläre Aktivität herabzusetzen. Das wird dadurch erreicht, daß bei Okklusion große Parodontiumsareale aktiviert werden. Wenn nämlich viele Mechanorezeptoren im Parodontium auf einmal aktiviert werden, wird das Resultat eine relative Entspannung der betreffenden Muskulatur sein.

Zur Erzielung einer akzeptablen Okklusion, d.h. einer Okklusion, die eine morphofunktionelle Harmonie möglich macht, verwendet man entweder

– temporäre, reversible Methoden, d.h. Verwendung von Aufbißschienen verschiedener Art, oder
– eine permanente, irreversible Umgestaltung der okklusalen Kontaktverhältnisse durch selektives Beschleifen der Kauflächen oder durch okklusale Rehabilitierung mittels festsitzenden Zahnersatzes.

Bei maximaler Interkuspidation muß man Vielpunktkontakt, also gleichzeitige Berührung auf sehr vielen, ganz kleinen Punkten, über den ganzen Zahn-

bogen gleichmäßig verteilt, erreichen, so daß der Unterkiefer eindeutig und stabil gegen den Oberkiefer abgestützt ist.
Die maximale Interkuspidation soll erreicht werden, wenn die Zähne nach einem freien, schnellen, entspannten Aufwärtsschwung des Unterkiefers Kontakt bekommen (die muskuläre Kontaktposition).
Sowohl in der retralen Kontaktposition als auch bei Inzisalkantenkontakt sollten Zähne rechts und links der Mittellinie gleichzeitig Kontakt haben.
Bei Kontaktbewegungen nach der Seite empfiehlt es sich, Gruppenkontakt (d. h. Kontakt auf mindestens zwei Zahnpaaren) in der Lateral-Eckzahn-Prämolaren-Gegend zu erzielen. In der Mediotrusionsseite (Balanceseite) soll kein Kontakt oder gegebenenfalls nur feinste Berührung vorhanden sein. Durch diese Maßnahmen wird die wichtigste Aufgabe im Zusammenspiel zwischen Okklusion und muskulärer Aktivität erfüllt, nämlich die relative Entspannung in der Kaumuskulatur und in den kofunktionierenden Muskelgruppen. Da die funktionsbedingten Kiefergelenkerkrankungen Folge von muskulären Dysfunktionen sind, werden auch sie durch Maßnahmen, welche die muskulären Spannungen dämpfen, beeinflußt.
Um die muskuläre Aktivität zu dämpfen, muß man nicht nur einen okklusalen Vielpunktkontakt erzeugen, wodurch man vorwiegend die vertikale Kraftkomponente steuern kann, sondern auch die horizontalen Kräfte, welche auf die Zahnreihen einwirken, müssen vermindert werden. So z. B. dürfen Aufbißschienen, Kronen, Brücken oder abnehmbarer Zahnersatz keine Spannungsgefühle in den Zähnen hervorrufen, weder temporär noch permanent, da das Gefühl von Spannung ein Zeichen dafür ist, daß unerwünschte, afferente Impulse erzeugt werden und solche meistens mit erhöhter muskulärer Aktivität einhergehen.
Es ist ebenfalls wichtig, daß weder die Zunge noch die Wangen durch Schienen (z. B. mit scharfen Kanten), durch festsitzenden Ersatz (z. B. mit zu runden Bukkal- oder Lingualflächen) oder durch abnehmbaren Ersatz (z. B. mit Klammern oder anderen gegossenen Konstruktionselementen oder mit konvexen Prothesensätteln) gereizt werden. Denn auch solche störenden Elemente führen zu unerwünschter erhöhter muskulärer Aktivität.
Es ist ebenfalls wichtig, daß der Patient über alle Einzelmaßnahmen, die die Gesamtbehandlung ausmachen, informiert wird und sich aus freiem Willen damit einverstanden erklärt; denn auch Unsicherheit oder Ungewißheit beim Patienten führt zur Erhöhung des psychomotorischen Aktivitätsniveaus und wirkt dadurch dem Sinn der Therapie entgegen.
Mit anderen Worten: Alle okklusale Behandlung – sei sie reversibel mit Schienen oder irreversibel durch Schleifen oder okklusale Rekonstruktion – hat zur Aufgabe, durch Veränderungen im afferenten Impulsstrom eine Normalisierung der muskulären Aktivität im oromandibularen Funktionsgebiet herbeizuführen.
Es muß deshalb auch klar sein, daß die erzeugte Okklusion und Artikulation ein artifizielles, therapeutisches Kontaktverhältnis darstellt, das nicht notwendigerweise mit der von Natur aus vorgegebenen Okklusion identisch sein muß.
Man kann eben keine *natürliche* Okklusion wiederherstellen. Und das ist auch nicht nötig. Das, was man darstellen kann, ist eine therapeutische Okklusion, eine artifizielle Okklusion, die so gestal-

tet ist, daß diese neue Situation für den Patienten akzeptabel ist.
Es gibt viele Methoden und Konzepte, wonach dieses Ziel zu erreichen ist. Es kommt nicht so sehr darauf an, zu welchem Konzept man sich bekennt, aber es ist wichtig, die Methoden des gewählten Konzeptes völlig zu beherrschen. Sonst treten die technischen Schwierigkeiten in den Vordergrund, und das eigentliche Ziel wird verschleiert oder vergessen.

Zusammenfassend kann man sagen, daß sich der muskuläre Anteil in der Dysfunktion in den meisten Fällen beherrschen läßt, wenn die Okklusion so gestaltet wird, daß sie nicht einem natürlichen Ablauf der neuromuskulären Funktion im Wege ist, und wenn der Zahnarzt die erhöhte psychomotorische Aktivität zu dämpfen vermag. Alle Methoden, die zu diesem Ziel führen, sind an sich akzeptabel, und es ist mehr oder weniger eine Geschmackssache, welcher man sich bedient.

wichtig: Ausschaltung von störenden Afferenzen, die zu erhöhter muskulärer Aktivität führen.

Neuromuskuläre Aspekte der normalen und der gestörten Funktion des mastikatorischen Systems

E. Møller

Einleitung

Funktionelle Störungen

Ein Symposion mit dem Titel „Diagnose des Kiefergelenkes und der Okklusion" scheint nicht unmittelbar eine Diskussion über Neurophysiologie und Neuropathophysiologie des mastikatorischen Systems zu erfordern. Kiefergelenke und Zähne sind jedoch nur passive Strukturen; solange sie nicht durch Muskeln, die vom zentralen Nervensystem kontrolliert werden, in Gang gebracht werden, können weder normale noch gestörte Funktionsabläufe auftreten. Deshalb habe ich bei der Annahme der Einladung zu diesem Symposion vorausgesetzt, daß der Begriff der Diagnose im Titel benutzt wird, um funktionelle Störungen des mastikatorischen Systems hinsichtlich des Zustands normaler Funktion zu unterscheiden und zu spezifizieren.

Die Hauptsymptome funktioneller Störungen sind Einschränkung der Unterkieferbewegungen und Schmerzen. Eine Bewegungseinschränkung ist stets mit anomaler Funktion verbunden. Auf der anderen Seite bringen Schmerzsensationen die funktionellen Störungen in Zusammenhang mit einer Anzahl von heterogenen und oft schwer definierbaren Erkrankungen, die mit Gesichts- und Kopfschmerzen einhergehen. Daher führt der Schmerz im Rahmen unserer diagnostischen Bemühungen und ätiologischen Konzepte oft zu Verwirrungen und Schwierigkeiten.

Der Gesichtsschmerz hat durch seine Multikausalität und direkt erlebte Wahrnehmung die Meinungen über gestörte orale Funktionen umgeworfen. Während man früher die gestörte Funktion für eine Angelegenheit der Kiefergelenke allein hielt, hebt man heute die muskuläre Dysfunktion im Zusammenhang mit myofaszialen Schmerzen und emotionell bedingtem Bruxismus als Primärfaktoren hervor.

Divergierende Konzepte

Die Hinwendung zu einem bestimmten Konzept, das sich auf unsere spätere Therapie direkt auswirkt, hängt von dem jeweils ausgewählten typischen Merkmal bei Patienten mit funktionellen Störungen im Kausystem ab.

Die okklusalen Verhältnisse von zwei Gruppen solcher Patienten sollen diese Behauptung beweisen.

Die eine Patientengruppe (*Helöe* und *Helöe* 1975) wurde in einer Abteilung für Kieferchirurgie untersucht. Sie beinhaltet ohne Selektion alle Patienten, die während einer bestimmten Zeit wegen diagnostischer Untersuchungen und/oder Behandlung der Dysfunktion des Kiefergelenkes dort waren.

Die andere Patientengruppe (*Agerberg* et al. 1970) wurde in einer auf orale Funktion und Okklusion spezialisierten Abteilung untersucht, streng selektiert nach den Kriterien der Funktionsstörungen. Dabei wurden die Patienten, die zwar Gelenkgeräusche oder Anzeichen von Bruxismus hatten, aber dabei ohne Schmerzen oder Bewegungseinschränkung waren, ausgeschlossen. Ebenfalls unberücksichtigt blieben Patienten mit Gesichtsschmerzen, deren Ursache nicht eindeutig in den Kiefergelenken oder den Kaumuskeln lag.

Die Betrachtung der okklusalen Verhältnisse hinsichtlich der distalen Abstützung ergab deutliche Unterschiede zwischen den beiden Patientengruppen. Von den unselektierten Patienten (Gruppe 1) trugen 2 % totale Prothesen, 4 % hatten noch 1 bis 14 Zähne. Von den selektierten Patienten (Gruppe 2) trugen 30 % totale Prothesen, 33 % hatten noch 1 bis 4 Zähne bei fehlender Abstützung nach distal. In der ersten Gruppe hatten 29 % zwischen 15 und 24 Zähne, 66 % mehr als 24 Zähne. In der zweiten Gruppe hatten nur 35 % der Patienten eine bilaterale distale Abstützung. 66 % der ersten Gruppe, aber nur 35 % der zweiten Gruppe waren von ihrem Hauszahnarzt an die betreffende Abteilung überwiesen worden.

Offensichtlich müssen Forschungsarbeiten über die Ätiologie funktioneller Störungen im mastikatorischen System, denen jeweils eine dieser Untersuchungen zugrunde liegt, im wesentlichen zu unterschiedlichen Ergebnissen kommen. In einem Fall, bei dem nur 4 % der Patienten die distale Abstützung fehlt, es sich also größtenteils um Patienten mit nahezu vollständigen Zahnreihen handelt (*Helöe* und *Helöe* 1975), würde der Schwerpunkt der Ursachen mehr auf emotionelle Aspekte gelegt. Dabei würden dann die okklusalen Verhältnisse weniger berücksichtigt werden. Im anderen Falle würde bei einer Patientengruppe, in welcher 30 % totalen Zahnersatz tragen und 33 % keine Abstützung im Molarenbereich haben (*Agerberg* et al. 1970), die Bedeutung der Okklusion auf der Grundlage organischer Störungen in den Vordergrund rücken.

Der vorliegende Bericht beschäftigt sich ausschließlich mit den pathophysiologischen Aspekten der Funktionsstörungen des Kauapparates.

Arbeitsphysiologie

Die Funktion des mastikatorischen Systems kann vom Standpunkt der Arbeitsphysiologie aus betrachtet werden. Die okklusalen Verhältnisse, die Kiefergelenke und die Muskulatur bestimmen die Arbeitsbedingungen. Muskelaktivität, sensorische Mechanismen und das Zentralnervensystem sind die entsprechenden Kontrollinstanzen. Dadurch erhält die externe Morphologie, die bisher als Norm für die normale Funktion angesehen wurde, einen geringeren Stellenwert. Das funktionelle Zusammenspiel von Zähnen und Kiefergelenken basiert auf Impulsen von Rezeptoren, die sich in den Gelenken, im Parodontium und in den Muskeln befinden und die vom Zentralnervensystem als bestimmte Muster der Muskelaktivität wiedergegeben werden.

Im folgenden wird die Bedeutung der muskulären Funktion für die Okklusion in Hinsicht darauf diskutiert, wie sich die

Funktion zur Erreichung ihres Ziels in erster Linie der Morphologie anpaßt. Ferner wird es darum gehen, wie diese Anpassung zu Muskelschäden und Schmerzen führen kann. Das muskuläre Zusammenspiel unter gegebenen okklusalen Verhältnissen im Zustand der rein statischen Halteaktivität und dann des Kauaktes wird aufgezeigt werden. Schließlich soll mit der Diskussion des Muskelschmerzes unter diesen beiden verschiedenen Bedingungen geendet werden.

Die Haltung des Unterkiefers und die statische Muskeltätigkeit

Grundlagen der Unterkieferhaltung

Die Ruhehaltung des Unterkiefers wird durch den Tonus der Elevatormuskeln bestimmt. Der Muskeltonus kann als Widerstand gegen Dehnung definiert werden. Unter normalen physiologischen Bedingungen ist es eine Kombination von passiver Muskelelastizität und der Aktivität einer mehr oder weniger großen Anzahl von motorischen Einheiten.
Deshalb sinkt der Unterkiefer in der Ruhe etwa 1 bis 3 mm tiefer als in der Interkuspidationsstellung; dann herrscht ein Gleichgewicht zwischen a) dem Tonus, d. h. den in den Elevatoren entwickelten Kräften, und b) dem Zug des Gleichgewichts der Mandibula und der umgebenden Weichteile.

Aktive Kontrolle

Die fortlaufende aktive Kontrolle der Unterkieferhaltung wird durch den tonischen Dehnungsreflex vermittelt, der von den Muskelspindeln in den Elevatoren ausgeht. Der Dehnungsreflexbogen erleichtert den motorischen Neuronen die Innervation der skeletomotorischen Fasern, d. h. jener Muskelfasern, die für die Kraftentwicklung und die Verkürzung verantwortlich sind. Der Schwellenwert für die Ansprechbarkeit der Muskelspindeln wird von den γ-Motoneuronen bestimmt, die die kontraktilen Anteile der kleinen Muskelfasern in den Spindeln innervieren.

Der Dehnungsreflexbogen funktioniert wie ein Hilfsmechanismus, der zur Stabilisierung der Unterkieferruhelage führt, indem er eine Zu- oder Abnahme der Aktivität der skeletomotorischen Muskelfasern bewirkt. Da die Reize durch die Veränderung der Länge des Muskels selbst hervorgerufen werden, stellt die Ruhelage tatsächlich eine durchschnittliche Position dar, um die herum ständig kleine korrigierende Bewegungen ausgeführt werden (*Schwindling* und *Stark* 1968).

Die motorische Innervation der Muskelspindeln durch die γ-Neuronen wird durch das Zentralnervensystem auf der Grundlage sensorischer Information aus den oralen Geweben kontrolliert. Die Ausgangspunkte für diese Informationen sind die Rezeptoren in der Parodontien (die okklusalen Rezeptoren), in den Kiefergelenken und in den Muskeln. Bei klinischen Beobachtungen (*Benediktson* 1957; *Tallgren* 1966; *Christensen* 1970) wird in dieser Hinsicht deutlich, daß 1. die Mandibula zu einer neuen Ruhelage absinkt, wenn der Biß angehoben wird, 2. die Vertikaldimension sich bei der Resorption der Alveolarkämme von Patienten mit totalen Prothesen verringert und schließlich, daß 3. der Unterkiefer bei Patienten mit starkem horizontalem Überbiß vorverlagert wird.

Haltung und Struktur

Das kleinste Element der Muskelfaser ist ein Sarkomer, eine ultrastrukturelle Einheit von 2,5 µm Länge. Es besteht aus sich überlappenden Myofilamenten zweier Typen, die I-Filamente gehen vom Rand des Sarkomers aus, die A-Filamente befinden sich im mittleren Anteil.
Die Verkürzung eines Muskels durch Kontraktion wird durch die zunehmende Überlappung des Myofilamente erreicht. Deshalb hängt die Fähigkeit eines Muskels zur Verkürzung von der Anzahl seiner in einer Reihe angeordneten Sarkomeren ab. Gestreifte Muskeln passen sich dauernden Änderungen ihrer Gesamtlänge an. Tierexperimente zeigten, daß diese Anpassung ziemlich schnell, d.h. in einigen Wochen stattfindet (*Tabary* et al. 1972).
Die Anpassung vollzieht sich durch eine Zu- oder Abnahme der Sarkomerenzahl. Zum Beispiel tritt eine solche Adaptation im M. pterygoideus lateralis einer Ratte ein, wenn der Unterkiefer durch eine Apparatur nach vorne oder hinten verlagert wird (*Pétrovic, Ondet* und *Gasson* 1973).
Die verringerte Vertikaldimension, die nach Verlust der Stützzonen im Molarenbereich oder bei Resorption der Alveolarkämme von Patienten mit Vollprothesen beobachtet wird, mag in erster Linie Folge einer aktiven Anpassung sein. Sie wird durch den Dehnungsreflex kontrolliert und beruht auf sensorischen Informationen über eine verringerte morphologische Höhe.

Wenn jedoch diese aktive Verringerung der Vertikaldimension bestehenbleibt, passen sich die strukturellen Komponenten durch einen Verlust von Sarkomeren an.
Durch diesen Mechanismus wird die funktionelle Muskellänge und dadurch die Beweglichkeit des Unterkiefers in vertikaler Richtung reduziert. Da die eingeschränkte Beweglichkeit ein wichtiges Symptom von funktionellen Störungen des mastikatorischen Systems darstellt, ist hiermit eine Erklärung für derartige Störungen angeführt worden. Es beginnt aktiv durch die nervöse Kontrolle der Unterkieferlage und es geht schließlich infolge der Muskelanpassung auf die Struktur über.
Dieses Aufeinanderfolgen der Veränderungen unterstreicht einen sehr wichtigen Faktor in der Physiologie und Pathophysiologie der Okklusion. Der Einfluß der Okklusion auf die Funktion, d.h. auf die Unterkieferhaltung, erfolgt nicht auf morphologisch-mechanischem Wege, sondern von der Okklusion gehen Impulse zum Zentralnervensystem und von dort zu den Muskeln. Okklusion und Muskulatur können auf keine andere Art und Weise miteinander in Verbindung stehen als über das Nervensystem.

Der Reiz der Adaptation

Zur Vermittlung von Reaktionen zwischen Muskeln und Zähnen sind Stimuli erforderlich. Solche Reize entstehen während der natürlichen Funktion des Kau- und Schluckaktes. Ein genauso wichtiges Reizmittel sind unbewußte Unterkieferbewegungen, die mit oder ohne Zahnkontakt ausgeführt werden. Durch die Aktivierung der Rezeptoren in Parodontien, Gelenken und Muskulatur versorgen sie das Zentralnervensystem mit jener Information, die zur Bildung funktioneller Antworten, ausgehend von Okklusion und Gelenken, nötig sind.

Solche Bewegungen werden häufig als Dysfunktion angesehen und als Bruxismus oder Parafunktion bezeichnet. Da sie jedoch das Nervensystem fortlaufend in die Lage versetzen, die Strukturen des Kauapparats zu überwachen, sollten sie lieber als zusätzliche Funktionen benannt und als Teil der normalen Physiologie angesehen werden.

Kein biologisches System kann auf längere Sicht entspannt sein, wenn es die Kontrollmechanismen seiner internen Funktionen nicht regelmäßig abruft. Abgesehen davon, daß solche ergänzenden Zusatzfunktionen ebenso wie alle anderen natürlichen Funktionen je nach den Arbeitsbedingungen des Systems zu einer Überlastung von Muskeln und Gelenken führen können, sollten sie in erster Linie als Mechanismen betrachtet werden, durch die das Zentralnervensystem die Okklusion mittels Aktivierung der Rezeptoren kontrolliert.

Die Halteaktivität in den Kaumuskeln

Elevatoren

Die typische Halteaktivitätsverteilung der Elevatoren des Unterkiefers (*Lund, Nishiyama* und *Møller* 1970; *Møller* 1976) wird an einem Patienten veranschaulicht, der ohne Kopfstütze und mit offenen Augen aufrecht sitzt. Das Muster ist charakterisiert durch eine geringe, aber deutliche Aktivität im vorderen Anteil des M. temporalis, während der M. masseter meistens keine Aktivität aufweist (Abb. 1, A). Also ist der vordere Anteil des M. temporalis der Haltemuskel des Unterkiefers.

Um zu beweisen, daß die Halteaktivität des vorderen Anteils der M. temporalis der aktive Teil des Muskeltonus ist, der das Gewicht ausgleicht, gibt es mehrere Wege. Wenn der Patient zurückgelegt wird, kann das Gewicht den Dehnungsreflex der Elevatoren nicht mehr aktivieren, und demgemäß nimmt die Halteaktivität deutlich ab (Abb. 1, B).

Eine andere Möglichkeit ist die Injektion eines Lokalanästhetikums in den vorderen Bauch des M. temporalis. Solch eine Injektion hat eine Abnahme der Halteaktivität zur Folge (Abb. 2), und gleichzeitig fällt der Unterkiefer etwa 3 mm unter seine normale Ruhelage. Eine Zunahme des Interokklusalabstandes zeigt sich ebenso, wenn die Elevatoren bewußt oder im Schlaf entspannt sind.

Es ist daher vernünftig, 1. zwischen einer entspannten Haltung des Unterkiefers ohne oder mit nur wenig Elevatorenaktivität und 2. einer wachsamen Haltung als Ausgangspunkt für andere Funktionen zu unterscheiden. Die letztere Haltung bringt einen aktiven Tonus im vorderen Anteil des M. temporalis mit sich.

Musculi digastrici und Musculi pterygoidei laterales

Veränderungen in der Körperhaltung und somit in der Auswirkung der Schwere des Unterkiefers sind nicht auf den vorderen Anteil des M. temporalis beschränkt. Die Halteaktivität des M. digastricus nimmt ab, wenn die Rückenlehne des Stuhls um 45° geneigt wird, und ist minimal in der Rückenlage (*Lund* et al. 1970). Die Mm. pterygoidei laterales reagieren anders. Im Vergleich zu dem aufrechten Sitzen ergibt ein bequemes Zurücklehnen um 45° eine Zunahme der Halteaktivität des M. pterygoideus lateralis. Tatsächlich gleicht die-

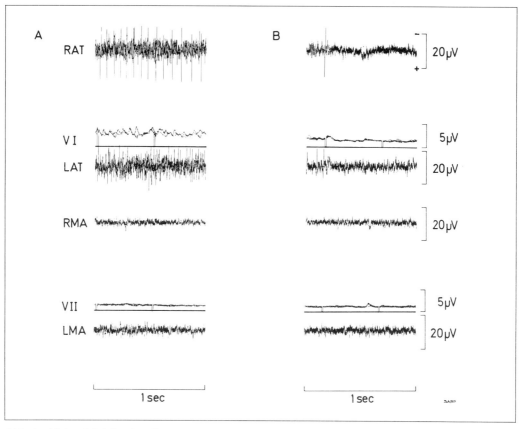

Abb.1 Halteaktivität der Temporal- und Massetermuskeln bei einem aufrecht sitzenden Patienten, dessen Kopf nicht abgestützt ist und der die Augen offenhält (A), sowie während bewußter Entspannungsphasen in zurückgelehnter Lage (B).
Elektromyographische Aufzeichnungen der vorderen Anteile der Mm. temporales (RAT, LAT) und der Massetermuskeln (RMA, LMA) mit den entsprechenden mittleren Voltzahlen (MV I, MV II; breite Linie: rechter Muskel; dünne Linie: linker Muskel; gerade Horizontallinie: Grundlinie).
Oberflächenaufzeichnungen mit bipolaren Elektroden. Männlicher Patient, 20 Jahre (*Møller* 1976).

ser Muskel die Retrusion des Unterkiefers aus in einer Lage, die allgemein als ausreichend für eine Retrusion angesehen wird.
Auf der anderen Seite verringert sich die Halteaktivität des M. pterygoideus lateralis offensichtlich, wenn der Patient in die Rückenlage gebracht wird. Darum muß die letztere Position als jene angesehen werden, in der man besonders gut die retrudierte Kontaktposition erhalten und mögliche Gleitbewegungen von dort in die Interkuspidationsstellung untersuchen kann.

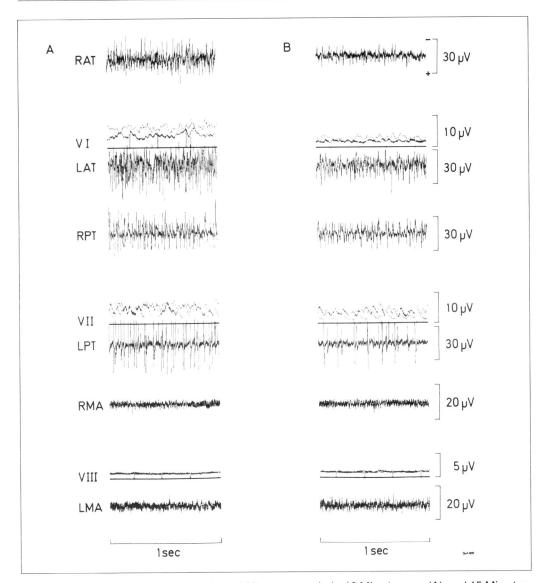

Abb. 2 Halteaktivität der Temporal- und Massetermuskeln 10 Minuten vor (A) und 15 Minuten nach (B) Injektion von 1 ml einer dreiprozentigen Carbocainlösung (BOFORS) in die vorderen Anteile der rechten und linken Mm. temporales.
Elektromyogramme vom rechten und linken M. temporalis (vordere Anteile, RAT, LAT; hintere Anteile, RPT, LPT) und vom M. masseter (RMA, LMA) mit den entsprechenden mittleren Voltzahlen (MV I–III; breite Linie: rechter Muskel; dünne Linie: linker Muskel; gerade Horizontallinie: Grundlinie).
Oberflächenaufzeichnungen mit bipolaren Elektroden bei einem aufrecht sitzenden Patienten, dessen Kopf nicht abgestützt ist und der die Augen offenhält. Männlicher Patient, 23 Jahre (Møller 1976).

Okklusion und Haltung

Der Einfluß eines unilateralen Kreuzbisses auf die Halteaktivität in den Elevatormuskeln und somit auf die Haltung des Unterkiefers ist von besonderem Interesse (*Troelstrup* und *Møller* 1970). Da bei diesen okklusalen Verhältnissen Gleithindernisse auftreten, kann man hieran den Einfluß der Okklusion auf das aktive Element der Haltung deutlich machen. Bei Patienten mit unilateralem Kreuzbiß ist die Halteaktivität in dem hinteren Anteil des M. temporalis ganz klar erhöht im Vergleich zu der Seite mit normaler Okklusion. Außerdem weist die sorgfältige Auswertung der Unterkieferlage auf anterior-posterioren Röntgenaufnahmen auf eine Verlagerung der Mandibula zur Seite des Kreuzbisses hin, wenn sich diese in der Ruhelage befindet (*Møller* und *Troelstrup* 1975).

Die Halteaktivität und folglich auch die Unterkieferhaltung bei Patienten mit unilateralem Kreuzbiß dienen als Beispiel dafür, wie Okklusionshindernisse, die nur während des Kontakts der Zähne aktiv sind, die Muskelaktivität auch bei nicht vorhandenem Zusammenbiß beeinflussen.

Da der diagonale Effekt des Kreuzbisses nicht durch den passiven Tonus, der dem Gewicht entgegenwirkt, bedingt sein kann, weist er den aktiven Reflex nach, der eine Haltungsänderung bewirkt. Im Laufe der Zeit folgen möglicherweise strukturelle Veränderungen und später Bewegungseinschränkungen zu der Seite mit normaler Okklusion.

Hyperaktivität in der Haltefunktion

Aus der Literatur über funktionelle Störungen des mastikatorischen Systems wird ersichtlich, daß die Meinungen über den Zusammenhang zwischen lokalen okklusalen und allgemeinen emotionalen Faktoren bei der Entstehung von Schmerzen und Empfindlichkeit in Kiefergelenken und Muskeln stark voneinander abweichen. Wir haben aufgezeigt, daß in einer Gruppe von Patienten mit Symptomen und Anzeichen von funktionellen Störungen die Halteaktivität der Temporal- und Massetermuskeln beträchtlich zunimmt (*Lous, Sheikholeslam* und *Møller* 1970). Wir können ebenso nachweisen, daß die Anzahl der Symptome und Anzeichen in diesen Muskeln gleichzeitig mit der Halteaktivität nach der Behandlung abnimmt (*Møller, Sheikholeslam* und *Lous* 1977) (Abb. 3).

Falls das Konzept über den Einfluß allgemeiner emotionaler Faktoren stimmen sollte, könnte erwartet werden, daß die Hyperaktivität als Phänomen in der gesamten Muskulatur auftritt. Bei den von uns untersuchten Patienten variierte das Muster der Hyperaktivität jedoch sehr individuell (*Lous* et al. 1970). Zwei Patientenuntergruppen mit äußerst starker Halteaktivität zeigten individuelle Muster. Keiner hatte Hyperaktivität in allen Muskeln, d.h. jeweils im rechten und linken M. temporalis und M. masseter. Nur ein Patient zeigte eine bilaterale Zunahme der Aktivität in beiden Anteilen des M. temporalis.

Die unterschiedlichen Aktivitätsmuster lassen den Schluß zu: **Okklusale Verhältnisse sind für die Entstehung von Muskelschmerzen in Verbindung mit funktionellen Störungen von Bedeutung.**

Ein Beispiel für den Mechanismus, durch den die Okklusion die Halteaktivität beeinflußt, steht bei dem spezifischen Funktionsablauf zur Verfügung, der mit einem unilateralen Kreuzbiß verbunden ist. Wir interpretieren die unter-

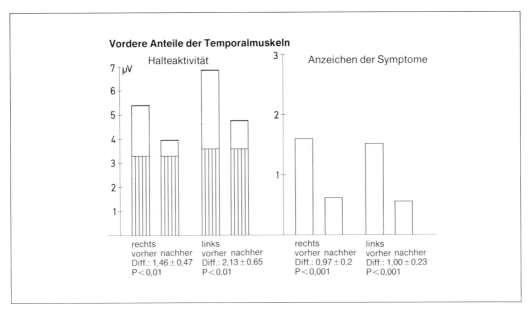

Abb. 3 Halteaktivität, Schmerzhaftigkeit und Berührungsempfindlichkeit der vorderen Anteile der rechten und linken Temporalmuskeln vor und nach der Behandlung funktioneller Störungen des Kausystems.
Durchschnittliche Aktivität der vorderen Anteile der rechten und linken Temporalmuskeln (links: schraffierte Fläche jeder Säule = Durchschnittsaktivität einer Kontrollgruppe) und durchschnittlich angegebene Schmerz- und Berührungsempfindlichkeitssymptome dieser Muskeln vor und nach der Behandlung.
Aufzeichnungen mit bipolaren Oberflächenelektroden bei 37 Patienten (*Møller* u. a. 1977).

schiedlichen Muster der Halteaktivität bei Patienten mit Einschränkungen der Unterkieferbewegungen und Schmerzen als das Ergebnis des Versuchs durch das Zentralnervensystem, sich den okklusalen Interferenzen anzupassen. Im Gegensatz zu den stets ziemlich gleichen sensorischen Informationseingängen beim unilateralen Kreuzbiß reizen bei anderen Patienten vielfältige okklusale Interferenzen zu einer Unterkieferverlagerung in viele Richtungen. Solch ein verwirrendes Muster kann zu einer Stabilisierung der Haltung unter zunehmender Aktivität führen. Die Wahrscheinlichkeit, daß solch eine Hyperaktivität Muskelschmerzen hervorruft, wird später in der Diskussion über die Mechanismen des Muskelschmerzes abgehandelt. Andererseits sollte betont werden, daß in der oben erwähnten Untersuchung zum ersten Male quantitativ gezeigt werden konnte, daß Hyperaktivität in der Haltefunktion und Schmerzen sich begleitende Merkmale sind.

Muskelaktivität und Okklusion während des Kauens

Muskelkraft und Okklusion

Während des Kauens treten die Aktionen der Kaumuskulatur als kräftige abwechselnde Kontraktionen mit einer Dauer von über einer Drittelsekunde auf (*Møller* 1966, 1974). Die Funktion der Elevatoren ist darauf gerichtet, den Unterkiefer in die Schlußbißlage zu bringen und jene Kräfte zu erzielen, die zur Zerkleinerung der Speisen erforderlich ist.
Die meisten Menschen aktivieren ihre Mm. temporales, Mm. masseteres und Mm. pterygoidei mediales bis zu 50 bis 100% ihrer maximalen Aktivität. Diese Kraft wird auf die Zähne und ihren Halteapparat durch die Okklusion der Zähne während der Aktion in etwa 20% der Zeit des Kauaktes übertragen. Da die maximale Kraft zu einer Zeit entwickelt wird, in der äußerst komplizierte Bewegungen unter Zahnkontakt ausgeführt werden, ist das Verhältnis zwischen der Aktion der Elevatoren und der Okklusion in der Funktion von besonderem klinischem Interesse.
Es wird oft behauptet, daß die Rolle des Kauens bei der Überlastung von Muskeln und Gelenken wegen der relativ kurzen Zeit, in der gekaut wird, unbedeutend sein muß. Die Unterkieferelevatoren arbeiten jedoch über 30 Minuten lang jeden Tag nahe ihrer maximalen Kraftentwicklung, dabei zudem etwa 80- bis 90mal in jeder dieser Minuten, so daß sie sehr wahrscheinlich härter als andere Muskelgruppen arbeiten. Deshalb sind ihre Arbeitsbedingungen, besonders die Okklusion, kritisch zu betrachten.
Während der Öffnungsbewegung kontrahieren sich die entsprechenden Muskeln nur zur Herabsenkung des Unterkiefers. Deshalb werden diese Muskelgruppen geringer und weniger unterschiedlich belastet. Wichtiger ist ihre Fähigkeit, laterale und sagittale Bewegungen zur rechten Zeit in Beziehung zu der Morphologie der Okklusion abzustimmen. Um die Bedeutung der Okklusion in bezug auf die Kaufunktion verstehen zu können, ist eine klare Vorstellung von den Bewegungen, Mustern der Muskelaktivität und Einzelheiten während der Zeit des Zahnkontakts notwendig.

Unterkieferbewegungen

Die Unterkieferbewegungen während des Kauens stellen die Gesamtantwort auf die Muskelaktivität dar (Abb. 4). Beobachtet man diese Bewegungen während des natürlichen Kauaktes von frontal, so zeigen sie einen deutlichen und zweckmäßigen Unterschied zwischen der initialen Öffnungsphase und der terminalen Schließbewegung. Der Unterkiefer passiert bei nahezu jedem Zusammenbiß die Interkuspidationsstellung, und er verläßt diese Position mit einer geringen oder nicht vorhandenen Gleitbewegung unter Kontakt zu einer Seite. Die Rückkehr in die Interkuspidationsstellung erfolgt von der gegenüberliegenden Seite und folgt einer Linie, die einer Gleitbewegung aus einer lateralen Kontaktposition der Zähne entspricht.
Aufgrund von Registrierungen bei bewußt unilateral durchgeführten Kaubewegungen weiß man, daß diese offensichtlich zu der Kauseite oder der Seite mit dem Hauptanteil des Speisebreies in Beziehung stehen. Folglich ist die gleitfreie Entfernung aus der Interkuspidationsstellung auf die andere (nicht kauende) Seite gerichtet. Die Rückkehr

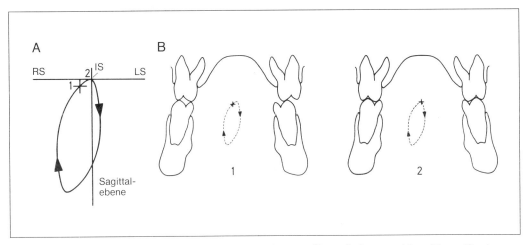

Abb. 4   Unterkieferbewegungen in der Frontalebene während einer rechtsseitigen Kaubewegung.
Schematische Darstellung der Kinnbewegungen (A, IS: Interkuspidationsstellung; RS: rechte Seite; LS: linke Seite; 1 und 2: Stellungen wie unter Abbildung 3 angegeben) und der Kontaktflächen zwischen unteren und oberen Molaren während der terminalen Schließbewegung (B, 1: laterale Kontaktposition; 2: Interkuspidationsstellung) (*Møller* 1974).

aus der Interkuspidationsstellung einschließlich des Gleitens aus der lateralen Kontaktposition findet von der Seite des Speisebreies, d.h. von der Kauseite aus statt.

Angewandt auf das natürliche Kauen, weist dieses Bewegungsmuster darauf hin, daß normalerweise der Speisebrei wahllos von einer Seite auf die andere geschoben wird. Dieser Wechsel findet entweder während ein und derselben Kauserie oder von einer Serie zur anderen statt. Die zufällige Seitenverschiebung bringt es mit sich, daß die Parameter der Bewegung, Muskelaktivität und Zahnkontakt während des Kauaktes, nicht in Hinsicht auf eine durchschnittliche Zahl von natürlichen Bißwegungen abschätzbar sind. Da jede Kaubewegung zur rechten oder linken Seite gerichtet sein kann, müssen die physiologischen Parameter auf der Kauseite untersucht werden. Die Umstände während der bewußt unilateral durchgeführten Kaubewegung kommen dem individuellen Bewegungsschema während des natürlichen Kauaktes ziemlich nahe. Werden die Unterkieferbewegungen während des Kauens in der horizontalen Ebene betrachtet, zeigt sich eine Rotation um eine Achse, die man sich zwischen den ersten Molaren denken kann (Abb. 5). In der ersten Phase der Schließungsbewegung (von der maximalen Mundöffnung bis zum halb geschlossenen Mund) bewegt sich die Kauseite nach hinten, die andere Seite nach vorne. Von der halb geschlossenen Haltung bis zur Interkuspidationsstellung findet der umgekehrte Bewegungsablauf mit einer Vorwärtsbewegung auf der Kauseite und einer Rückziehung auf der speisefreien Seite statt.

Die Beobachtung der Unterkieferbewe-

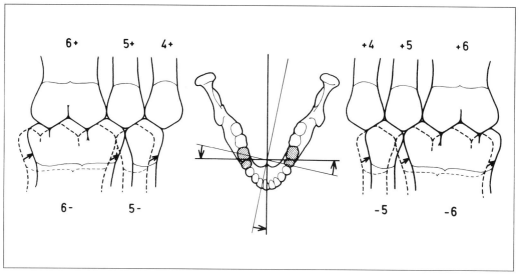

Abb. 5 Quer verlaufende Unterkieferbewegungen in der terminalen Schließphase bei einer rechtsseitigen Kaubewegung.
Schematische Darstellung der Bewegung aus der retrudierten Kontaktposition auf der Arbeitsseite (rechts), aus der protrudierten Kontaktposition auf der Balanceseite (links) und der Bewegung der ganzen Mandibula (Mitte).
Die Zähne sind nach der Nomenklatur von *Haderup* (1932) bezeichnet (*Møller* 1977).

gungen während des Kauens lenken die Aufmerksamkeit auf die bedeutende Rolle der Okklusion, weil der Unterkiefer während starker Kontraktion unter Kontakt der Zähne gleitet und rotiert. Auf der Seite des Speisebreies bewegt sich die Okklusion aus einer lateralen und posterioren Kontaktposition in die Stellung der maximalen Interkuspidation.

Die Tätigkeit der Elevatormuskeln

Die Aktivität der Unterkieferelevatoren auf der Kau- und der Gegenseite während des Kauaktes unterscheidet sich deutlich. Außerdem gibt es einen zweckmäßigen Unterschied in der Koordination der anterioren und der posterioren Anteile des M. temporalis und zwischen dem M. masseter und M. pterygoideus medialis (Abb. 6).

Beide Anteile des Temporalmuskels, die beide zur Anhebung des Unterkiefers und zur Zerkleinerung der Speisen in Tätigkeit versetzt werden, werden zuerst auf der Kauseite aktiviert. Die Kontraktionskraft des vorderen Anteils ist auf der Kauseite ein wenig größer als auf der Gegenseite; hingegen treten in den hinteren Anteilen keine Unterschiede auf.
Die Zeitdifferenz zwischen Kau- und Gegenseite ist im posterioren Temporal-

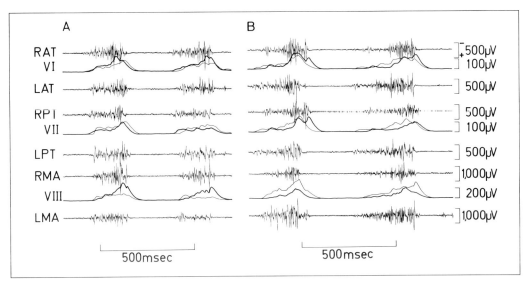

Abb. 6 Typische Koordinationsmuster der Unterkieferelevatoren während des normalen Kauens eines Apfels auf der rechten (A) und der linken Seite (B).
Elektromyographische Aufzeichnungen der vorderen Anteile der rechten und linken Mm. temporales (RAT, LAT), der hinteren Anteile der Mm. temporales (RPT, LPT) und der entsprechenden mittleren Voltzahlen (MV I–III; breite Linie: rechter Muskel; dünne Linie: linker Muskel).
Beachte, daß auf der Seite mit der Speise die Temporalmuskeln als erste und die Massetermuskeln am stärksten aktiviert werden.
Aufzeichnungen mit bipolaren Oberflächenelektroden. Männlicher Patient, 23 Jahre.

muskel größer, da er die Mandibula in der ersten Schließungsphase zur Kauseite und anschließend in die Interkuspidationsstellung bewegt.
Die Aktivitäten des M. masseter und des M. pterygoideus medialis stehen in Beziehung zu der Lage der Speisen, denn sie kontrahieren sich auf der Kauseite viel stärker als auf der anderen Seite. Folglich ist das Funktionsmuster dieser Muskeln mit der Zerkleinerung der Speisen deutlicher korreliert als die Aktivität des M. temporalis. Die zeitlich abgestimmte Steuerung der kontra- und ipsilateralen Mm. masseteres und Mm. pterygoidei mediales (Abb. 7) ist also ein typisches Merkmal. Auf der Kauseite nimmt die Aktivität allmählich bis zu einem Gipfel zu und fällt dann plötzlich ab. Auf der Gegenseite steigt die Aktivität zuerst bis zu einem kaum definierten Maximum an und läßt dann allmählich nach. Die kontralaterale Tätigkeit dieser beiden Muskeln dient zur Stabilisierung des Unterkiefers auf der Kauseite während des ersten Teils der Schließungsbewegung.
Abgesehen davon, daß Elektromyogramme mit ihren Zeit- und Amplitudenmustern die Seite mit dem Hauptteil der Speise während des natürlichen Kauens anzeigen, weisen sie auch bestimmte Bewegungstypen aus. Falls das Kauen durch Vertikalbewegungen ausgeführt

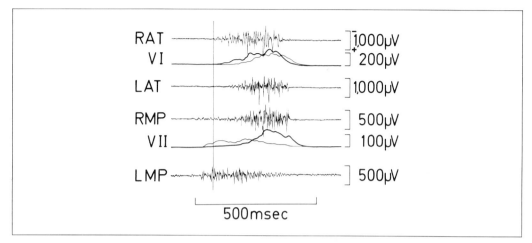

Abb. 7 Aktivität der vorderen Anteile der Mm. temporales und der Mm. pterygoidei mediales während einer rechtsseitigen Kaubewegung.
Elektromyogramme der vorderen Anteile des rechten und linken M. temporalis (RAT, LAT) und der Mm. pterygoidei mediales (RMP, LMP) und die entsprechenden mittleren Voltzahlen (MV I und MV II; breite Linie: rechter Muskel; dünne Linie: linker Muskel).
Die vertikale Linie zeigt den Aktivitätsbeginn im RAT. Beachte die früh einsetzende Aktivität in den Mm. pterygoidei mediales mit der höchsten Aktivität auf der Kauseite.
Aufzeichnungen mit bipolaren Oberflächenelektroden (RAT, LAT) und konzentrischen Nadelelektroden (RMP, LMP). Männlicher Patient, 25 Jahre (Møller 1974).

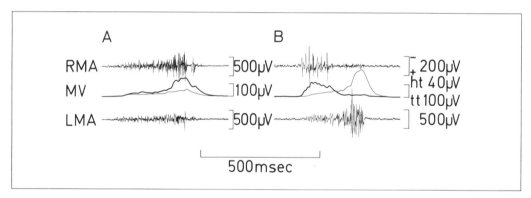

Abb. 8 Erläuterung des deutlichen Unterschiedes zwischen den Aktivitätsmustern der Mm. masseteres desselben Patienten beim rechts- (A) und linksseitigen Kauen (B).
Elektromyographische Aufzeichnungen der rechten und linken Massetermuskeln (RMA, LMA) und die entsprechenden mittleren Voltzahlen (MV; breite Linie: rechter Muskel; dünne Linie: linker Muskel).
Beachte die synchron ablaufende Aktivität während des rechtsseitigen Kauens (vorwiegend vertikale Bewegungen) und die deutliche Zeitdifferenz zwischen beiden Seiten während des linksseitigen Kauens (lange, quer verlaufende Bewegungen).
Aufzeichnungen mit bipolaren Oberflächenelektroden. Zehn Jahre alte Patientin mit unilateraler Kreuzbißbeziehung auf der linken Seite.

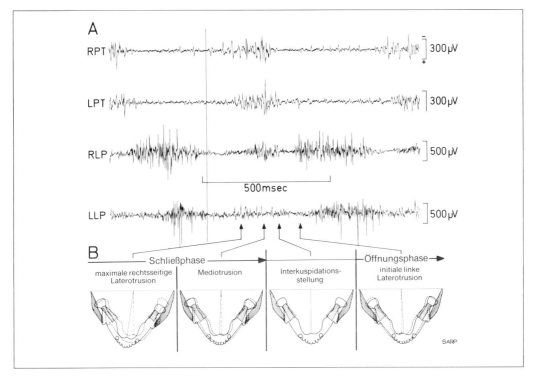

Abb. 9 Aktionen der Mm. pterygoidei laterales während des rechtsseitigen Kauens und ihr Synergismus mit den posterioren Anteilen der Temporalmuskeln in der Schließphase.
A: Elektromyogramme der hinteren Anteile der rechten und linken Temporalmuskeln (RPT, LPT) und der Mm. pterygoidei laterales (RLP, LLP).
B: Schematische Darstellung der Unterkieferbewegungen mit Pfeilen, die auf die nahen Beziehungen zum zeitlichen Ablauf der Muskelaktivität hinweisen.
Beachte den Synergismus zwischen RPT und LLP bei der initialen Schließbewegung und zwischen LPT und RLP in der terminalen Phase. Beachte ebenso, daß RLP am stärksten in der initialen Öffnungsphase arbeitet, LLP hingegen in der terminalen Phase.
Aufzeichnungen mit bipolaren Oberflächenelektroden (RPT, LPT) und konzentrischen Nadelelektroden (RLP, LLP). Männlicher Patient, 24 Jahre (*Møller* 1974).

wird, arbeiten alle Elevatoren synchron. Große Unterschiede in der zeitlichen Steuerung zwischen ipsi- und kontralateraler Aktivität sind mit einer deutlichen Seitenverschiebung während der Bewegung verbunden. Aufgrund dieses Zusammenhanges wird verständlich, daß sich der laterale Anteil der Kaubewegung an demselben Patienten auf der rechten und linken Kauseite signifikant unterscheiden kann (Abb. 8). Dies bringt Unterschiede in der Okklusion während der Bewegungen nach den beiden Seiten mit sich.

Musculus pterygoideus lateralis

Der M. pterygoideus lateralis wird bei jedem Kauakt zweimal aktiviert (Abb. 9). Die größte Aktivität tritt während der

Öffnungsphase auf, aber auch während des Schließens kommt es zu plötzlichen Aktivitätssteigerungen unterschiedlicher Amplitude. Die starke Aktivität in der Öffnungsphase bewegt die Kondylen uni- oder bilateral vorwärts, und die geringe Aktivität bei der Schließungsbewegung hat wahrscheinlich die gleiche Wirkung.
Bei der Steuerung der lateralen Komponente des Schließens bewegt der M. pterygoideus lateralis zuerst den Unterkiefer zur Kauseite (kontralateraler Muskel) und dann aus einer lateralen Kontaktposition in die Interkuspidationsstellung (ipsilateraler Muskel). Die Tätigkeit der beiden Mm. pterygoidei laterales während des Schließens wird synergistisch zu dem hinteren Anteil des M. temporalis durchgeführt.

Muskeln zur Mundöffnung

Der vordere Bauch des M. digatricus ist jener Muskel, der am meisten zur aktiven Herabsenkung des Unterkiefers beiträgt. Hierbei wird er von dem M. mylohyoideus und M. geniohyoideus unterstützt. Diese Muskeln arbeiten während der Öffnungsbewegung sehr hart, und sie werden direkt nach dem Ende der Aktion der Elevatoren aktiviert. Der M. mylohyoideus beginnt als erster, und seine Aktion überlappt sich meistens mit der des vorderen Anteils des M. temporalis.

Zahnkontakt

Die üblichen groben Registrierungen der Unterkieferbewegungen sind zum Nachweis detaillierter Muster der okklusalen Aktivitäten während des Kauaktes nicht genau genug. Solche Informationen werden am ehesten durch die Registrierung der Zahnkontakte mittels eines elektrischen Kreises erhalten. Dies kann man entweder durch direkte Leitungen oder durch die Übertragung von Signalen bei Zahnkontakten erreichen.
Zahnkontakt in der Interkuspidationsstellung während des Kauens wird ungefähr zu der Zeit der maximalen elektrischen Aktivität im vorderen Anteil des Temporalmuskels registriert, und er hört über 70 ms nach diesem Muskel auf (Abb. 10). Folglich findet während 125–150 ms eines Kauaktes oder über 20% seiner Gesamtdauer lang dieser Zahnkontakt statt. Bei den bewußt unilateral durchgeführten Kaubewegungen tritt der Zahnkontakt bei nahezu jedem Kauakt auf. Beim natürlichen Kauen kann während der ersten Bewegungen dieser Kontakt vor allem dann fehlen, wenn die zu zerkleinernde Nahrung grob und hart ist.
Die Phase des Zahnkontaktes stellt keine statische Situation dar, in der der Unterkiefer in der Interkuspidationsstellung fixiert ist. Unterschiedliche Muster sind nachweisbar, wenn die Zahnkontakte einmal an den Inzisivi, die die Interkuspidationsstellung zeigen, und zum anderen im Bereich der Molaren, die in der lateralen und retrudierten Position Kontakt haben, registriert werden.
Ein Vergleich der Molaren- und Inzisivregistrate zeigt, daß der Kontakt eher bei den Molaren auftritt, die in einer lateral-retrudierten Position Kontakt finden, als bei den Inzisivi, die in die maximale Interkuspidation gehen.
Diese Reihenfolge beim Auftreten der Kontakte paßt gut zu der früher geschilderten Auffassung über die Interkuspidation: Diese Position wird durch das Gleiten aus einer lateralen und retrudierten Position erreicht.
Die zeitliche Steuerung der Molarenbe-

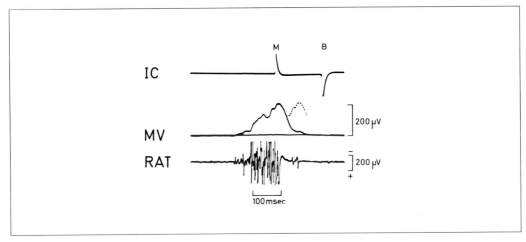

Abb. 10 Muskelaktivität und Zahnkontakt bei einer Kaubewegung. Elektromyogramm des vorderen Anteils des rechten M. temporalis (RAT), die entsprechenden mittleren Voltzahlen (MV; gerade Horizontallinie: Grundlinie) sowie Beginn (B) und Aufhebung (A) des Schneidezahnkontakts (SK). Die unterbrochene Linie zeigt den entsprechenden zeitlichen Verlauf der Kaukraft (Verzögerung in bezug auf die elektrische Aktivität: 80 ms) (Møller 1974).

IC = SK = Schneidezahnkontakt
MV = mittlere Voltzahl
M = Beginn
B = Aufhebung
RAT = vorderer Anteil des rechten M. temporalis

wegungen auf der rechten und linken Seite könnte so organisiert sein, daß ein Unterschied zwischen der Kontaktnahme auf der Kau- und der Gegenseite besteht. Analysen der gewonnenen Registrate zeigten, daß der Zahnkontakt auf der Gegenseite früher einsetzt. Diese Beobachtung wird durch einen bestimmten Vorgang während der Kontaktphase beim Kauen bewiesen. Bei der Annäherung an die Interkuspidationsstellung kippt der Unterkiefer um eine horizontale anterior-posteriore Achse (Abb. 11). Zuerst kippt er um das Speisestück, um auf der Gegenseite Kontakt zu erhalten (kontralateral). Dann kippt er um diesen ersten Kontakt und benutzt ihn als Stabilisierungspunkt bei der Zerkleinerung der Speise.

Kaukraft

Beurteilt man die zeitliche Koordination anhand des Elektromyogramms des vorderen Anteils des M. temporalis und der Dauer des Zahnkontakts, so geht die Kontaktphase über 70 ms über die Muskelaktivität hinaus. Das Elektromyogramm stellt die Aktionspotentiale und nicht die mechanische Kontraktion an sich dar. Deshalb muß die Verzögerung zwischen elektrischer und mechanischer Aktivität beachtet werden, wenn der zeitliche Ablauf der Kaukraft beur-

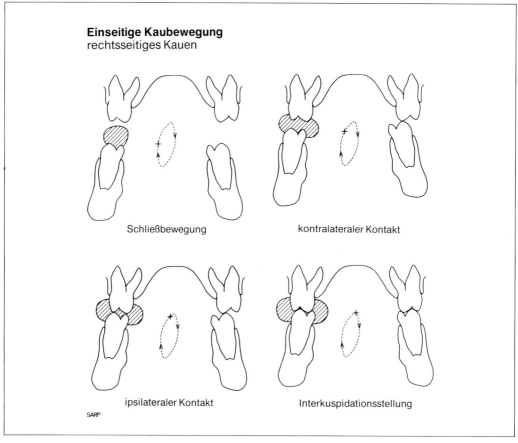

Abb. 11 Kippung des Unterkiefers in einer frontalen Lage während des letzten Teils der Schließphase bei einer rechtsseitigen Kaubewegung.
Schematische Darstellung der Annäherung des Kiefers bis zum Zahnkontakt (Schließbewegung), der Kippung um die Speise zum ersten Kontakt auf der Balanceseite (kontralateraler Kontakt), der darauffolgenden Kippung um diesen Kontakt (ipsilateraler Kontakt) und der terminalen Gleitbewegung (Interkuspidationsstellung). In jedem Abschnitt zeigt ein Bewegungskreis die Richtung (Pfeile) und die jeweilige Stellung (Kreuze). Die Speise wird durch die schraffierte Fläche dargestellt (*Møller* 1977).

teilt werden soll. Wenn diese Verzögerung zwischen 40 und 80 ms beträgt (Abb. 10), muß die maximale Kaukraft in der ersten Hälfte der Kontaktphase eintreten, d. h., bevor die Interkuspidationsstellung erreicht ist.

Kritische Betrachtung der Okklusion

Wenn die Beobachtungen der Unterkieferbewegungen, der Muskelaktivität und des Zahnkontaktes zusammengesetzt werden, ergibt sich in der letzten Kau-

phase ein sehr komplizierter Bewegungsablauf.
In Kombination mit einer Kippbewegung nähert sich der Unterkiefer auf der Kauseite der Interkuspidationsstellung aus einer lateral-retrudierten Lage und gleitet nach medial vorn. Diese Vorgänge auf der Okklusionsfläche finden alle im Augenblick der größten Kaukraftausübung statt. Okklusionshindernisse, wie z. B. Frühkontakte auf einer Seite, ein beträchtliches asymmetrisches Gleiten aus der retrudierten Kontaktposition in die Interkuspidation oder der Verlust an seitlichen Stützzonen, werden unausweichlich eine Zunahme der stabilisierenden Muskelkraft herbeiführen.
Eine herabgesetzte Sensibilität der parodontalen Mechanorezeptoren (*Öwall* und *Møller* 1974) kann noch zu der Komplexität dieses Problemkreises hinzukommen. Beim bewußten Zusammenbiß kann diese Sensibilität dazu befähigen, eine Metallfolie von 20 µm zwischen den Zähnen zu spüren. Andererseits ist die Empfindlichkeit beim normalen Kauen so weit herabgesetzt, daß Metallkugeln unter einem Durchmesser von 0,9 mm nicht gespürt werden.
Diese Zunahme der taktilen Reizschwelle beim Kauen führt dazu, daß Okklusionshindernisse vom Zentralnervensystem außer acht gelassen und wahrscheinlich wie ein Teil der Nahrung behandelt werden, d. h., sie werden gekaut.

Das Schema der Muskelaktionen beim tiefen Biß

Das Verhältnis zwischen dem Muster der Muskelaktivität und der Okklusion kann an dem Beispiel der muskulären Aktionen bei großen vertikalen Überbissen veranschaulicht werden. Dieser Okklusionstyp spiegelt sich entsprechend den steilen, spitz zulaufenden Abhängen im Seitenzahngebiet in der Aktivität des M. temporalis (hinterer Anteil), M. pterygoideus lateralis und M. digastricus wider.
Im Temporalmuskel ist der tiefe Biß mit einer verstärkten Tätigkeit des hinteren Anteils verbunden. Eine durchweg starke Aktivierung dieses Muskels bringt eine kraftvolle Retrusion des Unterkiefers bei jeder Kaubewegung mit sich (*Møller* 1966).
Die Beziehung zwischen der vertikalen Komponente des Überbisses und der Tätigkeit der Mm. pterygoidei laterales und Mm. digastrici betreffen deren zeitlichen Zusammenhang mit den Elevatoren (Abb. 12). Demgemäß beginnen bei Patienten mit tiefem Biß beide Muskeln im Vergleich zu der nachlassenden Aktivität des vorderen Anteils des Temporalmuskels früher zu arbeiten. Der Beginn der Aktivität im M. pterygoideus lateralis fällt zeitlich mit der Einstellung der Elevatortätigkeit zusammen und der M. digastricus fängt mit einer merklichen Überschneidung mit der letzten Phase der Elevatorbewegungen an zu arbeiten.
Der zeitlich knappe Zusammenhang von Elevator- und Depressortätigkeit beim tiefen Biß stellt eine physiologische Anpassung dar. Der Zweck ist die muskuläre Stabilisierung zur Vermeidung von Interferenzen im Bereich der Inzisivi. Man nimmt an, daß dieser Stabilisierungsmechanismus auch bei anderen Sorten von Okklusionshindernissen eine simultane Tätigkeit der Elevatoren und Depressoren in Gang setzt. Diese Überlappung, die zu einer Kontraktion beider Muskelgruppen teilweise während der Dehnungsphase führt, wird die Durchblutung in Mitleidenschaft ziehen.

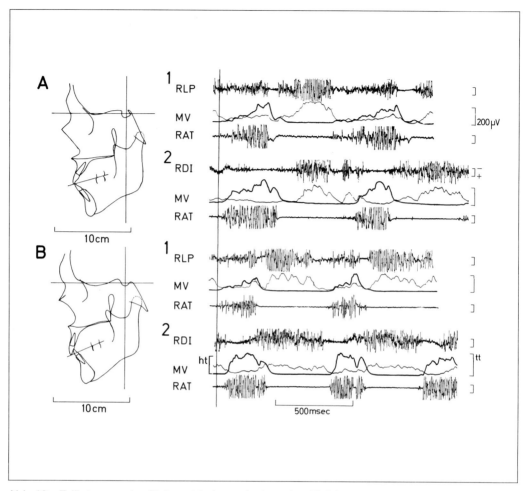

Abb. 12 Erläuterung des Unterschiedes zwischen den Aktivitätsmustern der Mm. temporales (partes anteriores), digastrici und pterygoidei laterales während des normalen Kauens eines Apfels bei einem Patienten mit geringem (A) und einem mit großem (B) vertikalen Überbiß.
Links: Nachzeichnung von Profilröntgenaufnahmen. Beachte den unterschiedlichen vertikalen Überbiß. Rechts: Elektromyogramme der rechten und linken vorderen Anteile der Temporalmuskeln (RAT, LAT, sowohl 1 als auch 2), der lateralen Mm. pterygoidei (RLP, LLP, 1) und der Mm. digastrici (RDI, LDI, 2) sowie die entsprechenden mittleren Voltzahlen (MV; breite Linie [bL]: rechter Muskel; dünne Linie [dL]: linker Muskel).
Beachte die zeitlich getrennt ablaufende Aktivität von Elevator- und Depressormuskeln bei geringem vertikalem Überbiß; bei großem vertikalem Überbiß tendiert ihre Aktivität zu einer Überlappung beim Übergang von der Schließ- zur Öffnungsbewegung.
Aufzeichnungen mit bipolaren Oberflächenelektroden (RAT, LAT) und konzentrischen Nadelelektroden (RLP, LLP, RDI, LDI). Männlicher Patient, 25 Jahre (*Møller* 1974).

RLP = rechter M. pterygoideus lateralis
RAT = vorderer Anteil des rechten M. temporalis
RDI = rechter M. digastricus

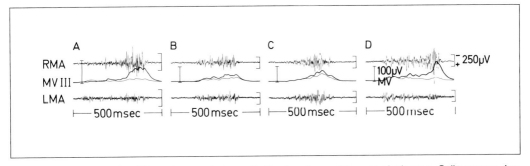

Abb. 13 Reaktion der Massetermuskeln auf die An- bzw. Abwesenheit von Stützzonen im Molarenbereich beim rechtsseitigen Kauen.
Elektromyogramme der rechten und linken Massetermuskeln (RMA, LMA) und die entsprechenden mittleren Voltzahlen (MV; breite Linie: rechter Muskel; dünne Linie: linker Muskel).
Die Aufzeichnungen wurden bei einem Patienten angefertigt, der an eine untere partielle Prothese zum Ersatz der Molaren gewöhnt war (A), direkt nach der Herausnahme der Prothese (B), nach einem Monat ohne Prothese (C) und sofort nach ihrer erneuten Eingliederung (D). Beachte die typischen unterschiedlichen Aktivitätsmuster der beiden Massetermuskeln in A und D und ihre synchrone Arbeit mit gleicher geringer Intensität in B und C.
Aufzeichnungen mit bipolaren Oberflächenelektroden. Patientin, 58 Jahre (*Bodnar, Møller* und *Brill* 1977).

Die Bedeutung der Abstützung im Molarenbereich

Um die über die Wirkung und die Notwendigkeit von partiellen Prothesen zum Ersatz von Molaren und Prämolaren Angaben machen zu können, haben wir die Wirkung von partiellen Freiendprothesen auf die Aktivität der anterioren und posterioren Anteile der Mm. temporales und Mm. masseteres untersucht (*Bodnar, Brill* und *Møller* 1977).
Es wurden elektromyographische Untersuchungen durchgeführt unter bewußt unilateralen Kaubewegungen, und zwar einmal (A) mit den eingesetzten Prothesen, dann (B) direkt nach ihrer Herausnahme, (C) einen Monat nach Prothesenkarenz und (D) schließlich sofort nach ihrem erneuten Einsetzen (Abb. 13).
Beim rechtsseitigen Kauen zeigten die ersten und die letzten Registrierungen mit den Prothesen in situ das typische unilaterale Muster unter Führung des Temporalmuskels und dem Vorherrschen des M. masseter auf der rechten Seite. Ohne die Prothesen wird die Aktivität synchroner. Der M. masseter wird auf beiden Seiten symmetrisch in Gang gesetzt, d. h. ohne die Betonung der Kauseite.
Der Ersatz von Molaren und Prämolaren durch eine partielle herausnehmbare Prothese führt zu normalen unilateralen Aktivitätsmustern: zum Vorherrschen des M. masseter auf der Kauseite. Folglich verursacht das Einsetzen einer partiellen Freiendprothese eine Desynchronisation und Asymmetrie bezüglich des Aktivitätsgrades. Mit anderen Worten: Die partielle Prothese stellt die Kaufunktion nach den Prinzipien einer normalen Bezahnung wieder her.

Neuromuskuläre Aspekte des mastikatorischen Systems

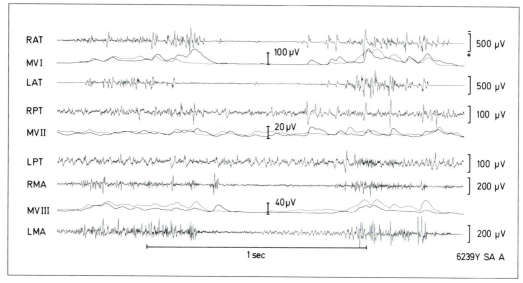

Abb. 14 Kauaktivität der Unterkieferelevatoren bei einer zahnlosen Patientin, die nur eine obere totale Prothese trägt.
Elektromyogramme der rechten und linken Mm. temporales anteriores (RAT, LAT), posteriores (RPT, LPT) und der Massetermuskeln (RMA, LMA) sowie die entsprechenden mittleren Voltzahlen (MV I–III; breite Linie: rechter Muskel; dünne Linie: linker Muskel). Beachte den geringen Aktivitätsgrad und die verlängerten Kauaktionen (vgl. Abbildung 6).
Aufzeichnungen mit bipolaren Oberflächenelektroden während des normalen Essens eines Apfels. Patientin, 31 Jahre.

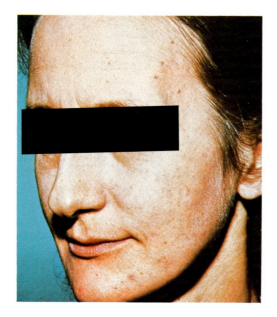

Abb. 15 Atrophie der Temporal- und Massetermuskeln infolge des Nichtgebrauchs dieser Muskelgruppen bei einer zahnlosen Patientin, die nur eine obere totale Prothese trägt. Beachte die flachen Bereiche in Höhe der Temporal- und Massetermuskeln. Patientin, 31 Jahre (dieselbe Patientin wie in Abbildung 14).

Fehlende Okklusion

Bei einer 31 Jahre alten Frau, die wegen Beschwerden an den Mm. temporales und wegen Kopfschmerzen einer elektromyographischen Untersuchung unterzogen wurde, ergab die Inspektion der Mundhöhle, daß die Patientin im Oberkiefer eine totale Prothese trug. Die Patientin hatte ihre letzten Zähne, vier untere Inzisivi, ein Jahr zuvor verloren, und diese vier Zähne sind die einzigen im Unterkiefer seit ihrem 15. Lebensjahr gewesen.

Die Elektromyogramme, die während des Kauens eines Apfels registriert wurden (Abb. 14), zeigten rhythmische Aktivitäten im vorderen Anteil des M. temporalis (RAT/LAT) und M. masseter (RMA/LMA) trotz der fehlenden Zähne; somit fand eine Zerkleinerung des Apfels zwischen den Alveolarfortsätzen vor dem Schlucken statt. Die Aktivität war jedoch schwach und extrem verlängert, und die normalen Relaxationsphasen der Elevatoren während der Öffnungsbewegung im Verlauf des Kauaktes fehlten ganz.

Die Patientin veranschaulicht die Wirkung einer ungewöhnlich reduzierten Kaufunktion über eine Dauer von 17 Jahren: starke Schwäche und Schwund der Mm. temporales und Mm. masseteres, sichtbar aufgrund der konkaven Oberfläche (Abb. 15). Die Registrierung einzelner Aktionspotentiale dieser Muskeln ergaben normale Dauer und Amplitude, wodurch ein Schwund aufgrund einer muskulären Dystrophie auszuschließen ist. Aus alledem kann man schließen, daß die strukturellen Veränderungen in den Elevatoren durch ihren Nichtgebrauch hervorgerufen worden waren.

Wir haben zuvor gezeigt, daß schwache Muskeln die Gefahr von Muskelschmerzen in sich bergen können (*Sheikholeslam, Møller* und *Lous*). Die atrophierten Muskeln der eben dargestellten Patientin können leicht durch Kauversuche oder ungewollte Bewegungen überlastet werden. In diesem Zusammenhang hat solch eine Überlastung vielleicht zu den myogenetischen Kopfschmerzen aufgrund einer Ischämie geführt, wie später noch gezeigt werden wird.

Muster der Muskelaktivität vor und nach Einschleifbehandlung

In einem Versuch zur Charakterisierung der Kaufunktion bei Patienten mit funktionellen Störungen im Kausystem und zur Abklärung der Pathogenese und der Wirkung einer Behandlung haben wir die Aktivitätsmuster der Elevatoren des Unterkiefers während des Kauens vor und nach okklusaler Einschleifbehandlung verglichen.

Die Studie basierte auf der Annahme, daß Okklusionshindernisse den Unterkiefer und dadurch die Muskeln zum Arbeiten zwingen können, d.h., es würde in unzweckmäßigen und ungeeigneten Positionen oder Bewegungsabläufen gekaut, wodurch eine Hyperaktivität zur notwendigen Stabilisierung des Unterkiefers hervorgerufen würde.

Die Abweichungen der Koordinationsmuster solcher Patienten betreffen den zeitlichen Ablauf mehr als das Ausmaß der Aktivität. Weil diese Differenzen schwer zu verstehen sind, werde ich die Befunde eines Patienten in allen Einzelheiten beschreiben.

Die Patientin klagte über doppelseitigen Kopfschmerz im Schläfenbereich und Müdigkeit in beiden Wangen. Die klinischen Befunde stimmten mit der geschilderten Symptomatik überein: Der vordere Anteil des M. temporalis und

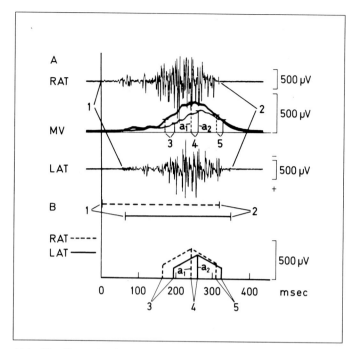

Abb. 16   Quantitative Auswertung der muskulären Aktivitätsmuster während des Kauens.
A: Elektromyogramme der rechten und linken vorderen Anteile der Temporalmuskeln (RAT, LAT) und die entsprechende mittlere Voltzahl (MV; breite Linie: rechter Muskel; dünne Linie: linker Muskel; Horizontallinie: Grundlinie).
B: Schematische Darstellung des zeitlichen Aktivitätsablaufs bei einem Kauakt von A.
a: maximale mittlere Voltzahlen (a_1: RAT, a_2: LAT); 1: Aktivitätsbeginn; 2: Aktivitätseinstellung; 3: Zeitpunkt, zu dem 50 % der maximalen mittleren Voltzahlen erreicht sind; 4: Zeitpunkt der maximalen mittleren Voltzahlen; 5: Zeitpunkt, zu dem die mittleren Voltzahlen auf 50 % ihres höchsten Wertes wieder abgefallen sind. Zeitpunkt 0: Aktivitätsbeginn von RAT (*Møller* 1974).

des M. masseter waren auf beiden Seiten bei der Palpation sehr weich. Nach einer Routinebehandlung, bei der die Hauptkomponente die Wiederherstellung normaler okklusaler Verhältnisse durch Einschleifen war, war die Patientin frei von Symptomen.
Die elektromyographischen Kauregistrierungen wurden hinsichtlich der zeitlichen Steuerung des Aktivitätsgrades quantitativ ausgewertet (Abb. 16). Die Zeitmessungen schlossen den Beginn und das Ende der Aktionen ein; diese Informationen konnten direkt aus den Elektromyogrammen gewonnen werden. Der Zeitverlauf einer Periode starker Aktivität wurde anhand eines Registrats mittleren Voltzahlen des Elektromyogramms gemessen. Es enthielt die Zeit der 50%igen maximalen Aktivität in

VS, Unilateral chewing
left side = einseitiges Kauen
auf der linken Seite
HMA, VMA
RMA = rechter M. masseter
LMA = linker M. masseter

```
VS         UNILATERAL CHEWING LEFT SIDE           PT NO 54161
MUSCLE              PRIMARY ACTIVITY
                  EMG 1    EMG 2    MV 1    MV 2    MV 3     A

A
HMA  PATIENT       13.0    437.0   120.0   240.0   409.0    12.0
     NORMAL        -9.0    250.0    85.0   179.0   241.0    63.0
     SD            36.0     55.0    49.0    60.0    53.0    38.0
     DIF/SD         0.6      3.4     0.7     1.0     3.2    -1.3
                             **                              **

VMA  PATIENT       92.0    461.0   277.0   331.0   391.0   121.0
     NORMAL        17.0    272.0   133.0   199.0   257.0   147.0
     SD            27.0     49.0    31.0    40.0    44.0    54.0
     DIF/SD         2.8      3.9     4.6     3.3     3.0    -0.5
                    *       **     ***      **      **

B
RMA  PATIENT      -90.0    273.0   101.0   196.0   247.0    26.0
     NORMAL        -9.0    250.0    85.0   179.0   241.0    63.0
     SD            36.0     55.0    49.0    60.0    53.0    38.0
     DIF/SD        -2.3      0.4     0.3     0.3     0.1    -1.0

LMA  PATIENT       -2.0    321.0   147.0   193.0   269.0   128.0
     NORMAL        17.0    272.0   133.0   199.0   257.0   147.0
     SD            27.0     49.0    31.0    40.0    44.0    54.0
     DIF/SD        -0.7      1.0     0.5    -0.1     0.3    -0.4
```

Abb. 17 Darstellung der Computerergebnisse aus der Analyse der Kaufunktionsmuster der Massetermuskeln eines Patienten, der vor einer entsprechenden Behandlung starke Funktionsabweichungen von der Norm zeigte (A) und nachher fast normalisierte, koordinierte Funktionsabläufe aufwies (B).
Werte des rechten und linken Massetermuskels (1: HMA, VMA; 2: RMA, LMA).
EMG 1: Aktivitätsbeginn; EMG 2: Aktivitätsende; MV 1: Zeitpunkt, zu dem 50% der maximalen mittleren Voltzahlen erreicht sind; MV 2: maximale mittlere Voltzahlen; MV 3: Zeitpunkt, zu dem die Spannung auf 50% ihrer maximalen mittleren Voltzahlen wieder abgefallen ist; alles in ms.
A: maximale Durchschnittsspannung in µV (vgl. Abbildung 16). Patient: Patientenwerte; Normal: Werte einer Kontrollgruppe; SA: Standardabweichung von den Kontrollen; DIF/SD: Differenz zwischen den Patientenwerten und den Werten der Kontrollgruppe in der Standardabweichung. *Asterisks* gibt 5% (*), 1% (**) und 1‰ (***) Wahrscheinlichkeit einer zufälligen Abweichung an.

der zu- und abnehmenden Phase und die Zeit der maximalen mittleren Voltzahlen. Die Messungen der Amplitude waren auf die maximalen mittleren Voltzahlen beschränkt.
Die auf diese Weise gewonnenen Daten können sowohl für einen einzigen Kauakt als auch für den Durchschnitt einer gewissen Anzahl von Kauaktionen graphisch dargestellt werden. Die Gesamtdauer der Aktivität wird durch die horizontalen Striche und der zeitliche Verlauf bei mittleren Voltzahlen von einem hausförmigen Diagramm wiedergegeben.
Alle Daten wurden statistisch analysiert und mit einem normalen Material in einem Computer verglichen. Die Ergebnisse wurden in Tabellen zusammengestellt, wobei signifikante Abweichungen klar gekennzeichnet waren.

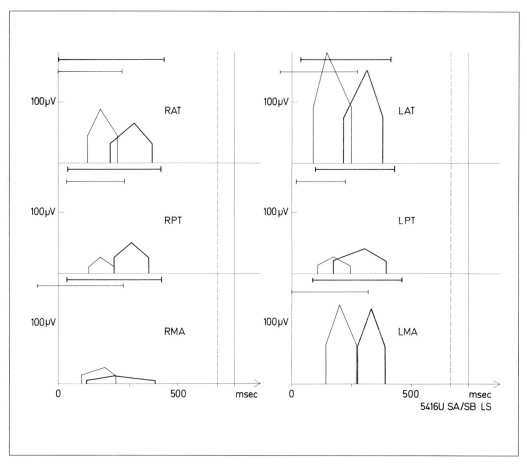

Abb. 18 Durchschnittliche Aktivitätsmuster der Unterkieferelevatoren beim linksseitigen Kauen vor und nach der Behandlung kaufunktioneller Störungen, die mit Schmerzen und Berührungsempfindlichkeit der betroffenen Muskeln einhergingen.
Durchschnittliche Aktivität der rechten und linken anterioren Anteile der Mm. temporales (RAT, LAT), deren posterioren Anteile (RPT, LPT) und der Massetermuskeln (RMA, LMA) während 30 Kaubewegungen vor (breite Linie) und nach der Behandlung (dünne Linie).
Die horizontalen Strecken zeigen Aktivitätsbeginn und -ende, die Diagramme darunter stellen den zeitlichen Ablauf innerhalb des Zeitraums starker Aktivität dar, und die vertikalen Linien weisen auf den Beginn des nächsten Kauaktes vor (durchgezogene Linie) und nach (unterbrochene Linie) der Behandlung hin (vgl. Abbildung 16).
Beachte, daß die Kauaktivität nach der Behandlung in bezug auf den Zeitpunkt 0 früher auftritt, daß die durchschnittliche Dauer eines Kauaktes herabgesetzt ist und daß die aktivitätsfreie Zeit, relativ betrachtet, vergrößert ist (elektromyographische Messungen; vgl. Abbildung 16).

RAT = rechter vorderer Anteil des M. temporalis
RPT = linker vorderer Anteil des M. temporalis
RMA = rechter M. masseter
LMA = linker M. masseter

Beschränkt man die Betrachtung auf die Koordination des rechten und linken M. masseter während des bewußten Kauens auf der linken Seite, so weist die Tabelle der Daten der Patientin vor der Behandlung sehr deutliche Abweichungen vom normalen Patientengut auf (Abb. 17). Die Abweichungen betrafen den zeitlichen Ablauf des rechten und besonders des linken M. masseter (A). Nach der Behandlung hatten sich die Muster offensichtlich normalisiert, und nur ein Parameter wich um etwa 5% ab.
Die eigentlichen Veränderungen in dem Koordinationsmuster beider Muskeln werden am besten von den Diagrammen veranschaulicht (Abb. 18). Die horizontalen Linien (dicke Linien = vor der Behandlung; dünne Linien = nach der Behandlung) geben die Gesamtdauer der Aktivität an. Der zeitliche Ablauf während der Perioden mit starker Aktivität wird darunter von den hausförmigen Diagrammen wiedergegeben.
Nach der Behandlung zeigt sich eine Verkürzung dieser Dauer. Außerdem hat sich die Phase starker Aktivität weiter nach vorne, d.h. näher an den Anfang verschoben.
Die weiter ausgedehnten Kaubewegungen vor der Behandlung können entweder durch die Muskelschmerzen selbst bedingt sein, oder sie reflektieren einen langsameren Innervationsrhythmus mit dem Ziel der muskulären Stabilisierung. Die herabgesetzte Sensibilität während des Kauens (*Öwall* und *Møller* 1974) deutet auf die letztere Erklärung hin.
Die Dauer des Kauaktes und im besonderen die Dauer der Phase starker Aktivität im M. masseter waren reduziert. Diese Reduktion könnte einen geringeren Bedarf an muskulärer Stabilisierung widerspiegeln, und zudem sorgt sie für längere Entspannungsphasen des Muskels zwischen den einzelnen Aktionen. Betrachtet man dies in bezug auf die Bedingungen der Durchblutung der Muskeln im Ruhezustand sowie beim Beißen und Kauen, könnten diese Befunde die wichtigsten hinsichtlich der Befreiung von Schmerzen sein.

Mechanismen des Muskelschmerzes

Ischämie, Kontraktion und Schmerz

Statische Kontraktion eines ischämischen Muskels, d.h. eines Muskels mit schlechter Durchblutung, führt zu lokalen Schmerzen. Da die Behinderung der Durchblutung an sich keinen Schmerz verursacht, scheint die zusätzliche Kontraktion verantwortlich zu sein. Dauerkontraktion oder schnell wiederholte Kontraktionen behindern die Durchblutung und führen damit zu den Bedingungen für die Schmerzen.
Die eigentliche Schmerzquelle ist nicht abgeklärt, aber höchstwahrscheinlich ist es ein Metabolit, der während der Kontraktion produziert wird. Ein anderes Ergebnis von Kontraktionen ohne genügende Blutzufuhr ist die verstärkte osmotische Kontraktion in der extrazellulären Flüssigkeit infolge der Metabolitenakkumulation. Eine Erhöhung der osmotischen Konzentration im Muskelgewebe kann zu Ödemen führen, die die Muskelbeweglichkeit herabsetzen und wahrscheinlich auch die Schmerzrezeptoren aktivieren.
Zur Abklärung ischämischer Schmerzen während statischer und dynamischer Kontraktionen haben wir die Durchblutung in den Elevatoren des Unterkiefers bei kontrollierten Beiß- und Kaubewe-

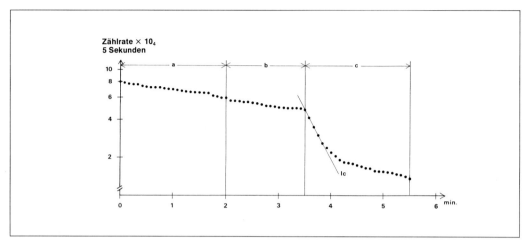

Abb. 19 Auswaschung von Xenon[133] aus dem vorderen Anteil des rechten M. temporalis in der Ruhepause und während des Beißens.
Ordinate: Anzahl pro 5 Sekunden laut Szintillationsdetektor (Meditronic), logarithmische Skala (log 10).
Abszisse: Zeit in Minuten, lineare Skala.
a: Ruhepause 120 s.
b: Beißen auf einen Spannungsfortleitungstransduktor zwischen den rechten ersten Molaren für 90 s.
c: Ruhepause nach dem Beißvorgang 120 s.
Fließrate in ml $\times$ min^{-1} $\times$ l^{-1}; a: 109; b: 84; c: 1140.
Ic: steilster Anteil der Auswaschungskurve zur Abschätzung des Durchflusses in der Phase c.
Männlicher Patient, 27 Jahre, zurückgelehnte Lage (*Rasmussen* u.a. 1977).

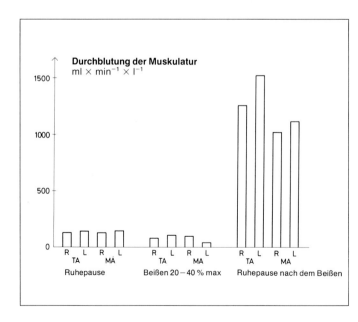

Abb. 20 Durchblutung der vorderen Anteile der Mm. temporales sowie der Massetermuskeln in der Ruhelage des Unterkiefers, während des Beißens und nach dem Beißen.
Beachte, daß die Durchblutung während des Beißens unverändert bleibt und daß die nachfolgende Ruhephase durch eine deutliche Hyperämie gekennzeichnet ist.
Mittelwert aus den Werten von fünf Versuchspersonen in zurückgelehnter Stellung (Werte von *Rasmussen* u.a. 1977).

TA = Temporalis anterior
MA = Masseter
R = rechts, L = links

gungen untersucht (*Rasmussen* et al. 1977; *Møller, Bonde-Petersen* und *Rasmussen* 1977). Die Durchblutung wurde anhand der lokalen Isotopen-Clearance beurteilt, wobei wir Xenon[133] in einer isotonen Kochsalzlösung benutzten.

Die Durchblutung während des Beißens

Experimentelle Ergebnisse

Zur Untersuchung der Durchblutung während des Beißens wird Xenon[133] in den Muskel injiziert. Dieses Isotop besitzt eine besondere Affinität zu Blut, und da das Blut durch den Muskel fließt, wird es dort aufgenommen. Bei der Passage durch die Lungen wird es mittels Exspiration aus dem Körper eliminiert. Die Menge an Xenon[133] im Muskel wird durch den Szintillationsdetektor bestimmt, und die Rate seines Schwundes wird durch die Abnahme der γ-Strahlung gemessen.

Durch die Aufzeichnung des Zählrates auf semilogarithmischem Papier können Kurven gezeichnet werden, wodurch die Durchblutung errechnet werden kann. Eine typische Kurve, die während einer zweiminütigen Ruhepause, 90 Sekunden Beißen und zwei Minuten Ruhe gewonnen wurde, zeigt, daß die γ-Strahlung während des Beißens konstant bleibt (Abb. 19). In der Zeit nach dem Beißen nahm die γ-Strahlung jedoch sofort stark ab; dies weist auf eine deutliche Hyperämie nach den Aktivierungen hin.

Die aus der Abnahme der γ-Strahlung errechneten Durchblutungswerte zeigen, daß der Durchfluß nach dem Beißen, während der zwei Minuten Ruhe, um mehr als den Faktor 10 zunimmt im Vergleich zu der Phase des Beißens (Abb. 20). In Hinsicht auf die elektrische Muskelaktivität trat diese nachträgliche Hyperämie bei 22–37% ihres Maximums auf.

Im allgemeinen war die Durchblutung bei 25%iger maximaler Aktivität fast verhindert. Die Wirkung des Beißens bei Kraftwerten unter 25% des Maximums reicht von beinahe totaler Zirkulationsbehinderung bis zu Durchblutungswerten, die denen nach dem Beißen gleich sind.

Klinische Schlußfolgerungen

Die Mechanismen, durch die die Durchblutung behindert wird, scheinen eine Kombination aus einer Zunahme des intramuskulären Druckes und einer Einengung der größeren Blutgefäße bei deren Ein- und Austritt in bzw. aus dem Muskel zu sein. Diese Mechanismen könnten den unterschiedlichen Durchblutungsgrad bei einem niedrigen Aktivitätsniveau auf einer anatomischen Basis erklären. Es besteht auch noch die Möglichkeit, daß Dauerkontraktionen der Elevatoren in einer exzentrischen Position des Unterkiefers die Durchblutung schon bei noch niedrigerem Aktivitätsniveau unterbinden können, als es beim Zubiß in der Interkuspidationsstellung gemessen wird.

Unsere Experimente zeigen zudem, daß, wenn die Ischämie eine Rolle bei der Entwicklung von Muskelschmerz spielt, die dafür notwendige Aktivität nur relativ gering sein muß. Die andauernde, signifikante Zunahme der Halteaktivität bei Patienten mit funktionellen Störungen des mastikatorischen Systems könnte möglicherweise jene Schmerzen und Schwäche erklären, die bei den oben geschilderten Patienten auf derselben Sei-

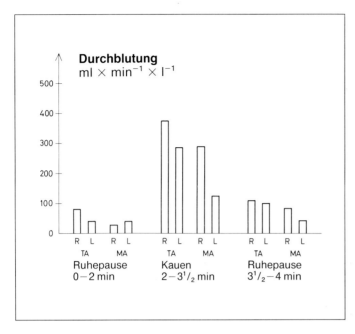

Abb. 21 Durchblutung der vorderen Anteile der Mm. temporales sowie der Massetermuskeln bei ruhendem Unterkiefer, bei Kaubewegungen auf der rechten Seite und in der Ruhephase nach dem Kauen.
Beachte, daß bei der rechtsseitigen Kaubewegung die Durchblutung proportional zum Aktivitätsgrad der Muskeln zunimmt (vgl. Abbildung 6). Außerdem fällt die Tendenz zu hyperämischer Reaktion in der Ruhephase nach dem Kauen auf (*Møller* u.a. 1977).

TA = Temporalis anterior
MA = Masseter
R = rechts, L = links

te bei jenem Aktivitätsniveau der Elevatoren erhalten werden, bei dem der Patient unbewußt Preß- und Knirschbewegungen ausübt, aber es würde wahrscheinlich nicht geringer als jenes sein, das in der Ruhelage des Unterkiefers und bei fehlendem Zahnkontakt zu beobachten ist. Versuche haben gezeigt, daß Pressen und Knirschen der Zähne zu Schmerzen führen (*Christensen* 1970).

Die Durchblutung während des Kauens

Zur Untersuchung der Durchblutung der Mm. temporales und Mm. masseteres während des Kauens wurde die oben beschriebene Technik angewandt. In isotoner Kochsalzlösung verteiltes Xenon[133] wurde in jedes der beiden Muskelpaare injiziert. Dann wurde gleichzeitig mit der elektrischen Aktivität die γ-Strahlung während zweiminütiger Ruhe, 90 Sekunden langen bewußten Kauens auf der rechten Seite und schließlich wieder zwei Minuten Ruhepause gemessen.
Verglichen mit der Durchblutung in der Ruhepause, konnte eine deutliche Steigerung während des Kauens beobachtet werden (Abb. 21). Nach der Einstellung des Kauaktes zeigte sich nur eine geringe Tendenz für eine Hyperämie.

Klinische Schlußfolgerungen

Der Aktivitätsgrad während der kurzen, starken Kontraktionen beim Kauen liegt zwischen 50 und 100 % des Maximums. Daraus muß zweifellos geschlossen werden, daß die Durchblutung der Elevatoren während der Schließungsphase des Kauaktes unmöglich ist. Auf der anderen

Seite wies die lokale Isotopen-Clearance nur auf eine Tendenz für eine hyperämische Phase nach 90 Sekunden langem Kauen hin. Deshalb kann angenommen werden, daß die Pausen in der Elevatorenaktivität während der Öffnungsbewegung bei jedem Kauakt normalerweise eine ausreichende Blutversorgung sichern.

Die Registrate von Patienten mit funktionellen Störungen des mastikatorischen Systems zeigten vor der Behandlung eine Verlängerung des Kauaktes insgesamt und zudem eine Vergrößerung des prozentualen zeitlichen Anteils der Elevatorenaktivität (*Møller, Sheikholeslam* und *Lous*). Zusätzlich kann die Verlängerung der Elevatorenaktivität eine längere Überlappungsphase zwischen elevatorischen und depressorischen Muskeln ähnlich wie bei Patienten mit starkem vertikalem Überbiß mit sich bringen.

Legt man diese Überlegungen zugrunde, so könnte ein unterschiedlicher Grad von Ischämie auftreten, falls die Pausen in der Elevatorenaktivität im Verhältnis zu ihrer Aktionsphase herabgesetzt wären. Zweitens könnte für den Fall, daß die Öffnungsbewegung eingeleitet wird, während die Elevatoren noch arbeiten, die damit verbundene Dehnung dieser Muskeln auch die Durchblutung während der Mundöffnung behindern.

Die Dehnung eines Muskels in seiner Kontraktionsphase, d.h., wenn der Muskel negative Arbeit verrichtet, ruft viel schneller Schmerzen hervor als die konzentrische Kontraktion, d.h. bei positiver Arbeit (*Asmussen* 1956). Höchstwahrscheinlich ist es eine Wirkung sowohl des exzentrischen als auch des konzentrischen Kontraktionsteils. Die konzentrischen Kontraktionen (positive Arbeit) bringen gewiß die Durchblutung zum stehen (*Rasmussen* et al. 1977), und die abwechselnde Dehnung während der Kontraktion (exzentrische Kontraktion, negative Arbeit) schließen die Pausen aus (*Wisnes* und *Kirkebø* 1976), die normalerweise eine genügende Durchblutung gewährleisten.

Bei Patienten mit funktionellen Störungen des mastikatorischen Systems und Schmerzsymptomen bringt das Aktivitätsmuster der Muskeln während des Kauens die Möglichkeit einer partiellen Durchblutungsstörung mit sich. Von besonderem Interesse ist die Reduktion der Pausen, die sonst eine ausreichende Durchblutung gewährleisten. Die mögliche Dehnung während der Kontraktion, die Folge der Überlappung mit den depressorischen Muskeln ist, verstärkt die zirkulatorischen Behinderungen sogar noch.

Zusammenfassung

Der vorliegende Rapport hat das muskuläre Funktionsbild der Okklusion unter normalen Bedingungen aufgezeigt und einige Abweichungen von diesem Funktionsmuster dargestellt, die die Folge funktioneller Störungen des mastikatorischen Systems sein können. <u>Hinsichtlich der Halteaktivität wurde darauf hingewiesen, daß okklusale Interferenzen infolge der von ihnen an das Zentralnervensystem gehenden Informationen Hyperaktivität hervorrufen können, die mit der Okklusion korreliert ist.</u> Diese Tatsache schließt selbstverständlich nicht die psychologisch verursachten Hyperaktivitäten als weitere Ursache für Muskelschmerzen aus.

Das muskuläre Funktionsmuster während des Kauens deutet auf eine verstärkte muskuläre Kontrolle bei mangelhafter Okklusion hin. Betrachtet man die Durchblutung in den Elevatoren während lang andauernder Halteaktivität und die rhythmischen Funktionsmuster beim Kauen, so werden die Ischämie und die mit ihre verbundenen Mechanismen als Ursache des Muskelschmerzes augenscheinlich.

Literatur

1. *Agerberg, G., G. E. Carlsson, S. Ericsson, M. Lundberg* und *T. Öberg*
Funktionsrubbningar i tuggapparaten. En bettfysiologisk, røntgenologisk och serologisk undersökning. Sveriges Tandläkarforb. Tid. 62, 1192–1211 (1970).

2. *Asmussen, E.*
Observations on experimental muscular soreness. Acta Rheum. Scand. 2, 109–116 (1956).

3. *Benediktsson, E.*
Variation in tongue and jaw position in "S" sound production in relation to front teeth occlusion. Acta Odont. Scand. 15, 275–303 (1957).

4. *Bodnar, V., N. Brill* und *E. Møller*
Partial lower dentures and mastication: influence on activity in masseter muscles. Abstract. J. Dent. Res. 56 (Sonderausgabe A), 170 (1977).

5. *Christensen, J.*
Effect of occlusion-raising procedures on the chewing system. Dent. Pract. dent. Rec. 20, 233–238 (1970).

6. *Christensen, L. V.*
Facial pain from experimental tooth clenching. A preliminary report. Tandlaegebladet 74, 175–182 (1970).

7. *Haderup, E.*
Taendernes nomenklatur. Tandlaegebladet 36, 19–23 (1932).

8. *Helöe, B.,* und *L. A. Helöe*
Characteristics of a group of patients with temporomandibular joint disorders. Community Dent. Oral Epidemiol. 3, 72–79 (1975).

9. *Lous, I., A. Sheikholeslam* und *E. Møller*
Postural activity in subjects with functional disorders of the chewing apparatus. Scand. J. Dent. Res. 78, 404–410 (1970).

10. *Lund, P., T. Nishiyama* und *E. Møller*
Postural activity in the muscles of mastication with the subject upright, inclined and supine. Scand. J. Dent. Res. 78, 417–424 (1970).

11. *Møller, E.*
The chewing apparatus. An electromyographic study of the muscles of mastication and its correlation to facial morphology. Acta Physiol. Scand. 69, Ergänzungsband 280 (1966).

12. *Møller, E.*
Action of the muscles of mastication. In: Kawamura, Y. (Hrsg.): Front. Oral Physiol. Bd. I, S. 121–158. Karger, Basel 1974.

13. *Møller, E.*
Evidence that the rest position is subject to servo-control. In: Anderson, D. J., und B. Matthews (Hrsg.): Mastication, S. 72–80. Wright and Sons, Bristol 1976.

14. *Møller, E.*
Mastikationssystemets naturlige motoriske funktioner. In: Krogh-Poulsen, W., und O. Carlsen (Hrsg.): Ortofunktion. Bildfunktionslaere/Bettfysiologi, S. 133–166. Munksgaard, København 1977.

15. *Møller, E., F. Bonde-Petersen* und *O. C. Rasmussen*
Electrical activity and blood flow in human mandibular elevators during mastication. Abstract, S. 32. VIth. Int. Congress of Biomechanics 1977.

16. *Møller, E., O. C. Rasmussen* und *F. Bonde-Petersen*
Mechanism of ischaemic pain in human muscles of mastication. Intramuscular pressure, emg, force and blood flow of the temporal and masseter muscles during biting. In: Bonica, J. J., J. C. Liebeskind, und D. G. Albe-Fessard (Hrsg.): Advances in pain, research and therapy. Im Druck.

Literatur

17. *Møller, E., A. Sheikholeslam* und *I. Lous*
    Activity, symptoms and signs of elevators: response to occlusal adjustment. Abstract. J. Dent. Res. 56 (Sonderausgabe A), 170 (1977).

18. *Møller, E., A. Sheikholeslam* und *I. Lous*
    Pain in the elevators and their timing during mastication. Abstract. Im Druck.

19. *Møller, E.,* und *B. Troelstrup*
    Functional and morphological asymmetry in children with unilateral cross-bite. Abstract. J. Dent. Res. 54 (Sonderausgabe L), 45 (1975).

20. *Öwall, B.,* und *E. Møller*
    Oral tactile sensibility during biting and chewing. Odont. Revy 25, 327–346 (1974).

21. *Pétrovic, M. A., C. Oudet* und *N. Gasson*
    Effects des appareils de propulsion et de retropulsion mandibulaire sur le numbre des sarcomeres en serie du muscle pterygoidien externe et sur la croissance du cartilage condulien du jeune rat. L'Orthodontic Francaise 44, 191–210 (1973).

22. *Rasmussen, O. C., F. Bonde-Petersen, L. V. Christensen* und *E. Møller*
    Blood flow in human mandibular elevators at rest and during controlled biting. Arch. Oral Biol. 22, 539–543 (1977).

23. *Schwindling, R.,* und *W. Stark*
    Untersuchung über die Ruheschwebe des Unterkiefers auf elektronischem Wege. Stoma 21, 15–24, Heidelberg 1968.

24. *Sheikholeslam, A., E. Møller* und *I. Lous*
    Pain, tenderness and strength of human mandibular elevators. Im Druck.

25. *Tabary, J. C., C. Tabary, C. Tardieu, G. Tardieu* und *G. Goldspink*
    Physiological and structural changes in the cats soleus muscle due to immobilization at different lengths by plaster casts. J. Physiol. 224, 213–244, London 1972.

26. *Tallgren, A.*
    The reduction in face height of endentulous and partially endentulous subjects during long term denture wear. Acta Odont. Scand. 24, 195–239 (1966).

27. *Troelstrup, B.,* und *E. Møller*
    Electromyography of the temporalis and masseter muscles in children with unilateral crossbite. Scand. J. Dent. Res. 78, 425–430 (1970).

28. *Wisnes, A.,* und *A. Kirkebø*
    Regional distribution of blood flow in calf muscles of rat during passive stretch and sustained contraction. Acta Physiol. Scand. 96, 256–266 (1976).

Instrumentelle Voraussetzungen zur Erfassung des okklusoartikulären Systems

H. Mack

Die Instrumentation zur Erfassung des okklusoartikulären Systems ist ein integrierter Bestandteil der funktionellen Gebißanalyse.

Die schädelgerechte Montage der Ober- und Unterkiefermodelle, die Registrierung der Gelenkbahnen, die Gelenkpositionsanalyse und die Kartographie der okklusalen Kontakte geben die Grundlage für die diagnostische Auswertung.

Mit der Aufstellung des kleinen und großen Analysenganges hat *Slavicek* eine Systematisierung und Standardisierung eingeführt, die den Praxisablauf steuert. Diese diagnostische Dokumentation sichert uns die Therapieplanung ab.

Im instrumentellen Abschnitt der funktionellen Gebißanalyse werden die Kiefermodelle vom Funktionsraum Schädel in den Funktionsraum Artikulator übertragen (Abb. 1). Mit der Übertragung des Oberkiefers (Transfer) und der Zuordnung des Unterkiefers (Zentrikmontage) steht bereits der gewichtigste Teil an Information zur Verfügung. Die Registrierung der individuellen Führungsbahnen erweitert die diagnostische Auswertung.

Die Registrierergebnisse von kranken Systemen sind nur eine Befunderhebung und eine Dokumentation des derzeitigen Zustandes und dürfen niemals Grundlage für restaurative Maßnahmen sein.

Viel Verwirrung wird gestiftet, wenn gleichzeitig vom gesunden wie vom kranken Gelenk gesprochen wird. Oder wenn die Mastikation, also die Funktion mit kurzem und flüchtigem Zahnkontakt, vermischt wird mit Parafunktion, also mit langzeitigen Kontakten mit unkontrollierten Kräften. Außerdem gelten für das bezahnte Gebiß andere Regeln, als sich für die totale Prothese bewährt haben.

Die Mindestanforderungen für die Instrumentation und die möglichen Wege sollen im folgenden aufgezeigt werden. Dabei gibt es für den jeweiligen Anwendungszweck zulässige Fehlerbreiten und absolute untere Grenzen.

1. Übertragung des Oberkiefermodells

Für eine korrekte Übertragung des Oberkiefermodells ist eine Bezugsebene notwendig. Eine Bezugsebene wird gebildet aus drei Referenzpunkten. Aus praktischen Gründen ist die Verwendung der Scharnierachspunkte mit dem tiefsten Punkt des Orbitarandes zum Standard geworden. Die Abbildung 2 zeigt ein Instrument zur korrekten Übertragung. Der schwarze Strich versinnbildlicht die Bezugsebene. Die

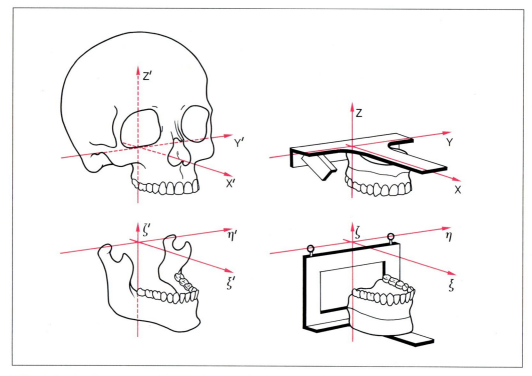

Abb. 1 Der Funktionsraum Artikulator repräsentiert den Funktionsraum Schädel (n. *Slavicek*).

Scharnierachsreferenzpunkte sind vor dem rechten und linken Tragus ermittelt und werden wie der Orbitalpunkt mit einstellbaren Vorrichtungen genau abgetastet.
Wir haben zwei Gruppen von Übertragungsbogen, den bereits erwähnten exakten Bogen und den sogenannten arbiträren Bogen, der sich an willkürlich gesetzten oder, wie bei manchen Konstruktionen, auch an anatomischen Referenzpunkten orientiert. Einen solchen anatomisch orientierten arbiträren Bogen hat *Dalbey* bereits 1912 eingeführt; Abbildung 3 zeigt die äußeren Gehörgänge und das Nasion, die als Orientierungshilfen dienten.
Für jene Fälle also, wo wie in der einfachen Diagnostik eine gewisse Fehlerbreite zulässig ist oder wegen der Gelenkerkrankung eine Scharnierachsenbestimmung nicht möglich ist, steht mit dem anatomischen Transferbogen eine Alternative und Möglichkeit zur Schnellübertragung zur Verfügung (Abb. 4).
Für den exakten Transferbogen ist es wichtig, daß die Übertragungsinstrumentation sehr fein justierbar ist und trotzdem stabil und robust ausgeführt ist. Auch muß beim weiterführenden Übertragungsvorgang, also beim Einnivellieren in den Artikulator, die Koordination der Referenzpunkte zum Artikulatoroberteil technisch präzise gelöst sein. Nicht bei allen Systemen ist dies einfach möglich, manchmal bringen Kombinationen verschiedener Geräte gute Ergebnisse. Niemals darf bei der

Übertragung des Oberkiefermodells

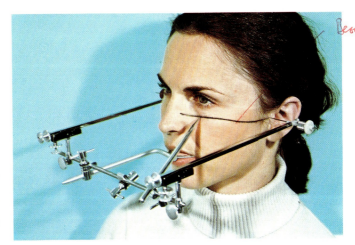

Abb. 2 Die Achs-Orbital-Ebene ist die Referenzebene, welche für den Einklang aller diagnostischen Systeme am besten geeignet ist.

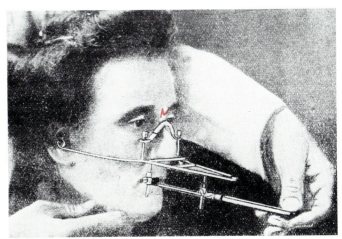

Abb. 3 *Dalbey* zeigte 1912 den ersten anatomischen Übertragungsbogen.

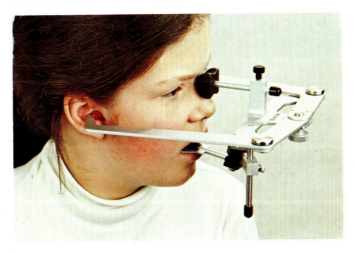

Abb. 4 Der anatomische Transferbogen ist als Schnellübertragungsbogen (SAM-ATB) besonders geeignet.

Instrumentelle Voraussetzungen zur Erfassung des okklusoartikulären Systems

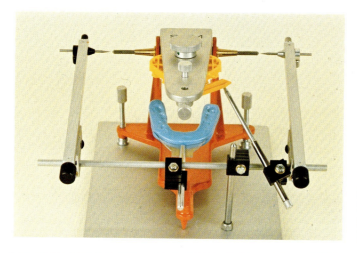

Abb. 5 Einnivellieren der Artikulatorachse auf die Referenzpunkte des exakten Transferbogens.

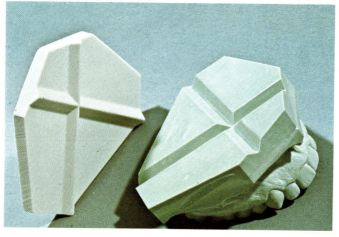

Abb. 6 Der Kontrollsockel am Oberkiefermodell, hergestellt mit Hilfe des *DeLar*-„split-cast former".

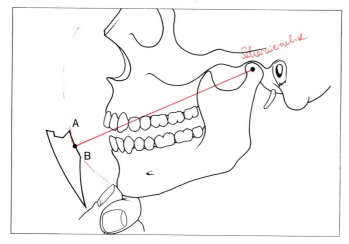

Abb. 7 Die Strecke A–B im lateralen Bewegungsdiagramm nach *Posselt* ist ein Stück des Kreisbogens, welcher durch reine Rotation im Gelenk entsteht.

Montage ein Übertragungsbogen an den Artikulator angeglichen werden; es muß immer der Artikulator an die Referenzpunkte des Bogens herannivelliert werden (Abb. 5).

Vielerlei Fehler sind im Arbeitsablauf möglich, z.B.: kein genauer dritter Referenzpunkt festgelegt oder lockere Schrauben oder lockere Achsstifte oder eine unpassende Bißgabel oder eine fehlende Bißgabelunterstützung usw.

Für den Übertragungsbogen wird auch die Bezeichnung Transferbogen oder Gesichtsbogen verwendet, wobei Gesichtsbogen wegen seiner Verwendung in der Kieferorthopädie für etwas anderes zu Mißverständnissen führen kann.

Auch bei der Modellherstellung können bereits Fehler entstehen, welche in das System eingeschleppt werden und dann zu zweifelhaften Ergebnissen führen. Für jeden Arbeitsgang ist eine Rückkontrolle erforderlich, so kann z.B. bei der Modellherstellung das Höckerrelief mit der Bißgabel überprüft werden, für die Montage oder das Registrat ist der Kontrollsockel – auch Splitcast genannt – eine Sicherheitseinrichtung, auf die man niemals verzichten kann (Abb. 6).

2. Zuordnung des Unterkiefermodells

Die Zuordnung des Unterkiefermodells geschieht über ein „zentrisches Registrat". Diese Bißnahme oder interokklusale Relationsbestimmung verursacht beim bezahnten Kiefer eine vertikale Erhöhung. Wenn nach dem Eingipsen das Registrat entfernt und die Bißhöhe abgesenkt wird, so muß der Artikulator den Kreisbogen der Schließbewegung genauso darstellen, wie es sich beim Patienten ereignet. Es ist also notwendig und auch möglich, die Öffnungs- und Schließbewegung des Unterkiefers exakt zu kopieren (Abb. 7). Es ist praktisch, dazu die Scharnierachse zu verwenden.

3. Die Scharnierachse

Die Scharnierachse ist die definierbare Gelenkachse, die sich in der Rotationsbewegung des Unterkiefers ausdrückt. Die Rotation geschieht unabhängig von der Translation, also jener zusätzlichen Verschiebemöglichkeit des Kiefergelenkes, welches sich in den Bewegungen überlagert. Als terminale Scharnierachsenposition wirde jene retrale Position bezeichnet, welche die einzige reproduzierbare Stellung ist, die auch vom Patienten selbst eingenommen wird und – beim gesunden Gelenk natürlich – vom Behandler erfühlt und geführt werden kann. Die retrale Kontaktposition wird oft fälschlich „retrudierte Position" genannt, sie hat aber nichts mit „forciert" zu tun. Eine Dislozierung mit Gewalt ist einer pathologischen Situation zuzurechnen. Die Scharnierachse ist mehr eine geometrische Notwendigkeit – und richtig angewendet – keine unphysiologische Handlung.

4. Bestimmung der Scharnierachse an kranken Gelenken

An kranken Gelenken kann die Scharnierachse nicht endgültig bestimmt werden. Beim gesunden Gelenk ist die Achse von der Position des Unterkiefers abhängig, die Achse gehört zum Unterkiefer, und sie verlagert sich

Instrumentelle Voraussetzungen zur Erfassung des okklusoartikulären Systems

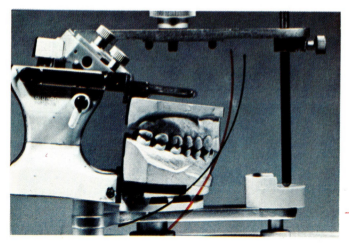

Abb. 8 Nichtachsengerechte „Gipsmodellhalter" ergeben untragbare Fehler bei der Öffnungs- und Schließbewegung, zusätzliche Verschiebungsmöglichkeiten sind absurd.

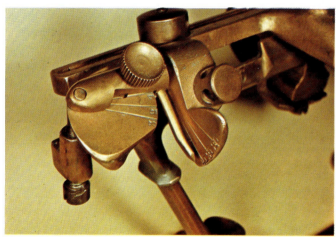

Abb. 9 Den Grundstein im Artikulatorenbau legte 1911 *Alfred Gysi*.

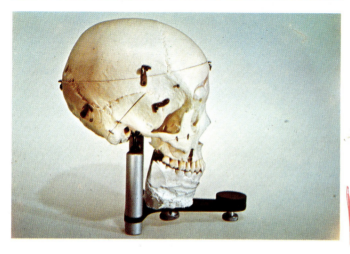

Abb. 10 Arcon-Instrument; das **Con**dylar sitzt sinngemäß am unteren Rahmenteil des **Ar**tikulators (wie die Kondylen an der Mandibula).

mit dem Unterkiefer! Scharnierachse und zentrisches Registrat müssen gleichzeitig erstellt werden.
Nachrechnungen haben ergeben, daß sich ohne schädelgerechte Modellorientierung bei einer vertikalen Veränderung im gleichen Maße eine horizontale Verschiebung ereignen kann (Abb. 8). Je genauer die Zahn-zu-Zahn-Beziehung festgestellt werden muß, desto genauer müssen die Montage und die Zuordnung des Gegenkiefers erfolgen. Für diagnostische oder Planungsmodelle können größere Fehler hingenommen werden, als z.B. für die Kauflächenrehabilitationen zulässig ist. Auch die Schienenherstellung braucht als Ausgangspunkt montierte Modelle, auch wenn es nur mit der „Zentrik des Tages" möglich ist, weil eben der Gelenkzustand nur eine vorläufige Information erwarten läßt.
Ebenfalls ist die Scharnierachsenbestimmung notwendig, um interpretierbare, nichtverzerrte Aufzeichnungen von Gelenkexkursionen erstellen zu können.

5. Artikulatoren

Historisch ist der Artikulator als ein Gerät der Prothetik ausgewiesen. Der Artikulator ist heute aber mehr als ein Meßinstrument für diagnostische Zwecke zu werten. *Walker* ermittelte 1896 die Bewegungen des Unterkiefers, *Parfitt* entwarf 1903 ein logisches Instrument zur Führung von Kiefermodellen. Der überragend große Konstrukteur und Forscher war der Züricher *Alfred Gysi,* der den Grundstein und die Details für unsere heutigen Arcon-Geräte geschaffen hat (Abb. 9). Nach ihm entwarf der Darmstädter *Rudolph Hanau* die Grundkonstruktion für unsere heutigen Non-Arcon-Geräte. Und der Frankfurter *Kurt Thielemann* hat dazu aufgrund seiner Erkenntnisse den dritten Referenzpunkt eingeführt.

Als Arcon-Geräte bezeichnen wir Artikulatoren, bei denen die Kugel, genannt das Kondylar, am Geräteunterteil postiert ist, also im Prinzip wie auch die Kondylen an der Mandibula sitzt (Abb. 10).

Als Non-Arcon-Geräte werden jene Artikulatoren bezeichnet, bei denen die Kugel am Oberteil befestigt ist und damit eine reziproke Simulation der Kieferbewegung ergibt (Abb. 11). Diese Gerätefamilie ist mehr für die Prothesenherstellung geeignet, weniger jedoch für diagnostische Zwecke.

> **Die Mindestanforderung an die Instrumentation für die funktionelle Gebißanalyse sind:**
>
> 1. Übertragungseinrichtung zur genauen schädelgerechten, also koordinatenrichtigen Einordnung der Modelle;
>
> 2. sichere Zentrik mit hohen Ansprüchen an die mechanische Qualität und Stabilität des Instrumentes;
>
> 3. individuelle Einstellmöglichkeit der wichtigsten Werte für die Exkursionen, das sind: Kondylarbahnneigung und *Bennett*-Winkel.

Wie hoch die Ansprüche an die mechanische Stabilität sind, zeigt folgendes

Instrumentelle Voraussetzungen zur Erfassung des okklusoartikulären Systems

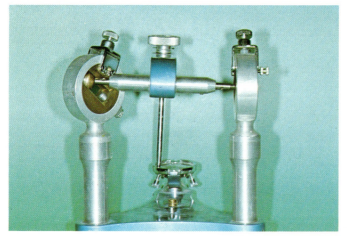

Abb. 11 Non-Arcon-Instrument mit reziproker Exkursionsdarstellung.

Balance-Artikulator

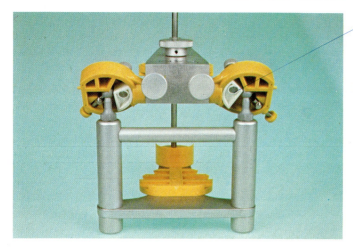

Bennett-bewegung

SAM

Abb. 12 Die verstellbaren Kreissegmente median der Kugeln sind die Führungselemente für die *Bennett*-Bewegung.

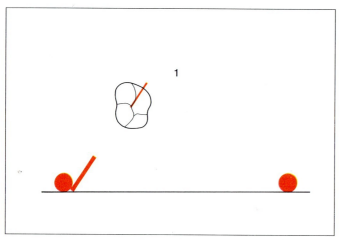

Abb. 13 Der Verlauf besonders der Mediofunktionsfissuren ist abhängig von der Einstellung der Führungsflächen für die *Bennett*-Bewegung.

Beispiel: Ein Techniker mit Erfahrung in der Aufwachstechnik arbeitet mit einem Druck von etwa 400 Gramm, ein Zahnarzt bei der Diagnostik mit etwa 1400 Gramm und ein Student bis zu 4500 Gramm. Prüfen Sie selbst, wie erstaunlich nachgiebig manche Geräte sind und ob eine eindeutige und stabile Zentrik durch die Führungselemente gegeben ist.

Auch die mechanische Übereinstimmung, d.h. eine genormte Position der Montageplatten zueinander von Geräten mit verschiedenen Herstellungsnummern, ist eine wesentliche Erleichterung im täglichen Praxisablauf. Damit ist der Versand oder die Wiedervorlage von montierten diagnostischen Modellen ohne den ursprünglich zur Montage benutzten Artikulator möglich. Eine große Rolle spielt dabei die präzise Ausführung der Montageplatten, die als Einmalartikel mit reproduzierbarer Passung exakt wiederaufsetzbar sein müssen. Die Kontrolle der statischen Situation an den Kauflächen, also die Darstellung der Höcker-Höcker-Gruben-Verhältnisse, ist durch die richtige Montage möglich.

6. Einstellung der Exkursionsbahnen

Zur Beurteilung der Fissuren oder Balancekontakte, also zur dynamischen Überprüfung, ist die Einstellung der individuellen Bahnen notwendig. Die Verwendung von Mittelwerten, also Durchschnittswerten, kann nur eine sehr grobe Vorstellung der Bewegung vermitteln.

Die verschiedenen Parameter, also die einzelnen Faktoren, welche zur Einstellung der Exkursionsbahnen dienen, haben sehr verschiedene Gewichtigkeit in ihrem Einfluß auf das okklusale Geschehen. Die Untersuchungen haben gezeigt, daß zur Verfolgung der gleichen Exkursionsbahnen auf den Okklusalflächen eine Verstellung des Interkondylarabstandes z.B. nicht unbedingt notwendig ist, da der gewichtigere Parameter Schräglaufwinkel, also die *Bennett*-Führung (Abb. 12), derart gut kompensiert, daß im ungünstigsten Fall ein Restfehler von nur 0,14 mm nach einer Exkursion von 4 mm verbleibt. Zum besseren Verständnis wurde das Beispiel nur zweidimensional durchgerechnet; da in Wirklichkeit das Geschehen aber dreidimensional abläuft, werden die Fehler noch kleiner und damit vernachlässigbar. Ein Beispiel aus einer Tabelle: Für einen bestimmten Fissurenverlauf brauche ich bei Interkondylarabstand 100 einen *Bennett*-Winkel von 15 Grad (Abb. 13). Erweitere ich den Interkondylarabstand auf 120 mm, so bietet eine *Bennett*-Einstellung von 25 Grad eine akzeptable Kompensation. So zeigt sich, daß die wichtigsten Einstellungen und auch die Mindesteinstellungen auf den Geräten die Justierung von Kondylarbahnneigung und *Bennett*-Winkel ist. Eine Krümmung in den ersten 4 mm der Kondylarbahnneigung ist wiederum vernachlässigbar. Das Problem der Krümmung in der *Bennett*-Führung (Abb. 14) liegt mehr in der Erfassung am Patienten, jedoch wird ein gut informierter Artikulator darauf nicht verzichten können.

Aber auf jeden Fall muß für die Modelle eine koordinatenrichtige Übertragung vom Schädel in den Artikulator durch einen Transferbogen mit drei Referenzpunkten erfolgen!

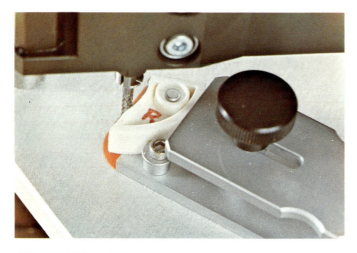

Abb. 14 Individuelles Befräsen eines *Bennett*-Elementes nach der Information aus der Axiographie.

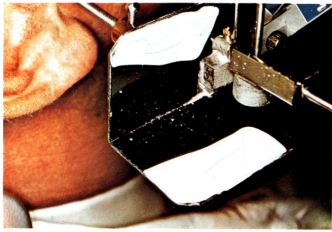

Abb. 15 Pantographische Aufzeichnung nach *Stuart;* die in verschiedenen Ebenen und deshalb nicht auf der Achse entstandenen Informationslinien sind nicht direkt interpretierbar, sondern nur auf einen Artikulator umsetzbar.

7. Verfahrensmöglichkeiten

Bisher war es das große Problem, jene Informationen zu erhalten, welche zur Einstellung der individuellen Führungsbahnen des Artikulators notwendig sind.
Eine Möglichkeit war bisher der „exkursive Checkbite", welcher auf dem *Christensen*schen Phänomen beruht. Das Ergebnis bringt eine Annäherung, weil dabei nur ein Meßpunkt in durchschnittlich 6 mm Entfernung von der Zentrik als Grundlage der Information herangezogen wird.
Die traditionelle Pantographie (Abb. 15), welche zu ihrer Rückübersetzung der kartesisch aufgelösten Schreibungen aus dem dreidimensionalen Geschehen an einen bestimmten Artikulator mit vielen verstellbaren Parametern gebunden ist, bleibt, insgesamt gesehen, ausgewählten Fällen vorbehalten.
Die plastische Ausformung von Kondylarführungselementen nach *Swanson/*

Verfahrensmöglichkeiten

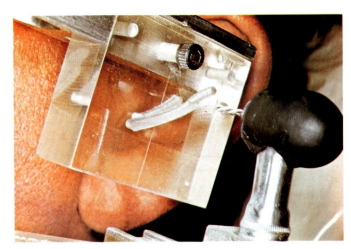

Abb. 16 Einfräsen der Gelenkbahnen mittels Turbinen in Kunststoffblöcke nach *Lee*.

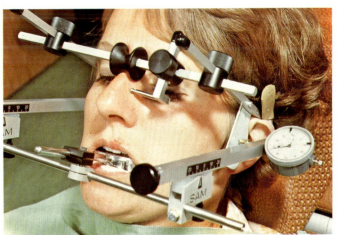

Abb. 17 Der Axiograph ist ein diagnostisches Instrument, um den derzeitigen Gelenkzustand zu dokumentieren.

Wipf (TJM) gibt neben der subtilen Handhabung zu wenig Möglichkeiten der Rückkontrolle.
Die exakt axiale dreidimensionale Einfräsung der Gelenkbahnen in Kunststoffblöcke (Abb. 16) nach *Lee* hat wegen des hohen Aufwandes und der teuren Apparate keinen Eingang im Alltag der Funktionsanalyse finden können.

a) Der Axiograph

Die modernste Entwicklung auf dem Gebiet der Erfassung der Gelenkbahnen ist der Axiograph (Abb. 17). Weil hierbei die Gelenkbahnneigung aufgezeichnet und gleichzeitig die Translation gemessen wird (Abb. 18), ist die Information direkt interpretierbar, womit auch alle Artikulatoren danach eingestellt werden können. Mehr jedoch noch ist der Axiograph ein diagnostisches Instru-

Instrumentelle Voraussetzungen zur Erfassung des okklusoartikulären Systems

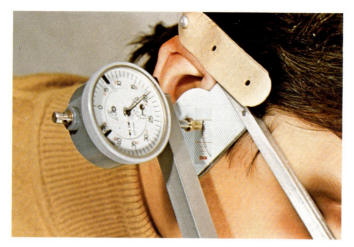

Abb. 18 Exakt auf der Achse aufgezeichnete Gelenkbahnneigung und gleichzeitig kontinuierliche Messung der Translation mit dem SAM-Axiographen ermöglichen es, alle Artikulatoren danach einzustellen.

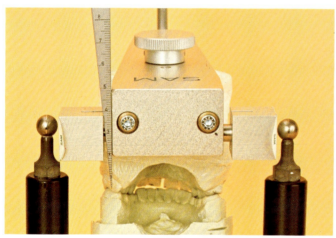

Abb. 19 Der „Mandibular Position Indikator" diagnostiziert und dokumentiert die von der habituellen Okklusion erzwungene Gelenkposition.

ment, um den derzeitigen Gelenkzustand zu erkennen und zu dokumentieren.
Wir können damit auch Artikulatoren diagnostizieren, deren wahren Bahnverlauf ergründen und mit unseren Hoffnungen vergleichen.

b) Der „Mandibular Position Indikator" (MPI)

Zur Diagnostik der Gelenksituation im Artikulator dient ein weiteres Instrument: der „Mandibular Position Indikator", kurz MPI genannt. Mit diesem Instrument wird die von der habituellen Okklusionsstellung erzwungene Position der Kondylen mit der Stellung der Position der Kondylen durch das zentrische Registrat verglichen. Bei

Verfahrensmöglichkeiten

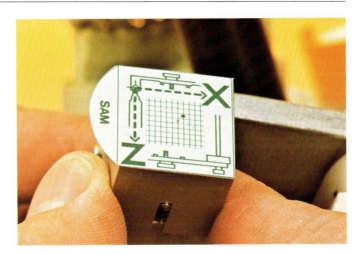

Abb. 20 Das abnehmbare Etikett am MPI mit den Markierungspunkten.

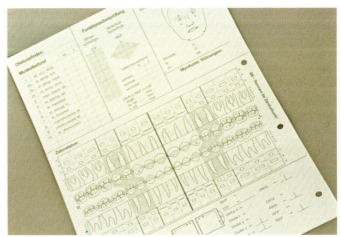

Abb. 21 Das Befundblatt „Initialdiagnostik" aus: *Slavicek/Mack:* Seminare der Zahnheilkunde.

diesem diagnostischen Zusatzgerät werden die Führungselemente des Artikulators durch Meßelemente ersetzt, welche ungehindert jede Position zu den Kondylarkugeln einnehmen können (Abb. 19). Da hierbei die Anzeige der teleskopartig ausziehbaren Meßelemente innerhalb des Kondylarabstandes ist, kann keine irreführende reziproke Darstellung erfolgen. Da alle Informationen auf der gleichen Meßebene entstehen, ist eine Interpretation sehr einfach. Die Markierungen entstehen auf abnehmbaren Etiketten (Abb. 20). Sie zeigen den Trend der Abweichung bzw. den Weg zur Therapie auf. Sie werden zur Dokumentation des momentanen Zustands auf das Befundblatt geklebt.

c) Die Funktionskartei

Zur instrumentellen Gebißanalyse gehört auch die Eintragung der okklusalen

Kontakte in die Funktionskartei (Abb. 21). Mit den entsprechend farbigen Okklusionsfolien entstehen auf den Modellen die Kontaktmarkierungen, die dann mit einem Farbstift auf die Funktionskartei übertragen werden. Dabei wird die Farbe Rot grundsätzlich für Kontakte in Zentrik verwendet, Grün markiert die Kontakte der Laterofunktionsseite, Blau die Mediofunktionsseite, und Schwarz zeigt die protrusiven Kontakte im Schema des Befundblattes.

8. Zusammenfassung

Die funktionsanalytischen Maßnahmen sind der Schwierigkeit des Falles anzupassen, funktionstherapeutische Maßnahmen können zwischengeschaltet sein. Eine standardisierte und systematisierte Untersuchung und Bewertung ist die Voraussetzung für die komplette diagnostische Erfassung des gesamten stomatognathen Systems.
Auch wenn die Instrumentation in der funktionellen Gebißanalyse nicht vordergründig sein darf, kann darauf nicht verzichtet werden.

Reproduzierbare Kiefergelenkröntgenaufnahmen und die Ermittlung der physiologischen Gelenkspaltbreite Einstellen in die therapeutische Position

G. Hanel

Wir wissen heute, daß die Funktionsanalyse und Funktionstherapie einen primären Platz im Rahmen der gnathologischen Arbeitsmethoden einnehmen sollte.
Im stomatognathen System wirkt alles auf jedes. Die Zähne, mit denen sich der Zahnarzt bis vor kurzem ausschließlich beschäftigt hat, sind zwar ein primärer Faktor im stomatognathen System, aber genauso wichtig sind das Kiefergelenk, die Muskulatur und die Nerven. Wenn nun ein Patient mit Beschwerden in diesem System zu uns kommt, so ist zunächst die Ätiopathogenese von geringerer Bedeutung als die Symptomatologie.
Die Einzelheiten der Symptomatologie, seien es Okklusionsstörungen, Myo- oder Myoarthropathien, müssen zunächst erfaßt und in die zur Therapie führenden Befunderhebung summarisch mit einbezogen werden. Wir müssen eine Funktionsanalyse durchführen.
Für die klinische Befunderhebung stehen unterschiedliche schematische Möglichkeiten zur Verfügung, die seit den Darlegungen von *Krogh-Poulsen,* Kopenhagen, oder *Gerber,* Zürich, wohl als standardisiert bezeichnet werden können. Apparative und instrumentelle Befunderhebungen der Interokklusalbeziehungen werden von verschiedenen Autoren unterschiedlich angegeben.
Ich selbst halte nach Erprobung von verschiedenen Methoden die von *Motsch* beschriebene Artikulatoranalyse (Abb. 1) im Whip-Mix-Artikulator oder SAM-Artikulator und Kontrolle durch den Buhnergraphen (Feinmann) für die effizienteste Möglichkeit. Diese Analyse nach *Motsch* kann auch im SAM-Artikulator und mit dem dazugehörigen Zubehör durchgeführt werden.
Wir wissen, daß bei einem hohen Prozentsatz unserer Patienten, die uns in der Praxis aufsuchen, von einer physiologischen Norm im stomatognathen System nicht mehr gesprochen werden kann.
Einen großen Teil dieser Atypien können wir bei der klinischen Befunderhebung, einen anderen Teil bei der apparativen Funktionsanalyse selektieren.
Was wir aber nicht sehen können, ist das Kiefergelenk. Hier können wir nur mit Hilfe der Röntgenaufnahme im Zusammenhang mit der klinischen und apparativen Befunderhebung einen diagnostischen Aussagewert erhalten.
Wenn wir aber einen diagnostischen Aussagewert bei der Röntgenaufnahme des Kiefergelenkes haben wollen, so

Reproduzierbare Kiefergelenkröntgenaufnahmen

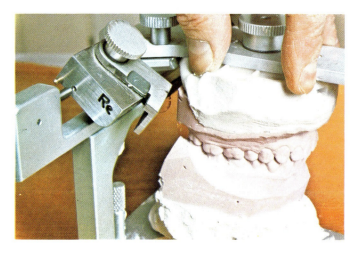

Abbildung 1

müssen wir folgendes beachten, und das wurde leider bis dato von verschiedenen Autoren nicht bedacht:
Wir haben es bei dem Kiefergelenk nicht mit einem Einzelgelenk – wie etwa das Kniegelenk und die anderen Gelenke des menschlichen Körpers – zu tun, sondern mit einem paarigen Gelenk, das heißt: mit zwei Gelenkkörpern, die sich räumlich auseinander (Abb. 2a bis c), in Relation zueinander, verbunden durch eine gedachte Achse, bewegen. Diese Tatsache zwingt uns also, egal welche Röntgentechnik wir anwenden, die Röntgenaufnahme in dreidimensionaler Fixierung in Relation auf diese gedachte Achse zu erstellen; nur bei einer Röntgenaufnahmetechnik, die aufgrund dieser Tatsache erstellt wurde, erhalten wir einen diagnostischen Aussagewert beider Gelenke in Relation zueinander. Diese Forderung wird erfüllt bei der „Für die Praxis geeigneten reproduzierbaren Kiefergelenkaufnahmetechnik", wie ich 1974 beschrieben habe (Literaturnachweis).
Damals arbeitete ich noch mit einem Gerät, das nach Mittelwerten von 15° dorsal und 15° oder 20° kranial eingerichtet werden konnte (Abb. 3). In der Zwischenzeit ist das Gerät so weit verbessert worden (Abb. 4), daß die dorsale und kraniale Exzentrität von 10 bis 30° variabel eingestellt werden kann. Die dreidimensionale Orientierung, die bei dieser apparativen Anordnung vorhanden ist, gestattet eine der definierten Okklusion entsprechende situationsähnliche Darstellung beider dazugehöriger Kiefergelenke.
Abbildung 5 zeigt das Koordinatensystem der vertikalen Dimension für das linke und für das rechte Kiefergelenk. Abbildung 6 zeigt das Koordinatensystem für die Projektion der Zentralstrahlen der dorsalen Exzentrität.
Die jeweils diagonal geführten Zentralstrahlen beider Seiten schneiden die gedachte terminale Scharnierachse in der Höhe der dazu gedachten Kondylen.
Die mit diesem Gerät gemachten Röntgenaufnahmen können nach beliebigen Zeiträumen reproduziert werden, wenn die Einstell-Bezugspunkte der lokalisierten oder arbiträr ermittelten Scharnierachse und der Bezugspunkt auf dem Na-

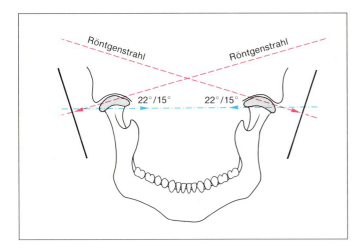

Abb. 2a Paariges Gelenk.

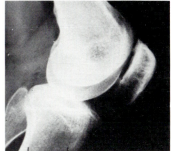

Abb. 2b Kniegelenk.

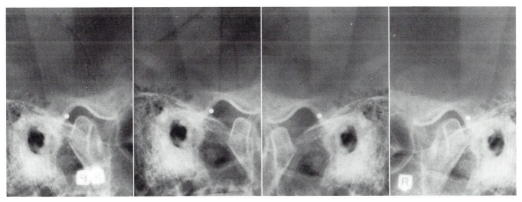

Abb. 2c Paariges Gelenk.

senrücken des Patienten tätowiert werden.

Warum nun die Kiefergelenk-Röntgenaufnahme?

Zitat von Prof. *Hackenbroch:* „In der Funktionseinheit Gelenk wirkt alles auf jedes; Kapsel, Gelenkschmiere, Knorpel, Durchblutung, Stoffwechsel. Erleidet eine dieser Komponenten Schaden bzw. entgleist sie, so wird das gesamte Gefüge davon betroffen. Schäden am Gelenk sind zwar grundsätzlich irreversibel, dennoch scheint es eine Frage individueller Stabilität zu sein, ob und wann bzw. innerhalb welchen Zeitraumes der Prozeß bis zur klinisch greifbaren Arthrose fortschreitet."

Diesen einleitenden Prozeß bezeichnet *Hackenbroch* als Präarthrose. Ich würde es für angebracht halten, wenn wir diesen Begriff der Präarthrose auch auf un-

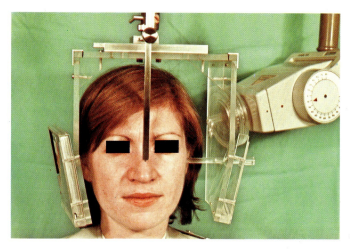

Abbildung 3

ser spezielles Gebiet anwenden würden. *Hackenbroch* sieht die Präarthrose primär überwiegend biomechanisch.
Durch einen anatomischen Fehler wird das Gelenk unphysiologisch belastet und vorzeitig verschlissen. Dasselbe kann auch im stomatognathen System passieren, wenn Zähne verlorengehen, unsachgemäße konservierende oder prothetische Versorgung durchgeführt wird und – last not least – zu allem noch psychischer Streß hinzukommt.
Die präarthrotische Deformität ist klinisch oder röntgenologisch an der Fehlstellung eines Gelenkes zu erkennen. Sie muß nicht obligat in eine Arthrose übergehen. Aber Präarthrosen sind Vorgänge, die im makro- oder mikrostrukturellen Bereich die Gewebeanteile des Gelenkes in ihrem Funktionsoptimum beeinträchtigen. Sie verlaufen völlig stumm bis zu einem gewissen Punkt, wo sie sich bemerkbar machen können – aber da sind Kapsel, Diskus und der Knorpel bereits irreversibel beschädigt.
Um nun diese Vorgänge im Gelenk zu erkennen und zu diagnostizieren, kommen wir nach dem heutigen Stand unserer Erkenntnisse nicht mehr umhin, eine Röntgenaufnahme des Kiefergelenkapparates zu erstellen.
Und nicht nur für die Beurteilung dieser Pathomorphologie und der Lageveränderung von Kondylen im Verlauf von Kiefergelenkerkrankungen, sondern ebenso für die Ermittlung der Positionierung der Gelenkköpfchen im Verlaufe restaurativer Versorgungen an deren Anfang, in deren Verlauf und an deren Ende sind die Ermittlungen von Gelenkspaltbreiten notwendig.
Aus den Untersuchungen von *Steinhardt* und *Hielscher* geht hervor, daß mit unterschiedlichen Methoden der Projektion und perspektivischen Beurteilung des Kiefergelenk-Röntgenbildes unterschiedliche Anteile des knöchernen Kiefergelenkapparates zur Abzeichnung kommen.
So sind zum Beispiel bei kranial exzentrischen Aufnahmetechniken besonders die distalen und kranialen Teile der Fossa glenoidalis zur Abzeichnung zu bringen; andere, vor allem die rein horizontalen Abzeichnungstechniken können

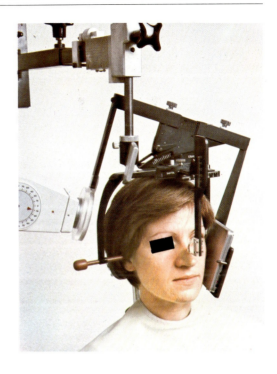

Abbildung 4

ebenso den distalen Abhang des Tuberkulum artikulare und den medialen Anteil des Kiefergelenkköpfchens zur Schattenkontrastdarstellung bringen.

Der Lauf des Zentralstrahles bei der Röntgenaufnahmetechnik ist insofern von Bedeutung, als allein parallel zum Zentralstrahl liegende Strukturen zur Abzeichnung kommen und so auch Flächen zur summierten Strahlenkontrastdarstellung gelangen. Dies ist vor allem, wie die Untersuchungen von Øberg, Ben Moffet und Hanel zeigen, für den lateralen Teil des Tuberculum articulare, den lateralen Teil der Fossa glenoidalis und ebenso für den kranialen Teil des lateralen Poles der Kiefergelenkwalze von Bedeutung, da sich, wie besonders Øberg und Ben Moffet aufzeigen, pathologische Veränderungen hauptsächlich im lateralen Drittel des Kondylus und im lateroventralen Drittel des Tuberculum articulare manifestieren.

Weiter geht bereits aus den Untersuchungen der Autoren *Schüller, Lindblom, Hanel* und anderen hervor, daß die alleinige Darstellung eines Kiefergelenkköpfchens für eine Diagnose der Kiefergelenkerkrankungen mit Ausnahme der primären Kiefergelenkveränderungen, wie Frakturen und Tumoren, nicht ausreicht.

Funktionelle Störungen des Kiefergelenkes müssen sich daher mit der Darstellung beider Kondylen in einer für beide Kondylendarstellungen typischen Relation des Unterkiefers komplettieren lassen.

Die Positionierung der Kiefergelenkköpfchen in der Fossa glenoidalis für die

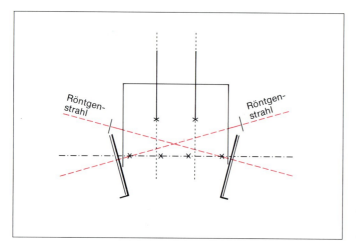

Abb. 5 Genereller Plan für linke und rechte Röntgenographie.

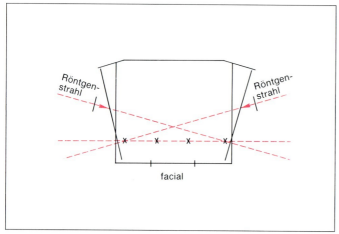

Abb. 6 Plan für Aufsicht.

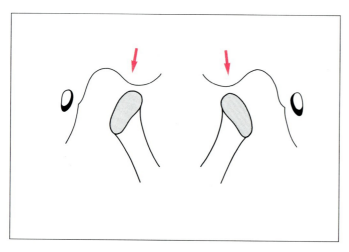

Abb. 7 Protrudierte Lage der Kondylen.

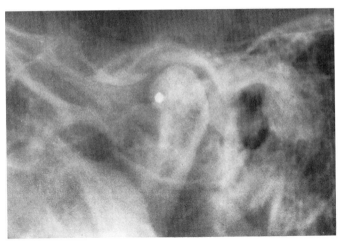

Abb. 8a Rechtes Gelenk; habituelle Position.

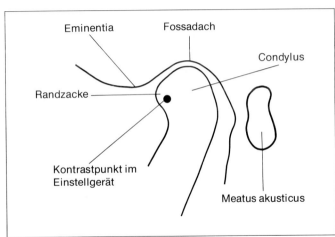

Abb. 8b Durchzeichnung rechtes Gelenk.

Übertragung der Kiefergelenkrelation nach bestimmten Verfahren gnathologischer Techniken ist in der weitestmöglichen kranialen und dorsalen Lage notwendig.

Funktionelle Führungen der Kiefergelenkköpfchen hingegen fahren den Raum ab, der ventral und kaudal davon liegt.

Daher erscheint es mir vor allem wichtig, die Gelenkspaltbreite, wenn sie für die Funktion der Kiefergelenke eine Aussage ergeben soll, in der protrudierten Lage der Kondylen zu ermitteln, weniger in der distokranialen Lage der Fossa glenoidalis (Abb. 7).

Wenn aber die Darstellung der Beziehung der Kiefergelenkköpfchen zum distalen Abhang des Tuberculum articulare einen aussagekräftigen Parameter für die funktionellen Bedingungen im Kiefergelenkapparat darstellt, so muß auch in dieser Positionierung die radiologische Darstellung repräsentativ und reproduzierbar sein.

Die Abbildungen 8a und b sowie 9a

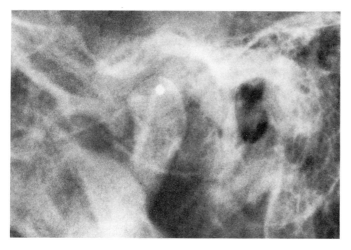

Abb. 9a Rechtes Gelenk in Vorschub-Position.

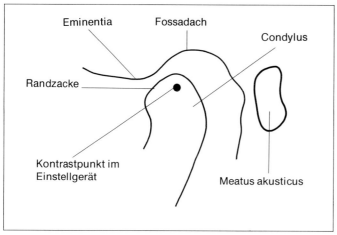

Abb. 9b Durchzeichnung rechtes Gelenk in Vorschub-Position.

und b zeigen die Röntgenaufnahmen einer Patientin, die wegen Kiefergelenkbeschwerden zur Behandlung kam. Das rechte Gelenk imponiert durch eine Randzacke im vorderen Kondylenbereich und einen gegenüber dem linken Gelenk kontrahierten Gelenkspalt. Diese Aufnahme ist mit einem inkorporierten Stützstiftregistrat in der retrudierten Position aufgenommen worden. Diese Aufnahmetechnik ist selbstverständlich auch ohne das Stützstiftregistrat in der habituellen Lage möglich. Die Abbildungen 9c bis f zeigen uns die Röntgenaufnahmen links, die in der habituellen bzw. Protrusionsbewegung gemacht wurden. Die Zähne müssen hier in Schneidekanten-Kontaktposition stehen. Wir sehen bei dieser Röntgenaufnahme deutlich den komprimierten Gelenkspalt rechts, der konform mit dem klinischen Bild, Reibegeräusche des rechten Gelenkes, einhergeht. Wir können so mit ziemlicher Sicherheit einen deformierten Discus articularis diagnostizieren.
Die Ermittlung der physiologischen Ge-

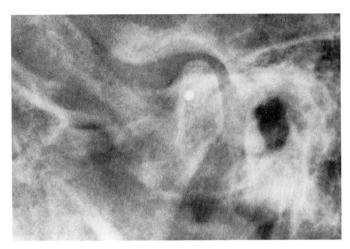

Abb. 9c Linkes Gelenk; habituelle (IKP-)Position.

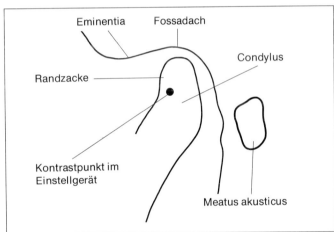

Abb. 9d Durchzeichnung linkes Gelenk.

lenkspaltbreite ist nach dieser Methode relativ einfach, nur muß, wie schon erwähnt, darauf geachtet werden, daß die Diagnose bei beiden Gelenken in Relation zueinander gestellt wird.

Nach meinen Erkenntnissen schlage ich zur Diagnose der physiologischen Gelenkspaltbreite folgenden klinischen und röntgenologischen Test vor:

1. Klinische Untersuchung, Muskelbefund, Untersuchung auf Knacken und Reibegeräusche.
2. Apparative Untersuchung nach *Motsch* et al.
3. Röntgenologische Untersuchung, bestehend aus:
Röntgenaufnahmen beider Gelenke in der maximalen Interkuspidation oder habituellen Lage, und zwar mit verschiedenen Gradzahlen der kranialen Exzentrität, um die maximalste Gelenkspaltbreite zu ermitteln;
Röntgenaufnahme mit oder ohne Stützstiftregistrat in der retrudierten

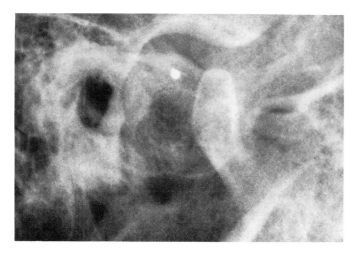

Abb. 9e Linkes Gelenk; Vorschub-Position (Protrusion).

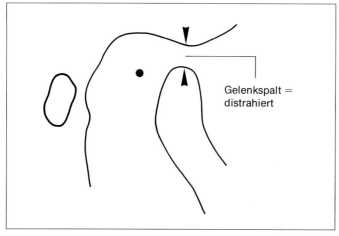

Gelenkspalt = distrahiert

Abb. 9f Durchzeichnung linkes Gelenk.

Position, Röntgenaufnahme mit Stützstiftregistrat oder ohne Stützstiftregistrat im Vorschub (Schneidekanten-Schneidekanten-Position) und genau reproduziert.

Wir können dann bei der Besichtigung der beiden Gelenke in Relation zueinander, und zwar bei der Visitation des vorderen Kondylusrandes bis etwa zum Zenit des Kondylus, die jeweilige Stellung des Kondylus zum Rande der Eminentia (Tuberculum articulare) vergleichen.

Die Retral-Lage

Es ist bei jeder Röntgentechnik schwierig, die Retral-Lage bzw. Dorsalposition des Kondylus zu ermitteln. Hier gilt das gleiche Gesetz wie bei der Ermittlung der Gelenkspaltbreite. Wir können einen Gelenkspalt bei der Röntgenographie durch entsprechende Einstellung der kranialen Exzentrität zwar verschmälern, aber nicht verbreitern.
Dasselbe Gesetz gilt für die Ermittlung der Retral-Lage des Kondylus. Der einzi-

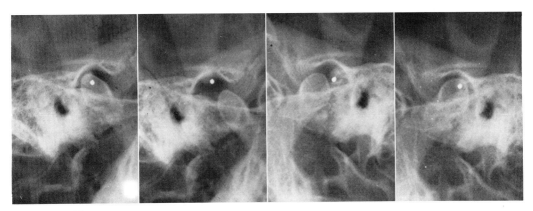

Abbildung 10

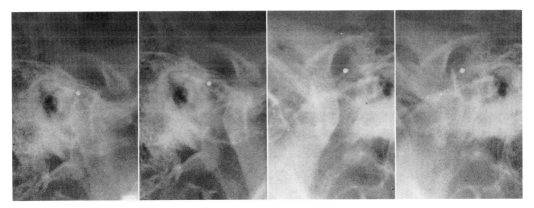

Abbildung 11

ge Anhaltspunkt ist oft die Röntgenkontrastdarstellung des Meatus acusticus (Abb. 10).

Wie oft kommt es aber vor, daß dieser verwischt dargestellt wird, weil vielfach flächige Knochenschichten bei der verschiedenartigen skelettalen Anatomie zur Kontrastdarstellung gelangen (Abb. 11).

Versuche, durch Kontrastmitteleingabe in den Meatus acusticus eine bessere Darstellung zu erreichen, schlugen fehl. Die neue Technik, die ich seit einiger Zeit zur Anwendung bringe, wird nachfolgend beschrieben.

Dabei wird von folgender Tatsache ausgegangen: Die hauptsächlich bei der Röntgenaufnahme in diesem Bereich sich zur Darstellung bringende Knochenschicht ist der Processus retroarticularis (Abb. 12). Außerdem liegt er im Bereich des lateralen Drittels des Kiefergelenkes. Hier haben wir außerdem auch die geringste Bedeckung mit Gewebe nach ventral und nach retral.

Wenn wir nun von der Überlegung aus-

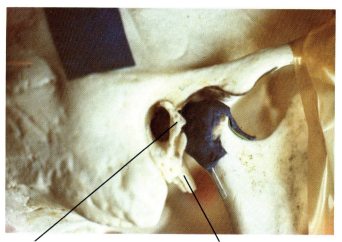

Abbildung 12

Retrale Wand des Meatus acusticus
Processus retroarticularis

gehen, die retrale Wand dieses Teiles des Meatus acusticus zu kontrastieren, so können wir bei der Röntgenaufnahme beider Gelenke optisch oder metrisch zwischen dem distalen Teil des Kondylus und dem kontrastierten distalen Teil des Processus retroarticularis vergleichen, wie sich die Retralposition des jeweiligen Kondylus darstellt (Abb. 13).

Die Herstellung der Kontrasteinlage für den Meatus acusticus

An Materialien für die Kontrasteinlage benötigen wir:

1. Silikonkautschuk von harter Konsistenz;
2. Bleidraht von ca. 0,8 mm Durchmesser;
3. einen Kontaktkleber.

Nachfolgend das Procedere mit den entsprechenden Abbildungen, schrittweise dargestellt:

1. Darstellung des Kontrastohrpfropfes am Skelett (Abb. 14a und b).
2. Der fertiggestellte Ohrpfropf aus Silikon (Abb. 15).
3. Anlegen des Kontrastdrahtes (Abb. 16).
4. Der Ohrpfropf mit dem Kontrastdraht um den Meatus acusticus und der Kontrastdraht, der die Frankfurter Horizontale darstellt (Abb. 17).
5. Der Kontrastohrpfropf reponiert im Meatus acusticus am Patienten (Abb. 18).
6. Die Röntgeneinstellung am Patienten (Abb. 19).

Röntgenaufnahmen, die mit dieser Technik hergestellt wurden:

Röntgenaufnahme nur mit Kontrastdraht im Meatus acusticus (Abb. 20).
Röntgenaufnahme mit Kontrastdraht im Meatus acusticus (Abb. 21) und Kontrastdraht mit der Frankfurter Horizontalen oder *Camper*schen Ebene.

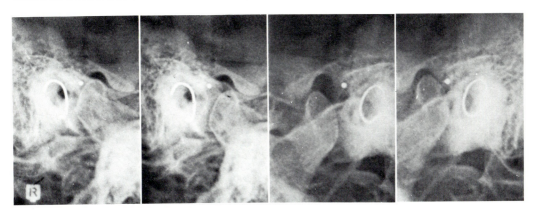

Abbildung 13

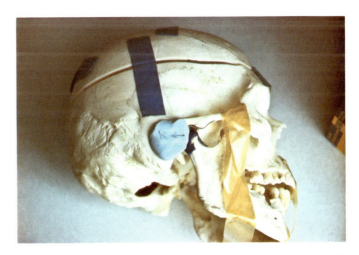

Abbildung 14a

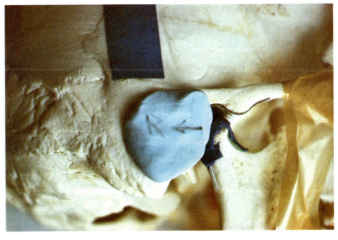

Abbildung 14b

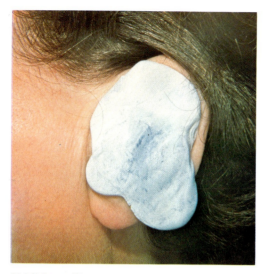

Abbildung 15

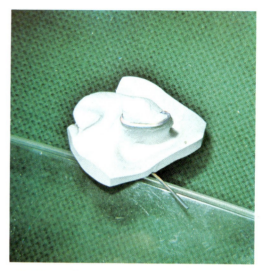

Abbildung 16

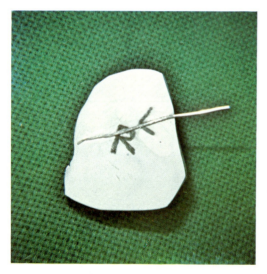

Abbildung 17

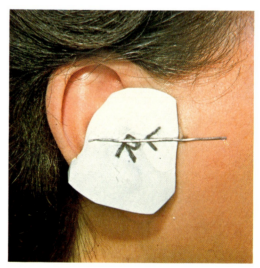

Abbildung 18

Erste Untersuchungsergebnisse und Statistik (Abb. 22a bis d)

Bei den Untersuchungsergebnissen, die mit dieser Röntgentechnik gewonnen wurden, muß erwähnt werden, daß es sich bei der Statistik um einen Trend handelt, da das Patientenmaterial, welches im Laufe von zwei Jahren untersucht wurde, nicht für einen repräsentativen Querschnitt ausreicht. Um einen repräsentativen Querschnitt für die Untersuchungen zu erhalten, müßten mindestens von jeder Untersuchungsgruppe etwa 2000 bis 3000 Patienten untersucht werden. Dieses Pa-

Reproduzierbare Kiefergelenkröntgenaufnahmen

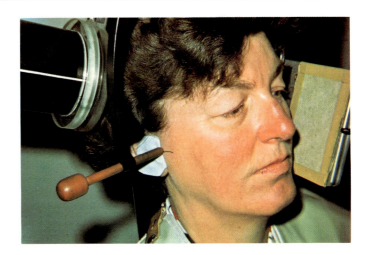

Abbildung 19

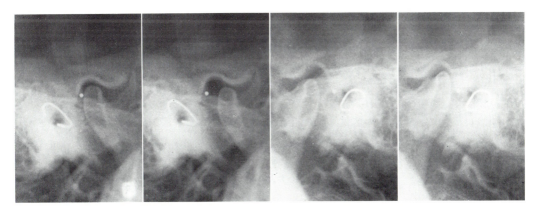

Abbildung 20

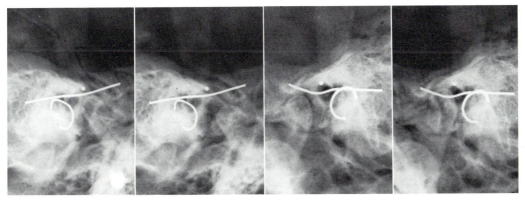

Abbildung 21

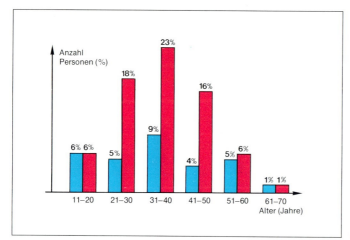

Abbildung 22a

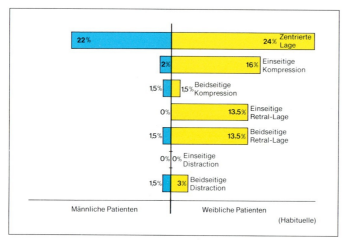

Abbildung 22b

tientenmaterial ist keineswegs aus der Praxis zu rekrutieren. Es dürfte auch einer einzelnen Klinik schwerfallen, Patientengut in diesem Umfang aufzuweisen. Um einen repräsentativen Querschnitt zu erreichen, müßten einige Kliniken zusammenarbeiten. Dies dürfte jedoch gut möglich sein, da bei genauem Einhalten der Arbeitsvorschrift mit diesem Röntgeneinstellgerät und mit dieser Röntgentechnik die Fehlerquote bei der Einstellung sehr gering sein dürfte.

Einstellen in eine therapeutische Position

Das Einstellen in eine physiologische therapeutische Position mit Hilfe von Schienen oder Splints wird apparativ im Whip-Mix- oder SAM-Artikulator vorgenommen.
Dabei wird entsprechend der vorgefundenen Kondylensituation die gewünschte Position in die Kondylenmechanik des Artikulators mit Hilfe von Zinnfolie ein-

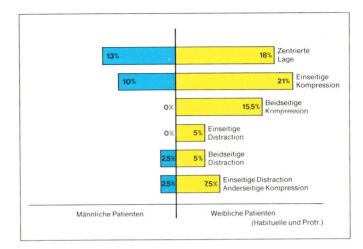

Abbildung 22 c

Abbildung 22 d

gegeben und die Schiene in dieser artifiziell gewonnenen Position hergestellt.
Die Schiene wird im Artikulator eingeschliffen, bis eine Eckzahn-Frontzahn-Führung und eine exakte Zentrik vorhanden sind. Sämtliche Lateralbewegungen im posterioren Teil müssen vollkommen interferenzfrei laufen.
Diese Schiene wird vom Patienten eine Woche nachts sowie drei bis vier Stunden pro Tag getragen und dann im Mund mit Hilfe von Okklusionsfolie er-

neut eingeschliffen. Dabei ist darauf zu achten, daß Interferenzen in die Zentrik auf den Punkt zurückgeschliffen werden. Diese Prozedur wird alle drei bis vier Wochen wiederholt.
Ist der Patient schmerzfrei und sind keine Interferenzspuren bei der Prüfung mit Okklusionsprüffolie mehr vorhanden, so kann im natürlichen Gebiß eingeschliffen oder die Rehabilitation durchgeführt werden.
Beim Einschleifen im natürlichen Gebiß

verweise ich auf die von *Motsch* beschriebene Methode. Einen Grundsatz sollte heute jeder Praktiker beachten: Keine Rehabilitation im insuffizienten System, wenn es nicht vorbehandelt wurde!

Dazu benötigen wir exakte Kenntnisse über das Kiefergelenk. Dazu ist die Einsicht in das Kiefergelenk nötig, und dazu benötigen wir die Röntgenaufnahmen des Kiefergelenkes. Diese müssen reproduzierbar sein, dreidimensional einstellbar, und auf die Transversale mit derselben Gradzahl für beide Gelenke durchgeführt werden, um bei der Diagnose beide Gelenke in Relation zueinander vergleichen zu können.

Das sogenannte *Costen*-Syndrom
Neue Erkenntnisse

A. Motsch

Wenn ich heute über das *Costen*-Syndrom berichte, so deshalb, damit in Zukunft von einem *Costen*-Syndrom hoffentlich nicht mehr gesprochen wird.
Sehr viele Kollegen wissen nicht genau, um welchen von *Costen* 1934 beschriebenen Symptomkomplex es sich handelt, welche Ursachen *Costen* angab und ob es sich tatsächlich um ein einheitliches Krankheitsbild handelt. Ich will versuchen, Ihnen zu erklären, daß es das historische *Costen*-Syndrom als spezielle Krankheit nicht gibt.
Noch immer überweisen uns viele Mediziner, vor allem HNO-Ärzte, Neurologen, Orthopäden, aber auch Kieferchirurgen Patienten mit der Diagnose „*Costen*-Syndrom".
Eine 64jährige Patientin klagte über jahrelange Kopfschmerzen in der Hinterhauptgegend. Die täglichen Schmerzattacken waren mit Ohrensausen und Beschwerden in den Kiefergelenken vergesellschaftet. Seit zehn Jahren trug die Patientin eine Unterkieferprothese, deren Bißhöhe eindeutig zu niedrig war. Mit der Zeit hatte sich die Patientin angewöhnt, die Zunge zwischen die Zahnreihen zu pressen, denn damit konnte sie die Schmerzen ziemlich ausschalten. Es wurde eine neue Unterkieferprothese in einer höheren Bißlage angefertigt, und schon nach einer Woche trat deutlich eine Besserung der Beschwerden ein. Vier Monate später konnte die Patientin wieder gut hören und war völlig beschwerdefrei.
Eine andere Patientin, 22 Jahre alt, bekam auf der rechten Gesichtshälfte plötzlich starke ausstrahlende Schmerzen, und sämtliche Seitenzähne im Oberkiefer rechts waren stark klopfempfindlich. Die Patientin suchte mehrere Zahnärzte auf, dann einen HNO-Arzt. Dieser überwies sie an einen Nervenarzt, doch keiner konnte ihr helfen. Es war schließlich wieder ein Zahnarzt, der glaubte, endlich die Ursache gefunden zu haben: eine Karies an einem oberen rechten Prämolaren.
Unglücklicherweise wurde beim Präparieren der Kavität die Pulpa eröffnet. Es wurde sofort eine Wurzelbehandlung eingeleitet, sie mißlang, und man versuchte, den Zahn durch eine Wurzelspitzenresektion zu retten. Mittlerweile war ein Jahr vergangen, und die Schmerzen waren unverändert dieselben. Ein zweiter Nervenarzt überwies die Patientin wieder an eine HNO-Klinik, und auch hier fand man wieder keine Ursache. Auch Impletolinjektionen blieben ohne Erfolg. Die Patientin konsultierte noch einige praktische Ärzte, HNO-Ärzte, Nerven- und Zahnärzte – doch ohne Erfolg.

Wieder ein Jahr später wurde in einer Zahnklinik eine Abweichung des Unterkiefers bei der Mundöffnung festgestellt. Die Kiefergelenke waren röntgenologisch jedoch ohne Befund, und eine Aufbißschiene brachte ebenfalls keine Besserung. Die Schmerzen im rechten Oberkiefer waren immer noch unverändert dieselben.

Einige Wochen später entstand im Oberkiefer rechts eine Parulis, ausgehend von dem resezierten oberen Prämolaren. Eine Kieferhöhlen-Radikaloperation und später auch Impletolinjektionen ins Gelenk hatten wiederum keinen Erfolg.

Mittlerweile war die Patientin arbeitsunfähig und hatte erschreckend an Gewicht verloren. Sie mußte wegen eines Suizidversuchs in die geschlossene Abteilung einer Nervenklinik eingewiesen werden.

In einer anderen Zahnklinik wurde beschlossen, die Kieferhöhle nochmals zu operieren.

Doch vorher wurde ein Student im Examen beauftragt, wieder einmal eine genaue Anamnese zu erstellen, und er, der Student, fand endlich die Ursache: eine Goldkrone – sie wurde im linken Unterkiefer ein Jahr vor Beginn der ersten Schmerzen eingesetzt. Sie störte die Okklusion derart, daß der Unterkiefer beim Schließen in die habituelle Okklusion extrem nach rechts gleiten mußte.

Die Krone wurde sofort entfernt, und schon am nächsten Tag berichtete die Patientin überglücklich, sie sei zum ersten Male schmerzfrei. Nach Tragen einer Aufbißschiene und Einschleifen der Okklusion war die Patientin 14 Tage später völlig schmerzfrei.

Eine dritte Patientin, 23 Jahre alt, litt unter paroxysmal stechenden Schmerzen in der rechten Infraorbitalregion. Nach einer schweren Diphtherie, begleitet von einer Parese des Pharynx und der Extremitätenmuskeln, war der Allgemeinzustand sehr schlecht geworden. In den folgenden Jahren erfaßten die Schmerzattacken auch den dritten Ast des Nervus trigeminus. Der Neurochirurg diagnostizierte eine Trigeminusneuralgie, und nach einer Wurzeldurchtrennung hinter dem Ganglion *Gasseri* blieb die Patientin auch fünf Jahre schmerzfrei. Sie hatte lediglich noch etwas Beschwerden im rechten Kiefergelenk und Spasmen in der Kaumuskulatur.

Doch plötzlich entwickelten sich Schmerzen auf der linken Gesichtsseite, die extrem intensiv und ebenfalls paroxysmal stechend wurden. Die Behandlung mit Tegretal war zunächst erfolgreich, doch nach fünf Jahren waren die Schmerzen wieder unerträglich geworden. Immer hatte die Patientin Spasmen in der Kaumuskulatur, Schwellungen im Gesicht und am Gaumen, und die extremen Schmerzen konnten durch Änderung der Bißlage ausgelöst werden.

Die Okklusion der Patientin war funktionell erheblich gestört, und es bestand eine bilaterale Funktionsstörung der Kiefergelenke. Endlich, zehn Jahre später, wurden die Okklusionsstörungen durch Einschleifen beseitigt, Muskelfunktionsübungen durchgeführt und partielle Prothesen im Seitenzahnbereich angefertigt. Einige Zeit später war die Patientin völlig schmerzfrei. Im Glauben, sie sei nun völlig geheilt, verzichtete sie auf das Tragen der Prothesen, und eine Woche später traten die Schmerzen in gleicher Stärke wieder auf. Die Prothesen wurden neu angefertigt, die Patientin trug diese von da an ständig und blieb schmerzfrei.

Wichtig ist noch die Feststellung, daß zwei weitere Mitglieder ihrer Familie ebenfalls an typischer Trigeminusneuralgie litten, mit Dysfunktion im Kausy-

stem, und daß auch bei diesen beiden Patienten durch prothetische Rehabilitation die Schmerzen behoben werden konnten.
Den ersten Fall schilderte 1934 der amerikanische Otologe *Costen*. Den zweiten Fall erlebte ich selbst vor 18 Jahren an der Zahnklinik in Freiburg. Den dritten Fall schilderte 1974 Prof. *Nordh* aus Schweden, der mittlerweile durch seine erfolgreiche Methode der funktionellen Behandlung der Trigeminusneuralgie bekannt ist.
Die Ursache dieser drei doch sehr vielseitigen Krankheitsbilder, wie ich sie schilderte, war in allen drei Fällen eine Störung der Okklusion. Die Symptome wichen zum Teil erheblich voneinander ab, aber die erfolgreiche Therapie war im Prinzip die gleiche: eine Korrektur der Okklusion.
Am 8. Dezember 1933 berichtete *Costen* vor der Gesellschaft für Ophthalmologie und Otolaryngologie in Dallas erstmalig über folgenden Symptomkomplex: unterbrochene oder dauernde Schwerhörigkeit, dumpfe Geräuche oder Klingeln in den Ohren, Schmerzen im Ohr und Schwindel mit Nystagmus, Kopfschmerzen am Scheitel, hinter den Ohren und am Okzipitale, Herpes im äußeren Gehörgang, Brennen in der Kehle, an der Zunge und seitlich der Nase, sistierender Speichelfluß und Trockengefühl im Munde. So die Symptomschilderung von *Costen.*
Als Ursache gab er an: Nach Verlust der Backenzähne würde durch Bißsenkung der Kondylus der Kiefergelenke nach distal abgedrängt, an die hintere Wand der Fossa articularis und dort auf den Nervus auriculotemporalis, auf die Chorda tympani und auf die Strukturen des Innenohres einen Druck ausüben.
Er sagte: „Wenn man von Hand den Unterkiefer im Sinne eines Tiefbisses nach oben drückt, so faltet sich der Musculus tensor veli palatini und der Musculus pterygoideus lateralis, und die Tuba *Eustachii* wird zusammengepreßt und verschlossen."
Interessant ist auch seine Bemerkung, daß beim Schlucken der Tensor veli palatini angespannt und die Tube geöffnet würde. Diese Funktion sei aber bei einem Tiefbiß gestört. Er warnte, eine Kiefergelenkstörung würde als ätiologischer Faktor leicht übersehen, so daß sie die Quelle für Fehldiagnosen in der Otolaryngologie sein könnte.
Als Therapie der geschilderten Symptome forderte er die Korrektur des abgesunkenen Bisses durch Prothesen, und der Erfolg dieser Therapie schien seine Überlegungen zu rechtfertigen.
Deshalb wurde ihm zu Ehren dieser Symptomkomplex „*Costen*-Syndrom" genannt.
Er war jedoch nicht der erste, der auf diese Symptome und deren Zusammenhänge hinwies. Bereits in den zwanziger Jahren berichteten *Wright* (1920), *Monson* (1920), *Decker* (1925) und später *Goodfriend* (1932, 1936, 1947) über morphologische und klinische Zusammenhänge zwischen Ohrenschmerzen, neuralgiformen Beschwerden im Bereich des seitlichen Schädels, Schwerhörigkeit und Störungen im Kiefergelenk, verursacht durch fehlende Abstützung im Gebiß nach Verlust der Backenzähne. Schon diese Autoren führten die Beschwerden auf den Druck des Gelenkkopfes auf den Nervus auriculotemporalis und auf die Chroda tympani zurück.
1932 veröffentlichte *Goodfriend* hierzu anatomische, histologische, röntgenologische und klinische Untersuchungen und schrieb 1936: „Die Rolle der Zahnheilkunde in der Behandlung von Ohrbeschwerden ist von erstrangiger Bedeutung als präventive Maßnahme. Der

Zahnarzt muß die Bedeutung des Kiefergelenkes als einen Faktor, der das Ohr beeinflußt, erkennen."
Auch er berichtete über zahlreiche Fälle mit Symptomen im Ohrbereich, die durch Verbesserung der zahnärztlichen Konstruktionen geheilt werden konnten.
Doch wie so oft in der Medizin, so bewahrheitete sich auch hier wieder einmal der jedem Kriminalisten bekannte Lehrsatz: „Tatsachen können sich nicht widersprechen, jedoch deren Deutung."
Denn bereits 1932, vor *Costen,* erkannte *Goodfriend,* daß die Kondylen-Druck-Theorie äußerst fragwürdig ist. Er schrieb: „Die Pathogenese von Ohrerkrankungen und deren Symptome ist zu komplex, als daß sie erklärt werden könne mit einer Druckbelastung des Gehörganges und des Os tympanicum."
Die kritische Einstellung von *Goodfriend* schien gerechtfertigt, denn tatsächlich häuften sich dann Berichte über Mißerfolge der Behandlung der von *Costen* angegebenen Ohrsymptome mit prothetischen Bißhebungen, und es gelang auch niemandem, den von *Costen* beschriebenen Symptomkomplex in geschlossener Form zu beobachten.
So entstanden schon sehr früh Zweifel an der Richtigkeit der Pathogenese des *Costen*-Syndroms. Der Druck des nach hinten verlagerten Kondylus auf den Nervus auriculotemporalis und auf die Chorda tympani wurde vor allem von *Sicher* (1948), *Zimmermann* (1951), *Schwartz* (1955) und einigen anderen Autoren heftig kritisiert.
Costen behauptete, der Nervus auriculotemporalis würde dicht an der medialen Seite der Kapsel und angeblich zwischen Gelenkkopf und Planum tympanicum verlaufen. Die brennenden Schmerzen würden in analoger Weise durch einen Druck des Gelenkköpfchens auf die Chorda tympani verursacht.
Sicher wies 1948 als erster nach, daß es rein anatomisch nicht möglich sei, daß ein nach dorsal verlagerter Kondylus auf den Nervus auriculotemporalis und auf die Chorda tympani einen Druck ausübt. Er stellte fest, eine Kompression des Nervus auriculotemporalis käme deshalb nicht in Betracht, weil dieser Nerv nicht zwischen dem Kondylus und dem knöchernen Gehörgang an die Oberfläche tritt, sondern nach einem leicht nach unten gerichteten Verlauf an der inneren Fläche des Musculus pterygoideus lateralis den hinteren Rand des aufsteigenden Unterkieferastes unterhalb des Ansatzes der Gelenkkapsel kreuzt und unterhalb des Planum tympanicum an die Oberfläche tritt, was übrigens Generationen von Anatomen schon vor ihm wußten.
Somit kann bei einer Bißsenkung durch eine Verlagerung des Kondylus nach hinten der Nervus auriculotemporalis nicht komprimiert werden, denn das Planum tympanicum als Widerlager liegt nicht hinter, sondern oberhalb seiner Austrittsstelle. Die anatomischen Verhältnisse sprechen auch gegen eine Kompression der Chorda tympani. Dieser Nerv verläuft in der Tiefe der Fissura petrotympanica und wird nach dem Verlassen der Fissur durch die Spina angularis des großen Keilbeinflügels von der Gelenkkapsel getrennt.
Somit war, auch von anderen Autoren bestätigt, die anatomische Basis für das *Costen*-Syndrom nicht gegeben: Auf den Hauptast des Nervus auriculotemporalis kann der Kondylus keinen störenden Druck ausüben, und ebenso ist ein direkter Druck auf Strukturen des Ohres und ein Verschluß der Tuba *Eustachii* nicht möglich.

Ramfjord und *Ash* behaupteten noch 1968, bei einer Bißsenkung könne der Kondylus nicht nach hinten gedrängt werden. Aufgrund instrumenteller Okklusionsanalysen und gezielter röntgenologischer Darstellungen der Kondylenpositionen wissen wir heute jedoch, daß eine Dorsalverlagerung der Kondylen bei Okklusionsstörungen eindeutig zustande kommen kann, nicht nur bei fehlender Abstützung durch Seitenzahnverlust, sondern viel öfter noch im vollbezahnten Gebiß.

Die Frage ist nur, ob in diesen Fällen der Kondylus mechanisch nach hinten gedrängt oder – wie einige Autoren behaupten – von „schienenden" Muskeln in einer rückwärtigen Position gehalten wird, um Schmerzen bei der Vorwärtsbewegung zu vermeiden.

Wir wissen heute, daß der Unterkiefer muskulär geführt wird und daß bei normaler physiologischer Funktion des Kausystems die Kondylen nicht stark druckbelastet werden. Der Unterkiefer ist kein einarmiger Hebel mit dem Hypomochlion im Kiefergelenk. Bei gewissen Funktionsstörungen kann jedoch eine neuromuskuläre Inkoordination eine Überlastung der Kiefergelenke verursachen, wobei die uns bekannten Symptome einer Myoarthropathie beobachtet werden. Interessant ist in diesem Zusammenhang, daß in der Lokalisation und Intensität der neuralen Symptome kein Unterschied zwischen Patienten mit retral verlagerten Kondylen und Patienten mit nach kaudal, kranial oder ventral verlagerten Kondylen besteht.

Die von *Costen* beschriebenen Symptome sollen auch nur durch Bißsenkungen bei Seitenzahnverlust auftreten, eine Erscheinung, die im allgemeinen doch nur bei älteren Patienten zu finden ist. Die angegebenen Symptome und Beschwerden treten aber vor allem im Zeitraum zwischen dem zwanzigsten und vierzigsten Lebensjahr auf, und zwar bei Frauen weit mehr als bei Männern.

Offen bleibt noch die Frage, weshalb sich bei Kiefergelenkstörungen die Beschwerden häufig mit ziemlicher Genauigkeit auf das Versorgungsfeld des Nervus auriculotemporalis projizieren. *Hielscher* (1962) meint, daß bei bestimmten Stellungen des Unterkiefers oder beim Kauen die Schmerzen blitzartig einsetzen, zur Schläfe hin ausstrahlen und schnell wieder abklingen, könne auf eine Irritation des Nervus auriculotemporalis zurückgeführt werden, müsse aber nicht. Es könne genausogut vom Musculus temporalis selbst ausgehen.

Zwar verzweigen sich die Hauptäste des Nervus auriculotemporalis im Ursprungsfeld des Musculus temporalis, aber man muß annehmen, daß eine Reizung des Nervs hier zumindest klinisch nicht von einem Spasmus des Muskels unterschieden werden kann.

1974 stellten *Steger* und seine Mitarbeiter aufgrund anatomischer Untersuchungen fest, daß eine Kompression des Nervus auriculotemporalis in der Regio retromandibularis nicht zustande kommen kann.

In der Regio infratemporalis jedoch kann eine Zerrung des Nervs nicht ausgeschlossen werden. Die Kompression müssen wir also ablehnen, die Zerrung steht sehr wohl im Bereich der Möglichkeit.

Einen weiteren Aspekt eröffnet uns *Schmid* (1973): Aufgrund seiner neuroanatomischen, makroskopischen und histologischen Untersuchungen kam er zu der Erkenntnis, daß dem Nervus massetericus, der von anterior die fibröse Gelenkkapsel versorgt, weit mehr Beachtung gebührt als dem Nervus auriculotemporalis, der posterolateral in die Kapsel einstrahlt.

Eine Irritation der Chorda tympani durch den Kondylus ist selbst bei extremer Lageänderung des Unterkiefers nicht möglich, wie *Steger* und Mitarbeiter (1974) an anatomischen Präparaten zeigten. Ein dorsal verlagerter Kondylus gleitet über die Fissura petrotympanica hinweg, ohne den Nerv zu beeinflussen. Dort, wo die Chorda tympani nicht mehr geschützt in der Fissur liegt, befindet sie sich bereits weit außerhalb der Reichweite des Kondylus medial von der Gelenkpfanne.

Ein Befund also, der die Feststellungen von *Sicher* (1948) wieder bestätigt.

Der Nervus auriculotemporalis ist der Hauptast des Nervus mandibularis. Zu seinen Versorgungsgebieten gehören außer dem Kiefergelenk die Haut der Regio temporalis, die Glandula parotis, die Haut des äußeren Gehörganges und der Ohrmuschel sowie das Trommelfell.

Beim Verlauf dieses Nervs zwischen dem Kondylus und der Pars tympani ossis temporalis gibt es zwei Varianten: Der Nerv verläuft in diesem Spielraum oder unterhalb. In den meisten Fällen besitzt der Nerv eine bestimmte Reservelänge, die ihm bei extremen Lageveränderungen des Kiefergelenkköpfchens noch Spielraum läßt. Fehlt diese Reservelänge, so legt sich der Nervus auriculotemporalis dem hinteren Umfang der Gelenkwalze bzw. der Kapsel an, und es kann zu Spannungen kommen.

Die Nervenversorgung des Discus articularis hingegen ist noch nicht ganz aufgeklärt. Wahrscheinlich sind es Äste des Nervus auriculotemporalis, die am hinteren Teil des Diskus, wo eine Verbindung zur Kapsel besteht, mit den Gefäßen einstrahlen. Interessant ist auch, daß im distalen Gewebe viele Nervenfasern dargestellt werden konnten. Sie werden aber mit zunehmendem Alter weniger.

Entscheidend für die Zusammenhänge im Bereich des Kieferapparates ist die Kenntnis der engen Verbindungen der Trigeminusäste untereinander und mit benachbarten Haut- und Schleimhautnerven und vor allem die Kenntnis der zentralen Verbindungswege.

Der Nervus trigeminus innerviert sensibel die Gesichtshaut, die Schleimhaut der Nase und Mundhöhle und des Gaumens, Zähne des Oberkiefers und des Unterkiefers sowie Teile der Ohrmuschel, des äußeren Gehörganges und des Trommelfells.

Aufgrund klinischer Erfahrung laufen Hunderte von Schmerzfasern aus dem Nervus facialis, Nervus glossopharyngeus und Nervus vagus im Tractus spinalis. Die Fasern bilden einen Strang, der in Höhe von C_1-C_2 endet.

In diesen Segmenten endigen aber auch Trigeminus- und Schmerzfasern des oberen Zervikalmarks. Hier kann es zur Summation von Schmerzbotschaften verschiedener Herkunft auf das zweite Neuron der Schmerzbahn und damit zur Projektion von Schmerzempfindungen von einer Regio auf eine andere kommen.

Wenn wir die verschiedenen Möglichkeiten einer Verlagerung der Kondylen, bedingt durch Okklusionsstörungen, diskutieren, so müssen wir auch eine Verlagerung in der Transversalebene einkalkulieren, worauf *Gerber* (1970) zu Recht hinweist. Gerade im medialen Anteil des Gelenkes finden wir eine reichhaltige Innervation. Ein Aspekt, der bisher zu wenig diskutiert wurde.

Die umfassenden histologischen Untersuchungen von *Steinhardt* (1934, 1957) zeigen uns auch, daß unphysiologische Gelenkbelastungen eine Arthropathia deformans verursachen können, wobei massive Umbauvorgänge am Kondylus mit Randwülsten und teilweise sogar freien Gelenkkörpern entstehen. Durch Randzacken und freie Gelenkkörper können bei Unterkieferbewegungen die gelenkumgebenden Nervenfasern doch mechanisch traumatisiert werden.

Zum sogenannten *Costen*-Syndrom möchte ich speziell noch zwei Symptomkomplexe diskutieren: Geschmacksveränderungen und Beschwerden im Ohr.

Costen selbst hat in seinem Syndrom Störungen der Geschmacksempfindung nicht erwähnt.

Sie wurden aber von *Reichborn-Kjennerud* (1956), *Pellnitz* (1962), *Hupfauf* (1960) und anderen im Zusammenhang mit Kiefergelenkstörungen beschrieben und doch wieder auf einen Druck des Gelenkköpfchens auf die Chorda tympani zurückgeführt.

So berichtete *Hupfauf* (1960) von Patienten, die über äußerst lästige Geschmackssensationen wie von essigsaurer Tonerde, Schlehen, ranzigen Nüssen und geronnenem Fett, von bitteren und faden Geschmacksempfindungen berichteten.

Doch *Langhammer* (1964) fand in seinen Untersuchungen zwischen Geschmacksstörungen und Kiefergelenkstörungen wiederum keine Zusammenhänge.

Die Frage gelegentlicher Störungen der Geschmacksempfindung im Zusammenhang mit einer Myoarthropathie ist demnach noch nicht ganz geklärt. Für eine direkte Beeinflussung der Chorda tympani durch den Kondylus gibt es jedoch keine anatomische Grundlage.

Sicher (1948) wies auf eine Tatsache hin, die jedem Neurologen geläufig ist. Die Chorda tympani führt keine schmerzleitenden Fasern, so daß also Schmerzen in der Zunge, über die auch gelegentlich berichtet wurden, durch eine Kompression auf diesen Nerv niemals ausgelöst werden können.

Doch einen weiteren Hinweis von *Gerber* (1970) in diesem Zusammenhang müssen wir beachten, nämlich daß bei Arthrosen der Kiefergelenke nichtreversible osteoidische Veränderungen an der Fissura petrotympanica, also am Durchtritt der Chorda tympani, auftreten können. Er weist ferner darauf hin, daß bei einer Verlagerung der Kondylen nach hinten unten im dorsalen Gelenkraum hinsichtlich der Austrittsöffnung für die Chorda tympani in der Fissura petrotympanica, wie auch hinsichtlich des Verlaufes des Nervus auriculotemporalis große Variationen vorkommen können, die eine Irritation ermöglichen.

Ein umstrittener Teil des sogenannten *Costen*-Syndroms ist schon seit langem die Beeinflussung der Mittel- und Innenohrstruktur über die Kiefergelenke. Bis in die heutige Zeit berichten zahlreiche Autoren über die Störungen im Gehörorgan bei Kiefergelenkstörungen: Dumpfe Ohrenschmerzen, summendes Ohrenklingen, Wattegefühl in den Ohren, Hörminderung, Schwindelanfälle, Ekzeme im äußeren Gehörgang und viel Ohrenschmalz, Druckgefühl in den Ohren, Gleichgewichtsstörungen mit Nystagmus, mitunter Tubenstenose und Gefühllosigkeit im äußeren Gehörgang.

Costen selbst berichtete nur in 7 % seiner Fälle von Schwerhörigkeit.

Little (1930) und *Boyle* (1947) stellten bei Trägern totaler Prothesen nach Erhöhung des abgesunkenen Bisses eine Besserung des Hörvermögens fest.

Spring (1950) berichtete über Neigung zu Tubenkatarrhen bei zahnlosen Patienten, die schlechte oder keine Prothesen trugen und eine ausgesprochene Bißsenkung aufwiesen. Auch er berichtet über eine Besserung der Störung der Tubenfunktion und des Hörvermögens nach Bißhebung durch Prothesen.

Myrhaug (1952 bis 1968) untersuchte

1986 Patienten mit Kiefergelenkbeschwerden und fand bei 760 Patienten Gleichgewichtsstörungen mit neuralgischem Ohrenschmerz und auch Glossodynie (Parästhesien und stechende Schmerzen in der Zunge oder in der Schleimhaut).
Zahlreiche weitere Berichte erwähnen in diesem Zusammenhang Symptome wie Schwerhörigkeit und Schwindel.
Wie steht es nun mit dem Zusammenhang zum Kiefergelenk?
1972 berichteten Zahnmediziner und HNO-Ärzte aus Freiburg über eine gemeinsame Untersuchung von 127 Patienten mit Kiefergelenkerkrankungen. Sie konnten Schallempfindungsstörungen bei 16 Patienten ungleicher Ätiologie feststellen, doch zwischen Gelenkbeschwerden und Hörstörungen bestand keine Seitenbeziehung (*Düker* und Mitarbeiter 1972; *Philipp* und Mitarbeiter 1972).
1970 veröffentlichte *Myrhaug* aus der Zahnklinik in Bergen (Norwegen) eine interessante Arbeit zu dieser Frage mit dem Titel: „Objektiver Nachweis von Parafunktionen der Innenohr-Muskulatur". Es ist wohl der interessanteste Bericht über Zusammenhänge zwischen Ohrsymptomen und Kiefergelenkerkrankungen in der Diskussion um das *Costen*-Syndrom.
Er stellte fest, daß es funktionelle Störungen der Kaumuskulatur sind, die sich übertragen können, und er sieht darin die Erklärung für das Auftreten bestimmter Ohrsymptome. Anhand eines Tonfilmes zeigte er, wie Parafunktionen des Musculus tensor veli palatini und des Musculus tensor tympani mit Kiefergelenkstörungen und Parafunktionen der Kaumuskulatur in Verbindung stehen.
Myrhaug spricht deshalb von einem „otodentalen Syndrom" und erklärt, daß Okklusionsstörungen, die zu Abnutzungserscheinungen in den Kiefergelenken und zu Parafunktionen der Kaumuskeln führen, über Schmerzreize im Kopf- und Halsgebiet reflektorisch auch Parafunktionen im tonleitenden Apparat des Mittelohres zusammen mit psychischen Faktoren auslösen können.
Beide Prozesse treten nicht immer, aber oft gemeinsam auf, da beide Muskelgruppen vom Nervus trigeminus innerviert werden.
Er zeigte auch, daß sich Ohrsymptome verschlimmern, wenn die Kiefermuskeln angestrengt und ermüdet waren.
Für die Schwerhörigkeit als Funktionsstörung des Ohres bei einer Erkrankung der Kiefergelenke wurde vor allem eine Verlegung der Tuba *Eustachii* angenommen. *Costen* machte hierfür den erschlafften Musculus pterygoideus lateralis und die Ligamente verantwortlich und behauptete: „Wird beim Senkbiß der Unterkiefer nach oben gedrückt, so falten sich der Musculus tensor veli palatini und der Musculus pterygoideus lateralis, und die Tuba *Eustachii* wird zusammengepreßt und verschlossen."
Interessant ist vor allem seine Bemerkung, daß beim Schlucken der Musculus tensor veli palatini angespannt wird und die Tuba öffnen soll, daß diese Funktion jedoch bei einem Tiefbiß nicht richtig ablaufen könne.
In einer umfangreichen Untersuchung stellten *Philipp* und Mitarbeiter (1972) zusammen mit HNO-Fachärzten fest, daß auch bei Verlust der vertikalen Dimension, also bei einer Bißsenkung, die Tuba *Eustachii* nicht komprimiert wird und der Tubenwiderstand bei Kiefergelenkpatienten auch nicht verändert ist. Oft gestört ist allerdings die aktive Tubenfunktion, d.h. die Öffnung der Tube beim Schlucken.
Als Ursache vermutet man eine Irritation im Ausbreitungsgebiet des Trige-

minus, die zu einer Inkoordination der Muskulatur und auch zu einer Störung der Tubenöffnung führt. Jedenfalls sind sich wohl sämtliche Autoren darin einig, daß ein verlagertes Kiefergelenk die Tube nicht komprimieren kann, da das Gelenk vom Tubenkanal durch eine knöcherne Wand getrennt ist.

Von otologischer Seite wird die arthrogene Ätiologie der Schalleitungs-Schwerhörigkeit wohl mit Recht angezweifelt. In der Regel sind Kiefergelenkbeschwerden nicht mit einer Schalleitungs-Schwerhörigkeit kombiniert.

Schwerhörigkeit ist keine Krankheit, sondern nur ein Symptom. Und HNO-Ärzte meinen, daß Artikulationsstörungen zufällig in zeitlichem, aber nicht ursächlichem Zusammenhang mit Schwerhörigkeit stehen können.

In diesem Zusammenhang ist auch der Hinweis von *Moritz* (1967) wichtig. Er gibt zu bedenken, ob nicht gleichzeitig bei den beschriebenen Fällen ein zervikales Sympathikusirritationssyndrom bestanden haben könnte, und warnt deshalb, daß man bei Beschwerden im Ohr vor allem auch an das Zervikalsyndrom denken sollte und nicht alles auf das Kiefergelenk bezieht.

Stellen wir uns zum Schluß die Frage: Ist nach den heutigen Erkenntnissen der Krankheitsbegriff „*Costen*-Syndrom" noch gerechtfertigt?

Schwartz berichtete (1959) über eine Untersuchung an 2250 Kiefergelenkpatienten und fand zwischen Bißsenkung und den Symptomen des sogenannten *Costen*-Syndroms keine Beziehung.

Er schreibt: „Die Symptome, die wir fanden, waren nicht diejenigen, die *Costen* so sehr hervorhebt, und ebensowenig bildeten die Symptome den Komplex, den er beschreibt."

Und *Pellnitz* (1962) meint: „Ein Nachweis der von *Costen* angegebenen Symptome sei auch kaum zu erwarten. Und man sollte dem *Costen*-Syndrom nicht kritiklos Symptome zuordnen, die in Wirklichkeit keine gemeinsame Ursache haben."

„Ich stehe seit 1938 gewissermaßen Gewehr bei Fuß", schreibt *Kindler* 1960, „und warte auf den ersten echten Fall eines *Costen*-Syndroms – habe aber noch keinen gesehen."

Zahlreiche Untersuchungen beweisen also eindeutig: Dem *Costen*-Syndrom ist die anatomische Grundlage entzogen, und wir müssen ausdrücklich feststellen, daß der Krankheitsbegriff „*Costen*-Syndrom" heute nicht mehr gerechtfertigt ist.

Es handelt sich um Symptome, die nie gemeinsam auftreten und deren Ursache zum Teil grundverschieden ist.

Sehr wohl können einige Symptome einer deformierenden Arthritis des Kiefergelenkes oder der funktionell bedingten Myoarthropathie mit reflektorisch ausstrahlenden Schmerzen zugeordnet werden.

Aus dieser Sicht müssen wir noch viel zur Aufklärung unserer Kollegen in der Medizin, speziell in der Orthopädie, Neurologie und der HNO-Heilkunde, aber auch zur Aufklärung unserer Kieferchirurgen tun.

Literatur

1. *Boyle, H. H.*
   Die Wichtigkeit der vertikalen Dimension bei totalem Zahnersatz. Ann. Conference of the Brit. dent. Ass. in Bournmouth, 1947. Brit. dent. J. 159, 183 (1947).

2. *Costen, J. B.*
   Syndrome of ear and sinus symptoms dependent upon disturbed function of the temporomandibular joint. Ann. Otol. Rhin. 43, 1 (1934).

3. *Decker, J. C.*
   Traumatic deafness as a result of retrusion of condyles of the mandible. Ann. Otol., Rhin. u. Laryng. 34, 519 (1925).

4. *Düker, J., U. Philipp und W. Fiebelkorn*
   Sensorische Störungen bei Kiefergelenkerkrankungen. Dtsch. zahnärztl. Z. 27, 811 (1972).

5. *Gerber, A.*
   Okklusionslehre, Okklusionsdiagnostik und Okklusionsbehandlung im Wandel unserer Aspekte. Schweiz. Mschr. Zahnheilk. 80, 447 (1970).

6. *Goodfriend, D. J.*
   Dysarthrosis and subarthrosis of the mandibular articulation. Dent. Cosmos 74, 523 (1932).

7. *Goodfriend, D. J.*
   The role of dental factors in the cause treatment on ear symptoms and disease. Dent. Cosmos 78, 1292 (1936).

8. *Goodfriend, D. J.*
   Deafness, tinnitus, vertigo and neuralgia. Arch. Otolaryng. 46, 1 (1947).

9. *Hielscher, W.*
   Ein Beitrag zum *Costen*-Syndrom. Zahnärztl. Rdsch. 71, 374 (1962).

10. *Hupfauf, L.*
    Kiefergelenkknacken und -schmerzen als Symptome von Kiefergelenkerkrankungen verschiedener Genese und deren prothetisch-orthopädische Behandlung. Habil.-Schr., Mainz 1960.

11. *Hupfauf, L.*
    Beitrag zum *Costen*-Syndrom. Fortschr. Kiefer- u. Gesichtschir. 6, 143 (1960).

12. *Kindler, W.*
    Diskussionsbeitrag zum *Costen*-Syndrom. Fortschr. Kiefer- u. Gesichtschir. 6, 330 (1960).

13. *Langhammer, W.*
    Geschmacksbestimmungen beim *Costen*-Syndrom. Inaug.-Diss., Erlangen, Nürnberg 1964.

14. *Little, A. P.*
    Physiologische Vorteile einer balancierten Okklusion bei der Konstruktion partieller Zahnprothesen. Prosth. Dentistry by I. G. Nichols, 576. C. V. Mosby Co., St. Louis 1930.

15. *Monson, G. S.*
    Occlusion as applied to crown and bridge work. J. Amer. dent. Ass. 7, 399 (1920).

16. *Moritz, W.*
    Kritik am „*Costen*-Syndrom". Z. f. Laryng., Rhinol., Otol. 46, 217 (1967).

17. *Myrhaug, H.*
    Funksjonelle kjevelideler med öresymptomer. Norw. Med. 50, 1107 (1952).

18. *Myrhaug, H.*
    Svimmelhet og hörselsfenomen ved bittanomalier, et oto-dentalt syndrom. Norw. Med. 65, 147 (1961).

19. *Myrhaug, H.*
    The incidence of ear symptoms in cases of malocclusion and temporomandibular joint disturbances. Brit. J. Oral Surg. 2/1, 28 (1964).

20. *Myrhaug, H.*
    Clicking ear and pharyngeal tic associated with functional disturbances of the jaw. Acta Otolaryng., Suppl. 188, 430 (1964).

21. *Myrhaug, H.*
    A comparison between the fibres of the periodontal membrane and the fibres of the annulae ligament in the oval window. Acta Otolaryng., Suppl. 224, 156 (1967).

22. *Myrhaug, H.*
    Parafunktionen im Kauapparat als Ursache eines otodentalen Syndroms. Quintess. zahnärztl. Lit. 20, H. 6, 117, H. 7, 89 (1969).

23. *Myrhaug, H.*
    Objektiver Nachweis von Parafunktionen der Innenohr-Muskulatur. Quintess. zahnärztl. Lit. 21, H. 12, 107 (1970).

24. *Nordh, F.*
 Trigeminus-Neuralgie und mandibuläre Dysfunctionen. Quintess. zahnärztl. Lit. 25, H. 9, 107 (1974).
25. *Nordh, F.*
 Trigeminal neuralgia and mandibular dysfunction. Swed. dent. J. 67, 1 (1974).
26. *Pellnitz, D.*
 Differentialdiagnostik im Kiefergelenk-Ohrbereich (unter besonderer Berücksichtigung des *Costen*-Syndroms). Therapiewoche 12, 849 (1962).
27. *Philipp, U., G. Münker* und *G. Komposch*
 Die Funktion der Tuba *Eustachii* bei Patienten mit Kiefergelenkserkrankungen. Dtsch. zahnärztl. Z. 27, 806 (1972).
28. *Ramfjord, S. P.,* und *M. M. Ash*
 Physiologie und Therapie der Okklusion. Verlag «Die Quintessenz», Berlin 1968.
29. *Reichborn-Kjennerud, J.*
 Kiefergelenkerkrankungen. Dtsch. Zahn-, Mund- u. Kieferheilk. 4, 580 (1956).
30. *Schmid, F.*
 Zur Neuroanatomie, Pathogenese und Therapie des Kiefergelenkschmerzes. Dtsch. zahnärztl. Z. 28, 978 (1973).
31. *Schwartz, L. L.*
 Pain associated with the temporomandibular joint. J. Amer. dent. Ass. 51, 394 (1955).
32. *Schwartz, L. L.*
 Disorders of the temporomandibular joint. Aus: Ramfjord und Ash. W. B. Saunders Co., Philadelphia 1959.
33. *Sicher, H.*
 Temporomandibular articulation in mandibular overclosure. J. Amer. dent. Ass. 36, 131 (1948).
34. *Sicher, H.*
 Some aspects of the anatomy and pathology of the temporomandibular articulations. N. Y. State dent. J 14, 451 (1948).
35. *Spring, K. L.*
 Durch Veränderungen am Kauapparat bedingte Störungen des Gehörorgans. Österr. Z. Stomatol. 47, 171 (1950).
36. *Steger, E., V. Deponte* und *Ch. Windhorst*
 Anatomische Untersuchungen zur Frage des sogenannten *Costen*-Syndroms. Dtsch. zahnärztl. Z. 29, 531 (1974).
37. *Steinhardt, G.*
 Untersuchungen über die Beanspruchung der Kiefergelenke und ihre geweblichen Folgen. Dtsch. Zahnheilk. 91, 1 (1934).
38. *Steinhardt, G.*
 Kiefergelenkserkrankungen. In: Zahn-, Mund- u. Kieferheilk. III, 1. Hrsg. von K. Häupl, W. Meyer und K. Schuchardt. Urban & Schwarzenberg, München, Berlin 1957.
39. *Wright, W. H.*
 Deafness as influenced by malposition of the jaws. J. Nat dent. Ass. 7, 979 (1920).
40. *Zimmermann, A. A.*
 An evaluation of *Costen's* syndrome from an anatomic point of view. In: Sarnat, B. S.: The temporomandibular joint, S. 82. Charles C. Thomas, Springfield, Ill., 1951.

Funktionsbedingte Kiefergelenkerkrankungen und ihre Behandlung: Erkennen – Diagnostizieren – Behandeln

A. Motsch

Bevor man Behandlungsmaßnahmen beschreibt, müssen die Zielvorstellungen klar und eindeutig formuliert werden.
Deshalb möchte ich zu Beginn zu dem Thema „Okklusion" auf einige grundsätzliche Probleme eingehen.
Noch diskutieren wir, nach welchen Kriterien eine ideale Okklusion orientiert sein soll. Auch sind wir uns nicht einig über die physiologisch ideale Kieferrelation. Auf einer Seite steht die Forderung nach einer Front-Eckzahn-Führung, einer punktförmigen Zentrik mit den Kondylen in der RKP, auf der anderen Seite wird eine „long centric", eine unilateral oder gar bilateral balancierte Okklusion angestrebt.
Die einen erklären bestimmte Abrasionsmuster des natürlichen Gebisses als physiologische Anpassung und deshalb für das Einschleifen nachahmenswert, andere sprechen hier von einer pathologischen Abnutzung.
Umstritten ist auch die Vorstellung von dem Konzept der Hebelfunktion des Unterkiefers und der damit verbundenen Frage der Höhe einer kaufunktionellen Belastung der Kiefergelenke.
Wir müssen also feststellen: Über wichtige Mechanismen und Funktionen des Kausystems sind wir uns nicht ganz einig.

Deshalb sollten wir uns auch nicht wundern, daß zum Teil grundverschiedene Behandlungsmethoden der funktionsbedingten Kiefergelenkerkrankungen praktiziert werden. Doch versucht man, die vielen und exakten wissenschaftlichen Einzeluntersuchungen der einschlägigen Weltliteratur sorgsam wie ein Puzzlespiel zusammenzusetzen, so sind heute doch weit mehr Probleme geklärt, als allgemein angenommen wird.
Ich erlaube mir deshalb, die wichtigsten Punkte herauszugreifen, unmißverständlich eindeutige Behauptungen zu formulieren und zu versuchen, diese wissenschaftlich zu begründen.

1. Der Unterkiefer wird rein muskulär geführt, und die Kiefergelenke werden beim Kauen im Sinne einer Kontaktgleitführung nur sehr gering belastet.

In der älteren Literatur finden wir zahlreiche Autoren, die behaupten, das Kiefergelenk würde beim Kauen relativ hoch druckbelastet.
Andere verneinten schon sehr früh jegliche Druckbelastung der Kiefergelenke. So behaupteten *Balters* (1936), *Hiltebrandt* (1938), *Steinhardt* (1939), *Ackermann* (1953) und *Häupl* (1969), der

Kondylus der Kauseite sei auf jeden Fall druckfrei.

Der Unterkiefer sei als ein ein- bzw. zweiarmiger Hebel mit dem Drehpunkt und Widerlager in den Kiefergelenken anzusehen, behauptete *Gysi* noch 1915, eine Ansicht, die bis heute in den Lehrbüchern weit verbreitet ist.

Eine Auskunft hierzu gibt uns die Histomorphologie der Gelenke. So ist die Spongiosa der knöchernen Fossa articularis sehr schwach ausgebildet, und demzufolge kann in der Zentrik und Laterotrusion das Gelenk nicht auf hohen Druck beansprucht werden.

Das Tuberculum articulare hingegen ist funktionell geformt, und die Untersuchungen von *Steinhardt* (1934 bis 1957) und anderen sprechen hier für eine gewisse funktionelle Beanspruchung bei Exkursionsbewegungen.

Doch sind wiederum der Kondylus und das Kollum strukturell im Vergleich mit anderen Gelenken unseres Körpers so zart ausgebildet, daß auch in den Exkursionspositionen hohe Belastungen unphysiologisch sein müssen.

Was noch heute in zahlreichen Lehrbüchern falsch dargestellt wird, erkannte aber schon *Gysi* 1921 sehr richtig. Beim Kauen auf einer Seite wirken auch die Muskeln der Gegenseite, also der Balanceseite, mit, obwohl der Speisebolus auf der Kauseite den Zahnkontakt jedenfalls zu Beginn des Kauzyklus auf der Balanceseite weitgehend verhindert.

Allerdings wußte *Gysi* damals noch nicht, daß beim Kauen bilateral symmetrische Kaumuskeln nicht nur verschieden innerviert werden, sondern sich auch verschieden koordinieren können. Und bei allen Untersuchungen der Hebelgesetze des Unterkiefers wurde auffallend die Mitwirkung der Suprahyoidmuskeln vernachlässigt, die mit Sicherheit beim Kauen eine nicht zu unterschätzende antagonistische Halte- und Steuerungsfunktion ausüben.

Modellexperimentelle Untersuchungen von uns (*Motsch* 1965) und *Ludwig* (1976) wie auch direkte Messungen von *Marx* (1967) und anderen am Menschen zeigten, daß auf der Kauseite der horizontale Ast nach kaudal konvex, auf der Nichtkauseite kranial konvex durchgebogen wird: Ein Beweis dafür, daß die Hauptresultante der koordinierten Muskelfunktion mit Sicherheit hauptsächlich durch den Bereich des jeweiligen Kaufeldes geht. Hier liegt bei koordinierter Muskelfunktion der Drehpunkt des Unterkiefers. Und den Gelenken wird die Last weitgehend abgenommen.

Auch röntgenkinematographische Untersuchungen (*Eichner* 1967; *Puff* und *Krause* 1965 u.a.) zeigten deutlich, daß der Unterkiefer beim Kauen rein muskulär geführt wird und nicht als Hebel mit dem Hypomochlion in den Kiefergelenken wirkt.

Die wohl wichtigste und interessanteste Frage in diesem Zusammenhang stellte *Wallisch* schon 1927: „Kann ein Mensch mit nur einem Kiefergelenk essen und kauen?" Und er fand tatsächlich eine Patientin, die mit nur einem Kiefergelenk kauen konnte.

Zwar berichten einige Chirurgen, daß nach einer Resektion der Kiefergelenkfortsätze der Unterkiefer nach dorsal kranial abweichen würde und ein offener Biß entsteht, doch *Smith* und *Robinson* (1953), *Mehnert* (1958), *Häupl* (1960) und andere berichteten, daß nach Kondylektomie in den meisten Fällen durch Training des Muskelspiels auch bei Verlust beider Gelenkfortsätze eine – wenn auch schwache – Kaufunktion wieder erreicht werden kann.

Dies sind wohl die wichtigsten und eindrucksvollsten Beweise für die rein muskuläre Führung des Unterkiefers und dafür, daß die Kiefergelenke im koordiniert funktionierenden gesunden System beim Kauen nicht stark druckbelastet werden und auf keinen Fall das Hypomochlion eines zweiarmigen Hebels darstellen.

Aus diesen Erkenntnissen leite ich folgende provokative These ab: Der Begriff „Stützzone" für die Seitenzähne in statischem Sinne ist anfechtbar. Nach den überkommenen Vorstellungen müßte bei Verlust der Seitenzähne in jedem Fall eine Überlastung und Traumatisierung der Kiefergelenke eintreten. Dies ist jedoch nicht generell der Fall. Sind die neuromuskulären Mechanismen intakt und funktioniert die koordinierte Muskelführung des Unterkiefers einwandfrei, so werden die Kiefergelenke auch bei Verlust der Seitenzähne nicht zwangsläufig fehlbelastet.

Andererseits können wir in vielen Fällen trotz vollständigen Zahnreihen verheerende Folgen einer extremen Fehlbelastung der Kiefergelenke beobachten, obwohl hier die Stützzonen komplett vorhanden sind.

Die Kiefergelenke werden dann unphysiologisch druck- und fehlbelastet, wenn die neuromuskulären Mechanismen gestört sind und die Muskeln beim Kauen unkoordiniert arbeiten. Und dann hilft auch eine sogenannte Stützzone nicht viel.

Somit muß unsere Therapie primär auf eine Behandlung der gestörten Muskelfunktion hin orientiert werden. Doch dürfen wir hier wiederum Ursache und Wirkung nicht verwechseln. Zwar verursacht die neuromuskulär gestörte Koordination der Muskelfunktion eine Überlastung der Kiefergelenke mit all ihren klinischen Erscheinungen, doch Muskelübungen und Schienenbehandlungen zur Harmonisierung der Muskelfunktion sind letztlich keine Kausaltherapie. Entscheidend ist immer noch die Ausschaltung der Faktoren, die solche neuromuskulären Störungen verursachten: die okklusalen Interferenzen.

2. Eine Abrasion der Zähne des natürlichen Gebisses ist als Abnutzungserscheinung im Prinzip pathologisch und führt zu einer Destruktion und Schädigung der Kiefergelenke.

Bei intakter und harmonischer neuromuskulärer Funktion und ohne extremen Gehalt an Abrasivstoffen in der Nahrung kann bei normaler Kautätigkeit die Abrasion der Zähne nur gering sein, denn die Zahl und Dauer der direkten Zahnkontakte in 24 Stunden ist so gering, daß dadurch keine massive Abnutzung zustande kommen kann. Diese sehr geringe Abrasion dürften wir als physiologisch bezeichnen.

Enthält die Nahrung jedoch relativ viel abrasiv wirkende Substanzen, z.B. Sand im Mehl bei primitiv lebenden Völkern, so müssen wir die dadurch verursachte massive Abrasion schon als pathologisch bezeichnen.

Funktioniert das stomatognathe System dabei störungsfrei, so verkleinern sich die Kauflächen mit zunehmender Abrasion (*Jankelson* 1955).

Die Verringerung der Vertikaldistanz wird durch den kontinuierlichen Zahndurchbruch weitgehend kompensiert (*Hellmann* 1929; *Brodie* 1942; *Schweitzer* 1942; *Orban* 1949).

Bei einer eindeutig pathologischen Abrasion durch extremes Kauen stark abrasiver Speisen oder durch unphysiologische Kauarbeit, z.B. Weichkauen von Tierhäuten bei Primitiven, entstehen übermäßige Horizontalbelastungen der Zähne, und die Kauflächen verbreitern sich. Dasselbe gilt vor allem bei exzentrischem Bruxismus, bei dem stundenlange Reibebewegungen unter Anwendung hoher Kräfte stattfinden. Parafunktionelle Reibebewegungen bei orofazialen Dyskinesien verursachen massive irreguläre Abrasion an bestimmten Zahngruppen, meist an den Frontzähnen.

Bei diesen pathologischen Abrasionen erfolgt im allgemeinen nur geringe oder keine Kompensation der Verringerung der Vertikaldistanz. Der Unterkiefer rotiert demnach zwangsläufig nach oben und vorne, und da sich der obere Zahnbogen nach vorne verengt, entstehen rein geometrisch bedingt die typischen Vorkontakte (*Stallard* 1923; *Gottlieb* und *Orban* 1938; *Jankelson* 1955).

Beyron (1964) und andere Autoren vor ihm (*Campbell* 1938; *Barrett* 1953) schilderten extreme Abrasionsgebisse bei den Eingeborenen Australiens. Sie stellten aber auch fest, daß das Fleisch, von dem sie sich hauptsächlich ernährten, extrem viele abrasive Sand- und Aschepartikel enthielt. Dasselbe fand *Leek* (1972) an Schädeln ägyptischer Ureinwohner.

Durch die moderne, zivilisierte Nahrung unserer Gesellschaft kann eine Abrasion durch abrasive Substanzen direkt kaum zustande kommen. Die Abrasionsmuster, die wir heute in unserer Gesellschaft schon bei relativ jungen Patienten beobachten können, sind nahezu ausschließlich durch Reibebewegungen, Leermahlen, Knirschen und andere parafunktionelle Beanspruchungen der Zähne entstanden.

Stillman und *McCall* (1922), *Gottlieb* und *Orban* (1931) und *Thielemann* (1938) bezeichneten schon in den zwanziger und dreißiger Jahren die Kräfte, die eine „zivilisierte Abrasion" verursachen, als eindeutig pathologisch.

Nun wird immer wieder behauptet, die Kiefergelenke würden sich auch noch beim Erwachsenen in gewissen Grenzen an okklusionsbedingte Lageänderungen des Unterkiefers anpassen. Es wird sogar behauptet, erst durch eine gewisse funktionelle Abrasion der Zähne und entsprechende Anpassung der geweblichen Strukturen an den Gelenken würde eine physiologisch optimale Okklusionsfunktion gewährleistet.

So fanden *Blackwood* (1963) und *Moffett* und Mitarbeiter (1964) anhand histologischer Studien beim Erwachsenen, und hier speziell an zahnlosen Patienten, in den Kiefergelenken tatsächlich eine Art „remodeling" im Sinne einer Anpassung. Diese sogenannte Anpassung ist jedoch äußerst fragwürdig. Denn *Brown* (1965) fand an Schädeln australischer Eingeborener mit massiver Abrasion der Zähne in den Gelenken Erscheinungen degenerativer Osteoarthritis. Dasselbe fand *Moffett* (1968) an den Schädeln indianischer Ureinwohner. An Schädeln australischer Eingeborener konnte *Leek* (1972) zeigen, daß der Radius der Gelenkpfanne bei Gebissen mit Abrasion deutlich vergrößert war im Vergleich zu den Gebissen ohne Abrasion. Das heißt, die Gelenke waren ausgeweitet.

An den Schädeln ägyptischer Ureinwohner fand er auch in Verbindung mit extremer Abrasion der Gebisse massive knöcherne Veränderungen an den Gelenken – Abflachung, Randzacken, Erosionen und Resorptionen. Und er schreibt: „Zwischen einer Schädigung der Gelenke und der Abrasion der Zähne besteht eine eindeutige Beziehung."

Auch *Mongini* (1975) beobachtete an einem großen Schädelmaterial eindeutige Veränderungen in den Gelenken in Verbindung mit der Abrasion der Zähne: Bei Jugendlichen ohne Abrasion

herrscht die runde Form mit symmetrischen Abhängen vor; bei massiver Abrasion kommt es zur Abflachung und zu Knochenvorsprüngen an den Kondylen.
Blackwood (1963), *Moffett* und Mitarbeiter (1964) sowie *Leek* (1972) sprechen deshalb eindeutig von einem „regressiven" Remodeling.

Diese und eine Reihe anderer Untersuchungen beweisen also, daß nach Abschluß des Wachstums in den Kiefergelenken strukturelle Umbauprozesse noch möglich sind. Dieses Phänomen kann man positiv deuten und behaupten: In gewissem Grade sind die Gelenke in der Lage, sich an Positionsänderungen der Okklusion bzw. des Unterkiefers anzupassen.

Sprechen die Autoren jedoch von einem regressiven Remodeling und weisen auf massive pathologische Strukturveränderungen in den Gelenken hin, so hat dies mit Anpassung im Sinne einer Harmonisierung nichts mehr zu tun.

Will man die Abrasion als normal und als einen physiologisch notwendigen Prozeß ansehen und sogar als Vorbild einer idealen Okklusion unterstützen, so muß man auch die Begleiterscheinungen in den Gelenken akzeptieren. Erklären wir aber die Veränderungen in den Gelenken als pathologisch, so müssen wir zwangsläufig auch die Abrasion als pathologisch ansehen.

Niemand wird bezweifeln, daß sich Abnutzungserscheinungen an den Gelenken der Extremitäten und ganz besonders an der Wirbelsäule mit zunehmendem Alter auch zunehmend pathologisch auswirken.

Die untersuchten Eingeborenen hatten wohl kaum die psychischen Probleme wie die Menschen unserer Gesellschaft, und sie waren auch wohl kaum neuromuskulär gestört. Außerdem sind bei den Eingeborenen die Gewebe gegen Entzündung ohne Zweifel resistenter und weniger störanfällig.

Somit sind Theorien, die ein Okklusionskonzept von den Abrasionsgebissen primitiv lebender Eingeborener ableiten, wo doch hier schon pathologische Veränderungen in den Gelenken parallel laufen, äußerst suspekt.

3. Im natürlichen Gebiß führt eine bilateral balancierte Okklusion schon bei normaler Kaufunktion zwangsläufig zu massiver Abrasion und damit zu einer Destruktion des Gebisses und der Gelenke.

Nicht wenige Autoren befürworten für das natürliche Gebiß eine bilateral balancierte Okklusion, doch die Begründungen sind wenig überzeugend. Und so sicher sind sich die Anhänger der balancierten Okklusion auch nicht, denn einige fordern auf der Balanceseite eine geringere Kontaktintensität als auf der Kauseite. Viele warnen sogar: Treten auf der Balanceseite doch Beschwerden auf, so müssen hier die Kontakte restlos entfernt werden.

Bereits in den zwanziger Jahren stellten *Winkler* (1921) und *Wetzel* (1925) fest, daß sich das Kieferskelett, speziell der Unterkiefer, durch die Kaukräfte merkbar elastisch verformt. Und 1952 konnte *Jung* experimentell nachweisen, daß bereits bei normaler, funktioneller Belastung diese Deformation erheblich ist. In den sechziger und siebziger Jahren war es eine Reihe von Autoren, die vor allem die Deformation der Mandibula beim Öffnen, Schließen und Kauen nachgewiesen und gemessen haben.

Ganz speziell interessiert uns hier die vertikale Verformung des Unterkiefers beim Kauen auf der Kauseite und auf der Nichtkauseite.

Funktionsbedingte Kiefergelenkerkrankungen und ihre Behandlung

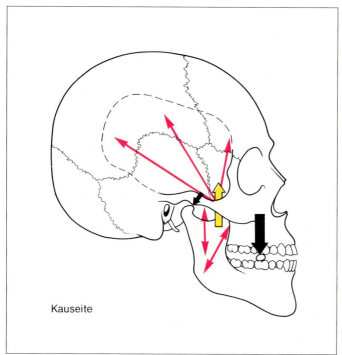

Kauseite

Abbildung 1a

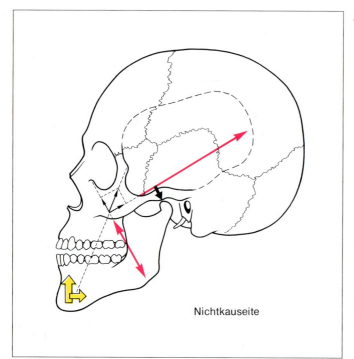

Nichtkauseite

Abbildung 1b

Abb. 1a und b Wird auf einer Seite gekaut, so werden auch auf der Gegenseite bestimmte Muskelgruppen aktiviert und so koordiniert, daß der Drehpunkt des Unterkiefers nicht im Kiefergelenk, sondern im jeweiligen Kaufeld liegt.

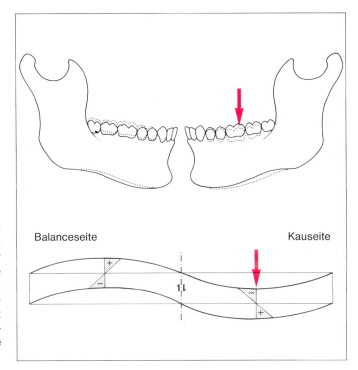

Abb. 2 Es gibt zahlreiche Untersuchungen, die eindeutig beweisen, daß während der Kaufunktion auf der Kauseite der Unterkiefer nach kaudal konvex und auf der Nichtkauseite nach kranial konvex durchgebogen wird. Es handelt sich dabei um Werte, die funktionell relevant sind.

So konnten *Saalfrank* (1955) und wir (*Motsch* 1965) modellexperimentell nachweisen – *Picton* (1962), *Marx* (1967) und *Ludwig* (1976) bestätigten diese Ergebnisse am lebenden Objekt –, daß sich auf der Kau- bzw. Lastseite der Unterkiefer nach kaudal konvex, auf der nichtbelasteten, sogenannten Balanceseite nach kranial konvex durchbiegt. (Abb. 1 und 2.)

Die gemessenen Werte sind bei normaler Kaufunktion absolut relevant, im Lückengebiß sogar extrem verstärkt. Diese kaufunktionelle Deformation hat folgenden Effekt: Bei intensivem, einseitigem Kauen entsteht durch diese funktionelle Deformation kurz vor Zahnkontakt am Ende eines Kauzyklus Reibekontakt auf der Nichtkauseite, bevor die Kauseite Kontakt bekommt.

Kollege *Møller* hat in seinem Vortrag diesen Zusammenhang eindeutig demonstriert, daß bei einer „long centric" und bei fehlender Eckzahnführung, kurz bevor auf der Kauseite die Zähne in Kontakt kommen, auf der Nichtkauseite Balancekontakte entstehen (Abb. 3).

Dies bedeutet also: Die bilateral balancierte Okklusion, so wie wir sie statisch im Artikulator oder am Patienten einschleifen, führt zwangsläufig zu Hyperbalancen in der Funktion und damit zu Abrasion der Zähne und zur Schädigung der Gelenke.

Dies bedeutet, daß beim Kauen auf der jeweiligen Nichtkauseite am Ende jedes einzelnen Kauschlages massive unphysiologische Reibekontakte entstehen, so daß sich bei wechselseitigem Kauen das

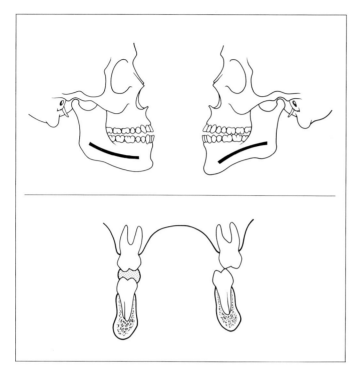

Abb. 3 Wird bei bilateral balancierter Okklusion auf einer Seite gekaut, so wird der Unterkiefer meßbar so durchgebogen, daß aufgrund dieser Deformation am Ende eines Kauzyklus auf der Balanceseite funktionelle Vorkontakte zwangsläufig entstehen müssen.

Gebiß nach und nach zwangsläufig abradiert.

Mit der bilateral balancierten Okklusion im natürlichen Gebiß ist somit eine massive Abrasion vorprogrammiert, auf die zwangsläufigen Folgen in den Gelenken habe ich bereits hingewiesen.

Shaw (1924), *Jones* (1947) und *D'Amico* (1958) studierten die Gebisse junger Menschen eingehend und fanden, daß erst durch Abrasion eine balancierte Okklusion zustande kommt.

Nun wird immer wieder behauptet, kaufunktionell abradierte Gebisse würden auch eine bilateral balancierte Okklusion aufweisen.

Doch hierzu schrieb *Shaw* 1924: „Ein Schädel mit gesunden Zähnen, die abradiert sind, wird immer wieder bewundert. Wenn man an diesen Schädeln mit der Mandibula Seitbewegungen simuliert mit der Freiheit, wie sie die leeren knöchernen Gelenkgruben erlauben, und dabei die abradierten Kauflächen bilateral mit gutem Gleitkontakt balanciert führen kann, wird oft begeistert ausgerufen: ‚Wie wunderbar!'

In Wirklichkeit aber, am lebenden Objekt, mit den Weichgeweben in den Gelenken, muß man beobachten, daß Gebisse mit massiven Abrasionen nur auf der jeweiligen Kauseite Gruppenkontakt aufweisen, auf der sogenannten Balanceseite ist jedoch kein Zahnkontakt zu finden."

Die umfangreichen Untersuchungen von *Beyron* (1964) an lebenden australischen Eingeborenen mit massiven Abrasionsgebissen bestätigen dies. *Beyron* fand auf der Laterotrusionsseite bzw.

Arbeitsseite fast nur Gruppenkontakt ohne Eckzahnführung, auf der jeweiligen Balanceseite fand er jedoch nie Kontakte, obwohl bei diesen Eingeborenen die Gebisse extrem abradiert waren. Und eben aufgrund dieser Untersuchungen meinte *Beyron* (1969): Gleichzeitiger Kontakt auf der Balanceseite sei an natürlichen Gebissen nicht gerechtfertigt, da jede Zahngruppe für sich unabhängig arbeiten soll.

Ingervall (1972) fand bei seinen vielzitierten Untersuchungen natürlicher Gebisse, daß bei unilateral wie auch bilateral balancierten Okklusionen nie alle Zähne in Kontakt gleiten und eine harmonische unilateral oder bilateral balancierte Okklusion kaum zu finden ist.

Auch mir ist es bislang nicht gelungen, unter meinen Patienten eine einwandfrei harmonisch funktionierende bilateral balancierte Okklusion ohne Abrasion zu finden, und wenn, dann balancierten nur ein oder zwei Seitenzähne – nie alle.

Ich behaupte deshalb: Eine bilateral balancierte Okklusion bei jungen Menschen ist genau gesehen stets mit einer Dysgnathie vergesellschaftet, z.B. Eckzahnhochstand, offener Biß und andere Fehlstellungen im Frontzahnbereich, oder sie ist iatrogen entstanden.

Bei älteren Menschen ist eine bilateral balancierte Okklusion stets mit starken Abrasionen vor allem im Frontzahnbereich vergesellschaftet, und die diagnostische Rekonstruktion der abradierten Facetten führt mindestens zu einer unilateral balancierten, in den meisten Fällen sogar zu einer eckzahngeführten Okklusion.

Aufgrund der oben beschriebenen Deformationen des Unterkiefers während der Kaufunktion ist offensichtlich, daß das Einschleifen des natürlichen Gebisses wie auch die Rekonstruktion zu einer bilateral balancierten Okklusion ohne Zweifel unphysiologisch ist, da sie zur Destruktion des Gebisses und der Gelenke führt.

4. Das für das natürliche Gebiß physiologische Ideal ist die Okklusion mit Front-Eckzahn-Führung mit den Kondylen in der retralen Kontaktposition.

Um jedem Mißverständnis vorzubeugen, möchte ich die retrale Kontaktposition unmißverständlich so definieren, wie ich sie verstehe (*Motsch* 1977): In der RKP stehen die Kondylen maximal oben und nicht seitenverschoben in den Gelenkgruben unter physiologischer Beanspruchung der beteiligten Gewebe.

Nur diese Okklusion gewährleistet, daß bei Zahnreihenschluß die Seitenzähne bei direktem okklusalem Kontakt nur entlang ihrer Längsachse beansprucht und somit am wenigsten abradiert werden können.

Seit den Veröffentlichungen von *Nagao* (1919), *Shaw* (1924) und *D'Amico* (1958) wurde das Konzept der Schutzfunktion des Eckzahnes, das diametral zur balancierten Okklusion steht, heiß diskutiert. Doch schon 1866 gab uns *Balkwill* recht einleuchtende Argumente: Er war der Meinung, daß die Eckzähne die Schließbewegung der Seitenzähne spüren und somit eine Führungsrolle übernehmen. Er erkannte auch, es sei wichtig, daß die Kauwerkzeuge so lange wie möglich scharf bleiben müssen.

Er schreibt folgendes: „Die Einrichtung am Gelenk und der Umstand, daß bei Kieferschluß die unteren Eckzähne erst auf die oberen in der Front treffen und gewissermaßen den Kiefer führen, beseitigt die Gefahr des Ratterns, wie wenn zwei Zahnräder falsch ineinandergreifen. Beim Essen müssen beim Kieferschluß alle Zähne an ihren richtigen

Platz gleiten, und dementsprechend haben die Eckzähne die wichtige Stellung eines Wegweisers."

Ich meine, daß *Balkwill* schon 1866 präzise erkannt hat, was wir heute mit der Front-Eckzahn-Führung formulieren möchten.

In den letzten Jahren wurden zahlreiche Arbeiten veröffentlicht, die anhand von Reihenuntersuchungen in unserer Bevölkerung die Häufigkeit der Eckzahnführung und damit ihre Berechtigung diskutierten: So fand *Weinberg* (1961, 1964) bei 19 % der Fälle eine Eckzahnführung. *Scaife* und *Holt* (1969) fanden bei 16,3 % auf einer Seite und bei 57 % auf beiden Seiten und *Ingervall* (1972) bei 18 % auf einer Seite und nur bei 2 % auf beiden Seiten eine Eckzahnführung. Diese Untersuchungen wurden immer wieder als Gegenbeweis gegen die Eckzahnführung zitiert.

Das genaue Studium dieser Untersuchungen zeigt aber, daß im allgemeinen keine exakte Analyse der Okklusion durchgeführt wurde, beispielsweise, in welcher Form eine gewisse Dysgnathie vorlag, wobei schon der minimale Eckzahnaußen-Hochstand als Dysgnathie angesprochen werden muß.

McAdam (1976), *Weinberg* (1961, 1964) und viele andere Autoren stellten fest, daß eine Gruppenfunktion der Seitenzähne bei älteren Menschen über 40 Jahre vor allem mit einer Abrasion der Front- und Eckzähne verbunden ist.

Und *Weinberg* (1961) fand bei über 90 % der untersuchten Patienten extreme Schliff- und Abrasionsfacetten in exzentrischen Positionen.

Beyron (1964) fand vor allem bei den älteren australischen Eingeborenen ausgeprägte und extreme Abrasionen in der Front. Und er, der mit seinen Befunden an australischen Eingeborenen immer wieder als Argument zumindest für die unilateral balancierte Okklusion herangezogen wird, schreibt wörtlich: „Im Gegensatz zu den australischen Eingeborenen besitzen die heutigen Europäer bei der Lateralbewegung gewöhnlich nur an wenigen Zähnen Kontakt. Der Grund ist die steile Frontzahnführung, so daß oft nur vordere Zähne, speziell die Eckzähne, Kontakt aufweisen."

Aufgrund zahlreicher Funktionsanalysen wissen wir, daß speziell Mediotrusionsvorkontakte durch Ablenkung des Unterkiefers zu einer parafunktionellen Abrasion der Eckzähne führen.

Klaiber und Mitarbeiter (1977) stellten fest, daß bei jungen Erwachsenen Eckzahnführung und Eckzahndominanz ebenso häufig auftritt wie Gruppenführung. Sie rekonstruierten anatomisch die Schliffflächen und stellten dabei fest, daß die Eckzahnführung offensichtlich eine von der Natur aus vorgegebene Okklusion darstellt.

Einen weiteren wichtigen Beweis für das Konzept der eckzahngeführten Okklusion lieferten uns viele unserer Einschleiffälle: Das exakte Einschleifen der Okklusion in den RKP nach Vorbehandlung bis zu der von der IKP vorgegebenen Vertikaldistanz ergibt bei intakten, normal stehenden Frontzähnen im dysgnathiefreien Gebiß fast immer eine ideale Front-Eckzahn-Führung.

Das sorgfältige diagnostische Einschleifen der Modelle abradierter und unilateral oder gar bilateral balancierter Okklusionen im volljustierten Artikulator zeigt oft, daß ohne oder nur mit geringem Absenken der Vertikaldistanz in der RKP eine eckzahngeführte Okklusion erzielt werden kann.

Eine durch Abrasion entstandene unilateral oder bilateral balancierte Okklusion mag vielleicht bei primitiv lebenden Völkern problemlos bleiben. Die streßbetonte Umwelt unserer hochzivilisier-

ten Bevölkerung provoziert jedoch an Gebissen ohne Eckzahnführung die verschiedenen Formen der Parafunktion.
Die Front-Eckzahn-Führung verhindert aber nachweislich Bruxismus.
Eigene Beobachtungen und das genaue Studium der angegebenen Untersuchungen zeigen also deutlich, daß in Wirklichkeit wesentlich mehr Menschen im Prinzip eine front- und eckzahngeführte Okklusion besitzen. In vielen Fällen ist die Eckzahnführung jedoch durch parafunktionelle Abrasion verlorengegangen. In einigen Fällen ist aufgrund eines mehr oder weniger starken Eckzahnaußen-Hochstandes oder anderer Dysgnathien eine Front-Eckzahn-Führung nicht möglich.
Die Funktion der Front-Eckzahn-Führung wird von vielen mißverstanden. Das Entkuppeln der Seitenzähne zu einer Disklusion von mindestens 0,5 mm bei lateralen und lateroprotrusiven Bewegungen ist kein Anheben der Okklusion, sondern umgekehrt eine Führung der zyklischen Kaubewegung in die Zentrik.
Die unilateral balancierte Okklusion, auch als Okklusion mit Gruppenfunktion bezeichnet, bedeutet zwangsläufig unphysiologischen Reibekontakt vor Beendigung der zyklischen Kaubewegung und fördert somit ebenfalls die Abrasion der natürlichen Zähne mit den bekannten Folgen in den Gelenken.
Noch warte ich, daß mir von den Anhängern der unilateral oder gar bilateral balancierten Okklusion ein Individuum vorgestellt wird, das ohne das geringste Anzeichen einer Dysgnathie eine unilateral oder bilateral balancierte Okklusion aufweist, wobei unilateral oder bilateral alle Seitenzähne gleichzeitig und gleichmäßig die Okklusion führen, ohne daß mehr oder weniger massive Abrasionserscheinungen vorhanden sind.

Wenn ich ein Gebiß kieferorthopädisch korrekt regulieren, bei Okklusionsstörungen funktionsgerecht einschleifen oder rekonstruieren will, so muß ich nach all diesen Überlegungen Nairn zustimmen, der 1974 schrieb: „Das Konzept der Disklusion durch die Eckzähne ist der Okklusionstyp, der rational auf einer Notwendigkeit begründet ist."

5. Eine „long centric" und eine „Freiheit in der Zentrik" sind Kompromisse, die bislang aufgrund mangelnder Vorbehandlung und Desorientierung der nach und nach entstandenen pathologischen neuromuskulären Mechanismen zwangsläufig angestrebt werden mußten.

Die IKP bzw. habituelle Okklusionsposition ist eine extrem individuelle, durch Anpassung erworbene und in Relation zur RKP oft recht unterschiedliche Okklusionsposition. Sie liegt meist vor der RKP, nicht selten seitlich dazu verschoben, unter Umständen aber auch dorsal zur RKP verlagert. Jugendliche, lückenlose Gebisse, ohne Dysgnathie und ohne Weisheitszahnprobleme zeigen keine oder nur eine sehr geringe Diskrepanz zwischen IKP und RKP. Je älter jedoch die Patienten sind, desto größer ist diese Diskrepanz. Je größer aber diese Diskrepanz ist, um so häufiger finden wir Abrasion, Okklusionsstörungen, traumatisierte Okklusion, Weisheitszahnprobleme, gekippte Zähne, Lücken und Gelenkbeschwerden.
Die immer größer werdende Entfernung der IKP von der RKP mit zunehmendem Alter und mit zunehmend gestörter Okklusion beweist, daß die Differenz zwischen RKP und IKP nicht als statisch gleichbleibende Distanz, sondern als immer weiter gehender Anpassungspro-

zeß gedeutet werden muß. Wir müssen auch feststellen, daß sich bei Patienten mit einer Diskrepanz zwischen der RKP und der IKP die Gelenke nicht so umgebaut haben, daß die Kondylen in der IKP physiologisch zentriert in der Gelenkpfanne stehen. Sie sind röntgenologisch und okklusionsanalytisch eindeutig aus der Gelenkgrube verlagert, eine pathologische Situation also.

Die Okklusion mag der IKP angepaßt sein, die Kondylenposition ist es jedoch nicht.

Somit ist doch die logische Konsequenz, die Okklusion möglichst wieder auf die ursprüngliche physiologische Kondylenposition zu korrigieren, sei es durch Einschleifen, durch kieferorthopädische Regulierung oder durch Rekonstruktion der Zähne.

Nun könnte man einwenden, die neuromuskulären Mechanismen seien ebenfalls an die IKP angepaßt und würden die ursprüngliche RKP nicht mehr akzeptieren. Wer Erfahrungen in der Behandlung mit therapeutischen Schienen hat, weiß jedoch, daß nach einer völligen Harmonisierung der Muskelfunktionen die Kondylen am Ende wieder zentriert stehen, aber die Okklusion stimmt dann nicht mehr.

Diese klinischen Erfahrungen beweisen uns eindeutig, daß es nur eine einzige, für das Kausystem sinnvolle Okklusions- bzw. Kondylenposition gibt: die Zentrierung in der richtig verstandenen RKP.

Was soll also eine „long centric" und eine „Freiheit in der Zentrik"? Dies bedeutet doch, daß die pathologische Situation beibehalten und die physiologische Position angestrebt wird – also ein Kompromiß.

Und noch eins: Bereits 1894 erkannte *Black:* „Die Lage der Höcker an den richtigen Punkten schützt die Okklusion vor Reibebewegungen, und Reibebewegungen sind für die Okklusion schädlich, da sie Abnutzungen verursachen."

Eine „long centric" ist aber nur denkbar, wenn die Spitzen der tragenden zentrischen Höcker reibenden Kontakt aufweisen. Sie müssen sich zwangsläufig in dem Gleitfeld abnutzen. Damit wird das Gleitfeld erweitert, und eine fortschreitende Abrasion ist zwangsläufig die Folge.

Wer also eine „long centric" oder sogar ein „okklusales Gleitfeld" akzeptiert und anstrebt, der muß auch konsequent das Prinzip der Front-Eckzahn-Führung ablehnen.

Der zivilisierte Mensch unserer Gesellschaft in seiner streßbetonten Umgebung ist extrem anfällig für Bruxismus und Parafunktionen, die zu einer Destruktion seines Gebisses und zu einer Myoarthropathie führen können.

Gleitfreiheit in der Okklusion gibt ihm die Möglichkeit, seine Spannungen abzureagieren. Deshalb müssen wir beim zivilisierten Menschen beim Einschleifen, bei der kieferorthopädischen Regulierung und bei der Rekonstruktion des natürlichen Gebisses unbedingt eine eindeutige gleitfreie Vielpunktekontaktokklusion in der idealen RKP anstreben.

Die nun folgende Abbildungsserie (Abb. 4 bis 20) mit ihren ausführlichen Legenden und verbindenden Texten soll nach dem bisher mehr theoretisch orientierten Teil dieser Abhandlung die praktischen Aspekte der Diagnose und Behandlung der funktionsbedingten Kiefergelenkerkrankungen darstellen.

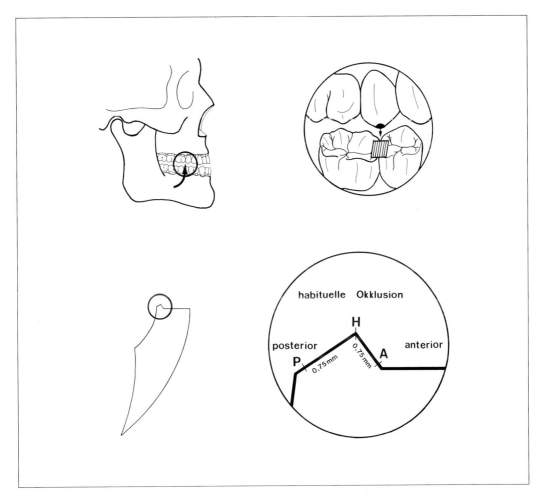

Abb. 4a Die interessanten Untersuchungen von *Pameijer* und Mitarbeitern (1969) und *Glickman* und Mitarbeitern (1969) werden von Anhängern einer „long centric" oder „Freiheit in der Zentrik" von einem oder mehr als einem Millimeter immer wieder zitiert. Bei diesen Untersuchungen wurden in eine Brücke Kontaktlamellen so eingebaut, daß bei einer Diskrepanz der RKP zur IKP telemetrisch gemessen werden konnte, ob der Patient beim Schlukken und Kauen mehr retral (RKP) oder mehr ventral (IKP) Okklusionskontakte zeigt. Wie zu erwarten war, ereignen sich die meisten Kontakte tatsächlich auch ventral vor der RKP (eigene zeichnerische Darstellung des Untersuchungsaufbaus der Autoren).

Damit möchten viele beweisen, daß die IKP die richtige physiologische Okklusionsposition für die Rekonstruktion oder das Einschleifen des natürlichen Gebisses sei.

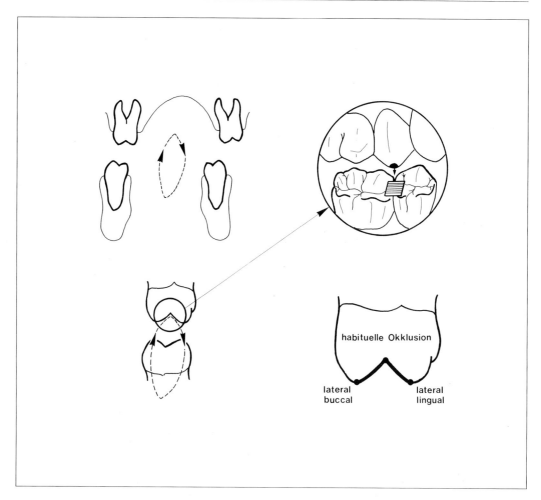

Abb. 4b *Pameijer* selbst ist jedoch anderer Meinung. Er hat nämlich in einer zweiten Untersuchung die Kontaktlamellen um 90° gedreht und dann festgestellt: Je weiter vorne die Okklusionskontakte liegen, um so mehr sind sie auch irregulär exzentrisch zur Seite verlagert. Und deshalb ist *Pameijer* aufgrund dieser Untersuchungen der Meinung, daß wir die Rekonstruktion und das Einschleifen des natürlichen Gebisses unbedingt in der RKP vornehmen müssen, um Bruxismus zu verhindern (eigene zeichnerische Darstellung des Untersuchungsaufbaus der Autoren).

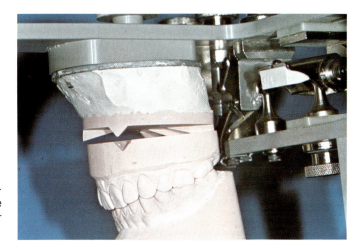

Abb. 5a Die Okklusionsanalyse zeigt in diesem Falle eine extreme Differenz der IKP zur RKP am Kontrollsockel.

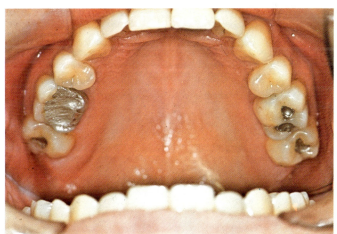

Abbildung 5b

Abbildung 5c

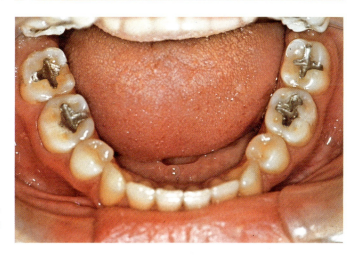

Abb. 5b und c Die Folge dieser Differenz ist eine massive Abrasion der Seitenzähne.

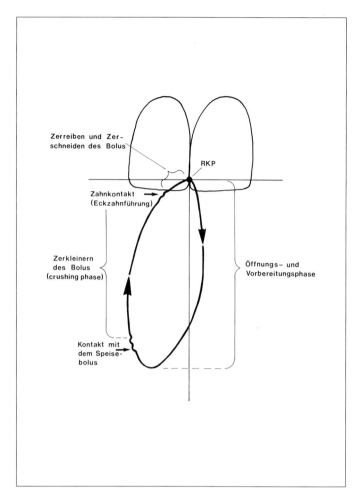

Abb. 6 Das funktionelle Konzept einer Okklusion mit Front-Eckzahn-Führung in der physiologischen RKP ohne „long centric": Bei einer vollständigen zyklischen Kaubewegung geschieht die erste neuromuskuläre Kontaktaufnahme über den Speisebolus. Hier wird das System relativ fein auf die Konsistenz der Speise programmiert, und dementsprechend werden auch die erforderlichen Muskelkräfte eingesetzt. Die Steuerung des Unterkiefers bis zum Okklusionskontakt erfolgte durch die Front-Eckzahn-Führung. Dies gilt jedoch nur für eine in der RKP orientierte Okklusion. Mit einer „long centric" und einem Gleitfeld funktioniert dieses Prinzip nicht.

Abbildung 7a

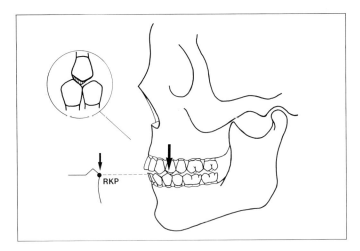

Abbildung 7b

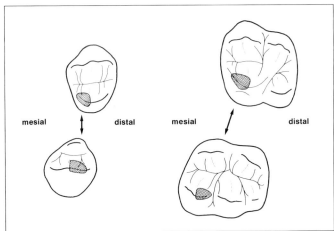

Abbildung 7c

Abb. 7a bis c   Aufgrund einer Diskrepanz der IKP zur RKP entstehen an typischen Stellen zentrische Vorkontakte (a und b), die eine Abgleitbewegung des Unterkiefers in die IKP bewirken, so daß die Kondylen nicht mehr ideal stehen (c).

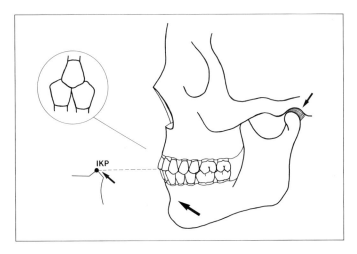

Die Differenz der RKP zur IKP ist ein fließender Prozeß. Je älter der Patient, um so größer ist im allgemeinen diese Differenz und um so mehr sind dann auch die Kondylen verlagert.

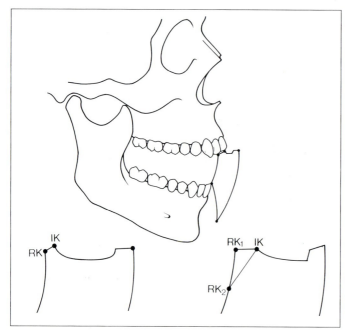

Abb. 8 Viele behaupten, eine Differenz der RKP zur IKP rein horizontal sei nicht so pathologisch wie eine Differenz in der Vertikalen. Es ist jedoch genau umgekehrt: Ist bei einem Patienten die IKP zur RKP horizontal verschoben, so besteht kaum eine Chance, durch Rekonstruktion oder durch Einschleifen in der RKP eine Front-Eckzahn-Führung zu erzielen. Bei einer vertikalen Differenz habe ich jedoch die Chance, durch Rekonstruieren oder Einschleifen eine ideale Front-Eckzahn-Führung in der RKP zu erreichen. Und diese Fälle zeigen auch, daß ursprünglich die Front-Eckzahn-Führung in der RKP vorlag.

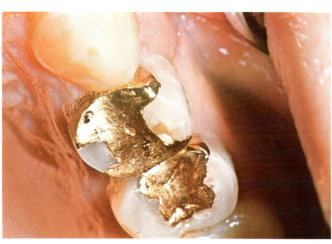

Abb. 9 Ein typisches Beispiel für einen iatrogen verursachten zentrischen Vorkontakt: Die Gußfüllung zeigt an der typischen Stelle am mesialen Abhang des palatinalen Höckers einen zentrischen Vorkontakt, der zu einer Myoarthropathie mit heftigen Schmerzen führte. Hier dürfen wir sofort einschleifen und nach Vorbehandlung die Rekonstruktion erneuern, denn dieser Vorkontakt ist rein geometrisch bedingt aufgrund einer Differenz der IKP zur RKP.

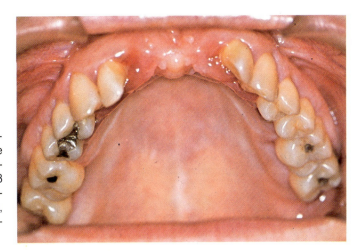

Abb. 10a Sicherlich hat dieser Patient keine optimale Mundhygiene betrieben. Ungewöhnlich ist jedoch, daß die oberen mittleren Schneidezähne so locker wurden, daß sie zuerst extrahiert werden mußten.

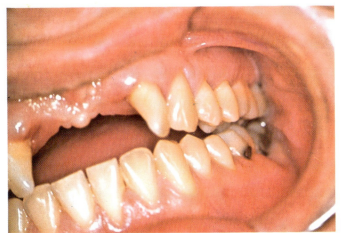

Abbildung 10b

Abbildung 10c

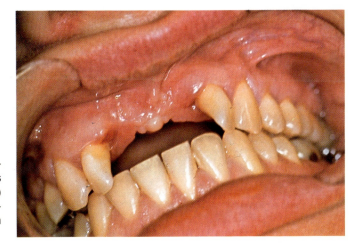

Abb. 10b und c Die Abgleitbewegung des Unterkiefers von der RKP (b) in die IKP (c) zeigt deutlich, daß die Frontzähne zwangsläufig extrem traumatisiert worden sind.

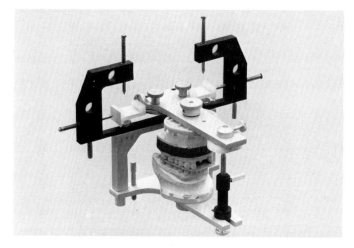

Abb. 11a Die okklusionsanalytische Untersuchung des Patienten: Das TMR-System von *Schöttl* für den Whip-Mix-Artikulator, eine Weiterentwicklung des Buhnergraphen von *Long* (1970), ermöglicht uns, die räumliche Verlagerung des Unterkiefers von der RKP in die IKP sehr gut zu beobachten und zu dokumentieren.

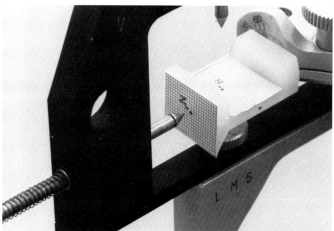

Abb. 11b Auf der rechten Seite wird in diesem Fall der Kondylus in der IKP nach vorne unten verlagert.

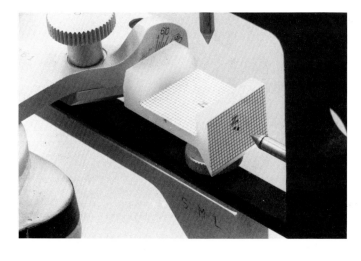

Abb. 11c Auf der linken Seite wird der Kondylus in der IKP nach hinten unten verlagert.

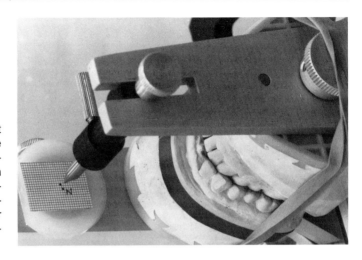

Abb. 11d Bei diesem Gerät markiert der Inzisalstift die Abgleitbewegung des Unterkiefers von unten nach oben zum oberen Arm des Artikulators. So können wir direkt ablesen, in welche Richtung der Unterkiefer in der IKP verlagert wird.

Abb. 12 Schon seit langem fordern wir in der Funktionsdiagnostik grundsätzlich eine Röntgenanalyse der Kiefergelenke. Nur die Verbindung der klinischen Funktionsanalyse und der instrumentellen Okklusionsanalyse mit dem Gelenkröntgen gibt uns die exakte Information über die Verlagerung des Unterkiefers in der IKP.

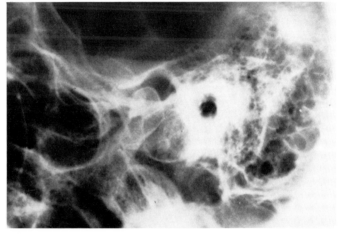

Abbildung 12a

Abbildung 12b

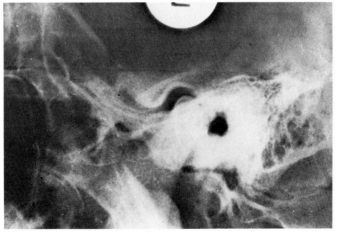

Abb. 12a und b Positionen der Kondylen in der IKP, wie wir sie immer wieder finden: Verlagerung nach ventral (a), nach dorsal (b).

Funktionsbedingte Kiefergelenkerkrankungen und ihre Behandlung

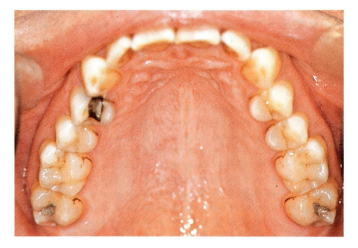

Abbildung 13a

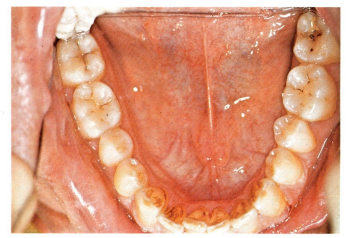

Abbildung 13b

Abb. 13 a und b Dieses Gebiß hätten wir früher als beneidenswert gut bezeichnet.

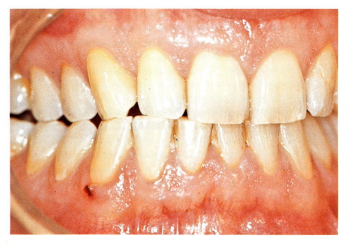

Abb. 13 c Betrachten wir jedoch die Frontfunktion, so erkennen wir an den Zähnen Risse, scharf abradierte Kanten, vor allem an den Eckzähnen. Dies weist eindeutig auf eine Fehlfunktion der Okklusion hin. Dabei handelt es sich nicht um eine reine Parafunktion der Front, die Ursache liegt vielmehr im Seitenzahnbereich.

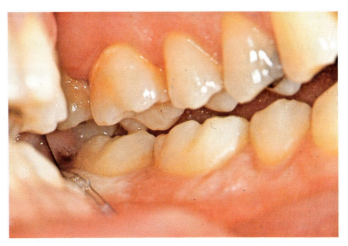

Abb. 13 d Der Weisheitszahn verursachte eine Balancestörung durch Extrusion und Kippung des zweiten Molaren. Diese Balancestörung führte neuromuskulär reflektorisch diagonal zu einer parafunktionellen Abnutzung der Frontzähne.

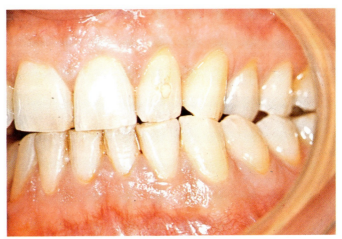

Abb. 13 e Auf der anderen Seite beobachten wir genau dasselbe Bild.

Wir wissen heute: Wird in solchen Fällen nichts getan, so führt dies zwangsläufig zu weiteren Abrasionen und zu einer Schädigung der Gelenke. Auf der Basis psychischer Spannungen und Streßsituationen kann sich dann leicht eine Myoarthropathie entwickeln. Dieses Gebiß können wir ohne großen Aufwand durch Einschleifen noch retten. Und darin sehe ich den wahren Sinn der Gnathologie: Aus schweren Fällen, die nur noch mit viel Aufwand beherrscht werden können, müssen wir erkennen lernen, was wir bei jungen Menschen rechtzeitig tun müssen, um schwere Schäden im stomatognathen System zu vermeiden.

Oben habe ich erklärt, daß geometrisch bedingte Vorkontakte sofort eliminiert werden können, vorausgesetzt, die Muskulatur ist durch eine Vorbehandlung harmonisiert. Es gibt jedoch eine Reihe von Okklusionsstörungen, die nicht sofort durch Einschleifen korrigiert werden dürfen, bevor die Ursachen, die diese Vorkontakte erzeugten, ausgeschaltet worden sind.

Die Position der Zähne und ihre Stellung im Zahnbogen wird nicht bestimmt von okklusalen Kräften, denn sonst gäbe es keine Vorkontakte. Fragen wir uns: Warum kann ein einzelner Zahn wandern, mit einem Vorkontakt gegen das ganze neuromuskuläre System angehen und die Okklusion aus den Angeln heben? Die Okklusion ist doch hier die schwächere Kraft, und es müssen andere Kräfte im Spiel sein. Ein Kieferorthopäde weiß: Bei der Gebißentwicklung führt die Okklusion den Zahn in seine Position, doch die Okklusion hält ihn nicht in dieser Position. Die Stellung des Zahnes wird vielmehr bestimmt durch paraokklusale Kräfte, durch die Funktion der Zunge, Lippen und Wangen, durch die Mesialwanderungstendenz und durch die kontinuierliche Durchbruchskraft, aber nicht durch die Okklusion. Sonst könnten keine Vorkontakte entstehen.

Wir wissen heute, daß falsch angelegte approximale Kontakte an Füllungen orthodontische Bewegungen der betreffenden Zähne verursachen können: Durch den falschen approximalen Kontakt wird der Zahn tordiert, gekippt, elongiert oder intrudiert. Gegen die Okklusion gerichtet, wandert er so lange, bis die Stabilität des Zahnbogens wieder erreicht ist. So kann langsam, aber sicher eine ganze Zahnreihe durch approximale Füllungen desorientiert werden.

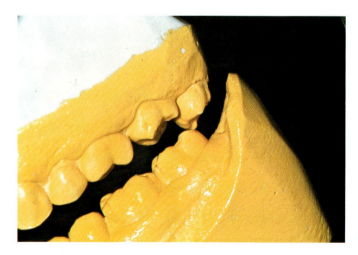

Abb. 14 Wie ist es möglich, daß ein einzelner oberer Weisheitszahn den ganzen Unterkiefer desorientiert und neuromuskulär-reflektorisch abdrängt? Warum wird dieser Weisheitszahn von der Okklusion nicht nach distal gekippt? Die Durchbruchstendenz dieses Weisheitszahnes ohne Antagonist ist stärker als die Okklusionsposition des Unterkiefers.

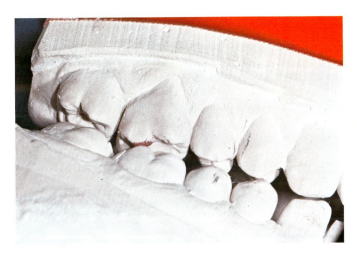
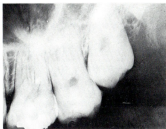

Abb. 15a und b Das typische Beispiel einer paraokklusalbedingten Interferenz, die man nicht sofort einschleifen darf, bevor die Ursache ausgeschaltet wurde. Wir mußten die Erfahrung machen, daß nach dem Einschleifen derartige Interferenzen sonst immer wieder rezidivieren. In diesem Fall ist der zentrische Vorkontakt an den ersten Molaren zusätzlich noch eine Störung in der Laterotrusion. Die Ursache ist der verlagerte obere Weisheitszahn. Erst wenn dieser Weisheitszahn entfernt ist, besteht die Chance, die Okklusion durch Einschleifen zu stabilisieren.

Man kann immer wieder beobachten, daß verlagerte Weisheitszähne den ersten Molaren extrudieren. Wird der obere Molar dabei auch nach bukkal gekippt, so entsteht gleichzeitig eine Balancestörung. Wird er dabei nach palatinal gekippt, so entsteht gleichzeitig eine Laterotrusionsstörung. An den unteren ersten Molaren ist dies dann umgekehrt. Doch durchgebrochene Weisheitszähne verursachen dasselbe an den zweiten Molaren.

Funktionsbedingte Kiefergelenkerkrankungen und ihre Behandlung

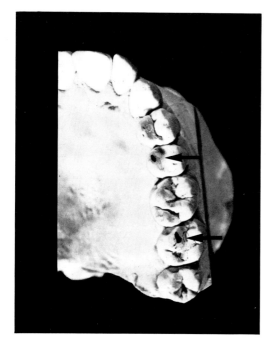

Abb. 16a   In diesem Falle erkennt man einen typischen, geometrisch bedingten Vorkontakt am ersten Prämolaren aufgrund der Differenz der IKP zur RKP. Gleichzeitig erkennt man am zweiten Molaren einen zentrischen Vorkontakt, der durch paraokklusale Kräfte verursacht wurde. Der durchgebrochene Weisheitszahn hat diesen Molaren nach bukkal gekippt und so eine Balancestörung verursacht, die gleichzeitig auch eine zentrische Interferenz darstellt.

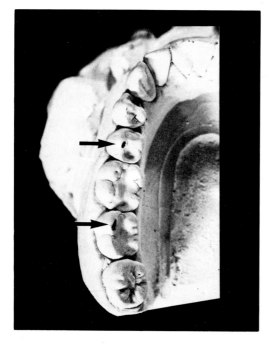

Abb. 16b   In diesem Falle ist dasselbe auch im Unterkiefer geschehen. Hier wurde der zweite Molar durch den Weisheitszahn nach lingual gekippt.

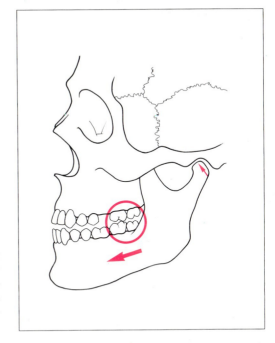

Abb. 17a Dieses Beispiel zeigt einen weiteren paraokklusalen Störmechanismus: Wird nach Extraktion des oberen ersten Molaren die Lücke nicht sofort geschlossen, so kippt der Weisheitszahn den zweiten Molaren in die Lücke. Gleichzeitig wird er auch gedreht und nach bukkal oder lingual gekippt. Auf Retrusionsfacetten gibt es dann typische Interferenzen, die dazu führen, daß der Kondylus dieser Seite nach vorne unten verlagert wird.

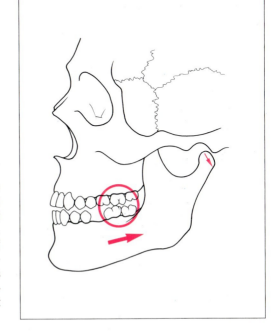

Abb. 17b Wird im Unterkiefer eine solche Lücke nicht rechtzeitig versorgt, so wird auch hier der zweite Molar gekippt, gedreht und nach bukkal oder lingual abgelenkt. Doch hier entsteht dann die Störung auf einer Protrusionsfacette. In diesen Fällen finden wir oft eine Verlagerung des Kondylus nach hinten und unten. Deshalb müssen derartige Lücken nach einer Extraktion sofort durch eine Brücke geschlossen werden.

Funktionsbedingte Kiefergelenkerkrankungen und ihre Behandlung

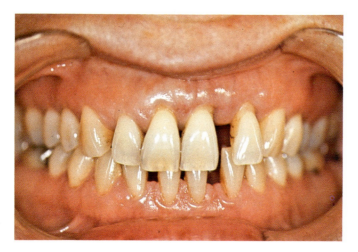

Abbildung 18a

Abbildung 18b

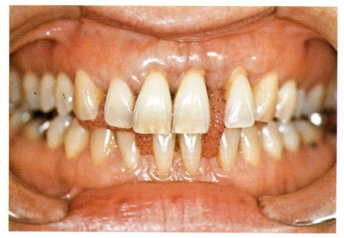

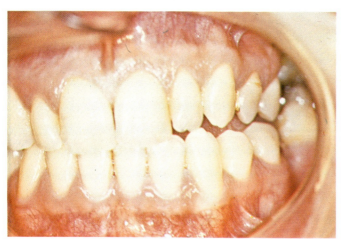

Abb. 18a und b   Paraokklusale Kräfte durch Parafunktionen der Zunge und der Lippen beeinflussen ebenfalls die Stellung der Zähne. Solange wir diese Parafunktionen belassen und nicht behandeln, hat es wenig Sinn, das Gebiß zu rekonstruieren oder einzuschleifen.

Abb. 19   Es wird behauptet, wenn wir einen Zahn extrahieren, würde der Antagonist sofort in die Lücke elongieren. Wieso gibt es dann Fälle, bei denen im Seitenzahnbereich sogar plötzlich eine Nonokklusion entsteht? In diesem Falle legt der Patient beim Schlucken die Zunge zwischen die Seitenzähne, denn er leidet an einer gestörten Schluckfunktion. Die Zunge ist hier stärker als die Okklusion, ja sogar stärker als die kontinuierliche Durchbruchskraft.

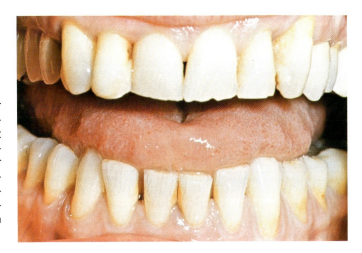

Abb. 20 Erkennen wir an der Zunge derartige Impressionen, so handelt es sich nicht um scharfe Zahn- oder Füllungskanten. Dies ist vielmehr ein Zeichen einer Parafunktion. Solange wir dieses Zungenpressen nicht ausschalten, bleibt auch die Okklusion nicht stabil.

Wir fordern eine präzise Okklusion mit Vielpunktkontakten in der RKP und mit einer Front-Eckzahn-Führung letztlich nicht zur statischen Stabilisierung der Zähne, sondern zur präzisen Orientierung der neuromuskulären Mechanismen.

Literatur

1. *Ackermann, F.*
   Le méchanisme des machoires. Masson, Paris 1953.
2. *Balters, W.*
   Neue Ergebnisse der Artikulationsforschung. Dtsch. Zahn-, Mund- und Kieferheilk. 3, 249 (1936).
3. *Balters, W.*
   Die Bedeutung der Funktion für den Bestand der Zähne. Dtsch. zahnärztl. Wschr. 39, 1154 (1936).
4. *Balkwill, J. H.*
   Die für das Kauen günstige Form und Aufstellung künstlicher Zähne (1866). Übersetzt und bearbeitet von L. Köhler. Zahnärztl. Rdsch. 38, 1931, 1978 (1929).
5. *Barrett, M. J.*
   Dental observations on Australian aborigines. Yuendumu, Central Australia, 1951—1952. Austral. J. Dent. 57, 127 (1953).
6. *Beyron, H. L.*
   Occlusal relations and mastication in Australian aborigines. Acta Odont. Scand. 10, 597 (1964).
7. *Beyron, H. L.*
   Optimal occlusion. Dent. Clin. N. Amer. 13, 537 (1969).
8. *Black, G. V.*
   Descriptive anatomy of the human teeth. 3. Aufl., Wilmington Dental Mfg., Philadelphia 1894.
9. *Blackwood, H. J. J.*
   Arthritis in the mandibular joint. Brit. dent. J. 115, 317 (1963).
10. *Brodie, A. G.*
    On the growth of the jaws and the eruption of the teeth. Angle Orthodont. 12, 109 (1942).
11. *Brown, T.*
    Physiology of the mandibular articulation. Austral. J. Dent. 10, Nr. 2 (1965).

12. *Campbell, T. B.*
 Observations on the teeth on Australian aborigines, River Diamentina, South Australia. The Aust. J. of Dent. 42, 121 (1938)

13. *D'Amico, A.*
 The canine teeth-normal functional relation of the natural teeth of man. J. Calif. dent. Ass. 26, 6, 49, 127, 175, 194, 239 (1958).

14. *Eichner, K.*
 Röntgenkinematographische Studien der Bewegungen des Kondylus zahnloser Patienten. Dtsch. zahnärztl. Z. 22, 251 (1967).

15. *Glickman, I., J. J. Pameijer, F. W. Roeber und M. A. M. Brion*
 Functional occlusion as revealed by miniaturrized radio transmitters. Dent. Clin. N. Amer. 13, 667 (1969).

16. *Gottlieb, B.,* und *B. Orban*
 Tissue changes in experimental traumatic occlusion with special reference to age and constitution. J. dent. Res. 11, 505 (1931).

17. *Gottlieb, B.,* und *B. Orban*
 Biology of investing structures of the teeth, in dental science and dental art. S. 136. Hrsg. von S. B. Gordon. Lea & Febinger, Philadelphia 1938.

18. *Gysi, A.*
 Masticating efficiency in natural and artifical teeth. Dent. Digest 21, 1, 69, 139, 207, 275, 431, 694 (1915).

19. *Gysi, A.*
 Studies on the leverage problem of the mandible. Dent. Digest 27, 74, 144 (1921).

20. *Häupl, K.*
 Funktionelle Reizgeschehen und Umbau in den Kiefergelenken unter physiologischen und pathologischen Bedingungen. Fortschr. Kiefer- und Gesichtschir., Bd. VI. Thieme, Stuttgart 1960.

21. *Hellmann, M.*
 The face and teeth of man (A study of growth and position). J. dent. Res. 9, 179 (1929).

22. *Hiltebrandt, C.*
 Die Unterkieferbewegungen und ihre Beziehung zum Kiefergelenk. Zahnärztl. Rdsch. 47, 942 (1938).

23. *Ingervall, B.*
 Tooth contacts on the functional and non-functional side in children and young adults. Arch. Oral Biol. 17, 191 (1972).

24. *Jankelson, B.*
 Physiology of human dental occlusion. J. Amer. dent. Ass. 50, 664 (1955).

25. *Jones, H. G.*
 The primary dentition in homo sapiens and the search for primitive features. Amer. J. Phys. Anthrop. 5, 251 (1947).

26. *Jung, F.*
 Die Elastizität der Skeletteile des Gebißsystems. Stoma 5, 74 (1952).

27. *Klaiber, B., S. Schreiber,* und *H. Geldreich*
 Die zahngeführten Lateralbewegungen. Dtsch. zahnärztl. Z. 32, 87 (1977).

28. *Leek, F. F.*
 Bite, attrition and associated oral conditions as seen in Ancient Egyptian skulls. J. Human Evolution 1, 289 (1972).

29. *Ludwig, P.*
 Funktionelle Kiefergelenkbelastung und Unterkiefer-Deformation. Med. Habil.-Schr., Erlangen/Nürnberg 1976.

30. *Marx, H.*
 Die funktionsbedingten elastischen Deformierungen der menschlichen Mandibula. Med. Habil.-Schr., Mainz 1967.

31. *Marx, H.*
 Zur Dynamik der aus der elastischen Kieferdeformierung stammenden Zahnbewegungen. Dtsch. zahnärztl. Z. 22, H. 11, 1310 (1967).

32. *McAdam, D. B.*
 Tooth loading and cuspal guidance in canine and group-function occlusions. J. prosth. Dent. 35, 283 (1976).

33. *Mehnert, H.*
 Die Condylektomie am Unterkiefer. Dtsch. zahnärztl. Z. 13, 378 (1958).

34. *Moffett, B. C.*
 The temporomandibular joint. Complete Prosthodontics. Hrsg. von J. J. Charry, 2. Aufl. McGraw Hill Book Co., New York 1968.

35. *Moffett, B. C., L. C. Johnson, J. B. McCabe* und *H. C. Askew*
 Articular remodeling in the adult human temporomandibular joint. Amer. J. Anat. 115, 119 (1964).

36. *Mongini, F.*
 Dental abrasion as a factor in remodeling of the mandibular condyle. Acta Anat. 92, 292 (1975).

37. *Motsch, A.*
Spannungsoptische Experimente zur funktionellen Anatomie des Unterkiefers. Med. Habil.-Schr., Freiburg 1965.

38. *Motsch, A.*
Funktionsorientierte Einschleiftechnik für das natürliche Gebiß. Hanser, München/Wien 1977.

39. *Nagao, M.*
Comparative studies of the curve of *Spee* in mammals, with a discussion of its relation to the form of the fossa mandibularis. J. dent. Res. 1, 159 (1919).

40. *Nairn, R. I.*
Maxillo-mandibular relations and aspects of occlusion. J. prosth. Dent. 31, 361 (1974).

41. *Orban, B.*
Oral histology and embryology. E. V. Mosby Co., St. Louis 1949.

42. *Pameijer, J. H., I. Glickman* und *F. W. Roeber*
Intraoral occlusal telemetry. III: Tooth contacts in chewing swallowing and Bruxism. J. Periodont. 40, 253 (1969).

43. *Picton, D. C. A.*
Distortion of the jaws during biting. Arch. oral Biol. 7, 573 (1962).

44. *Puff, A.*, und *Krause*
Röntgenkinematographische Untersuchungen am Kiefergelenk unter funktioneller Belastung. Dtsch. zahnärztl. Z. 20, 189 (1965).

45. *Saalfrank, K.*
Über die Elastizität des Kieferknochens in Abhängigkeit von dem Funktionszustand des Gebißsystems. Med. Diss., Mainz 1955.

46. *Scaife, R. R.*, und *J. E. Holt*
Natural occurence of cuspid guidance. J. prosth. Dent. 22, 225 (1969).

47. *Schweitzer, J. M.*
The vertical dimension. J. Amer. dent. Ass. 29, 419 (1942).

48. *Seward, F. S.*
Tooth attrition and the temporomandibular joint. Angle Orthodont. 46, 162 (1976).

49. *Shaw, D. H.*
Form and function in teeth, and a rational unifying principle applied to interpretation. Int. J. Orthodont. 10, 703 (1924).

50. *Smith, A. E.*, und *M. Robinson*
Mandibular function after condylectomy. J. Amer. dent. Ass. 46, 304 (1953).

51. *Stallard, H.*
The anterior component of the force of mastication and its significance to the dental apparatus. Dent. Cosmos 65, 457 (1923).

52. *Steinhardt, G.*
Untersuchungen über die Beanspruchung der Kiefergelenke und ihre geweblichen Folgen. Dtsch. Zahnheilk. H. 91, 1. Thieme, Leipzig 1934.

53. *Steinhardt, G.*
Bedeutung funktioneller Einflüsse für die Entwicklung und Formung des Kiefergelenks. Dtsch. Zahn-, Mund- und Kieferheilk. 3, 173 (1936).

54. *Steinhardt, G.*
Zur Belastung der Kiefergelenke. Zahnärztl. Rdsch. 48, 1121 (1939).

55. *Steinhardt, G.*
Über die gegenseitige Abhängigkeit zwischen Paradentium und Kiefergelenk beim Kauvorgang. Dtsch. zahnärztl. Z. 5, 1157 (1950).

56. *Steinhardt, G.*
Die Bedeutung funktioneller Einflüsse auf das jugendliche Kiefergelenk. Fortsch. Kieferorthop. 18, 296 (1957).

57. *Stillman, P. R.*, und *O. H. McCall*
Textbook of Clinical Periodontia. The Macmillan Co., New York 1922.

58. *Thielemann, K.*
Biomechanik der Paradentose. Herrmann Meusser, Leipzig 1938.

59. *Weinberg, L. A.*
The prevalence of tooth contact in eccentric movements of the jaw: its clinical implication. J. Amer. dent. Ass. 62, 402 (1961).

60. *Weinberg, L. A.*
A cinematic study of centric and eccentric occlusions. J. prosth. Dent. 14, 290 (1964).

61. *Wetzel, G.*
Versuche und Beobachtungen zur Schädelstatik. Z. Anat. Entw.-Gesch. 76, 261 (1925).

62. *Winkler, R.*
Über den funktionellen Bau des Unterkiefers. Z. Stomat. 19, 403 (1921).

Die Vorbehandlung des funktionsgestörten Kauorgans mit Schienen

A. Motsch

1. Vorbemerkungen

Die Definition und die Bezeichnung für eine Schiene ist nicht einheitlich. Man spricht von „Aufbißbehelfen", „Bißplatten", „Bißführungsschienen" und „Okklusionsschienen". Ich wähle hier den Begriff „Okklusionsschiene".
Als erster benutzte *Karolyi* schon um 1900 eine Art Schiene zur Behandlung von Bruxismus. Einmal einen Bißblock in Form einer Aufbißkappe aus Gold nur für eine Seite am Unterkiefer über einen Molaren und einen Prämolaren, die nur nachts getragen wurde. Er benutzte aber auch damals bereits okklusale Schienen aus Kautschuk.
Durch zahlreiche klinische experimentelle Untersuchungen mit Hilfe der Elektromyographie ist bewiesen, daß okklusale Interferenzen Hyperaktivitäten in der Muskulatur des stomatognathen Systems verursachen, die zu Bruxismus wie Pressen und Knirschen und zu orofazialen Dyskinesien führen und ebenso Parafunktionen der Zunge und anderer Weichteile auslösen können.
Die Folgen sind Destruktion der Okklusion und Fehlhaltungen des Unterkiefers. Aus der Literatur wissen wir, daß für ein wohlkoordiniertes Kaubewegungsmuster die Qualität der Okklusion von großer Bedeutung ist. Das heißt also, Personen mit gut funktionierenden Okklusionen zeigen auch reguläre und koordinierte Kaubewegungen (*Beyron* 1964; *Ahlgren* 1966).
Bei einer gestörten Okklusion hingegen sind irreguläre Kaumusterbewegungen vorherrschend, vor allem bei Patienten mit Kiefergelenkbeschwerden (*Hildebrand* 1931; *Beyron* 1964; *Ahlgren* 1966). Durch die grundlegenden Untersuchungen von *Kawamura* (1964) wissen wir heute sehr viel über die reflektorischen Steuerungsmechanismen des Kauvorganges. Wir wissen auch, daß Okklusionsschienen die durch okklusale Störungen eingefahrenen atypischen Reflexbögen unterbrechen können, weil sie die störenden Impulse der okklusalen Interferenz ausschalten.
Es wird dadurch eine Entspannung der Kaumuskulatur eingeleitet, und dysfunktionelle Muskelkräfte werden verringert (*Jarabak* 1956). Bei richtiger Anwendung der Okklusionsschiene können somit Bruxismus wie Pressen und Knirschen und andere parafunktionell-exzentrische Bewegungen nach und nach abgebaut werden.
Durch die Herabsetzung des überhöhten Muskeltonus, die Verringerung der überstarken Muskelkräfte und durch die Umprogrammierung der falschen Führung wird dem Unterkiefer ermöglicht, wieder

seine normale und physiologische Position und Funktion zu finden. Das aus dem funktionellen Gleichgewicht geratene Kausystem kann so wieder eine Harmonie erreichen, so daß die Kondylen nicht mehr in eine traumatische Position gedrängt werden und damit auch die Schmerzen nachlassen.

Das Ziel, das also mit solchen Okklusionsschienen angestrebt wird, ist vor allem die harmonische Muskelfunktion und Koordination der Start- und Zielpositionen der Kondylen in der RKP ohne Fehlbelastung der Gewebe, so daß schließlich die pathologisch veränderte Okklusion durch Einschleifen oder Rekonstruktion in eine mit der RKP und dann auch mit der muskulären Position identischen neuen IKP orientiert werden kann. Alle Positionen sind dann identisch.

a) Aufgaben der Okklusionsschienen

Welche Aufgaben haben also die Schienen? Sie sollen okklusale Interferenzen ausschalten, sie sollen die Kiefergelenke entlasten, die Muskulatur entspannen und übermäßige Belastungen der Zähne durch zentrischen (Pressen) und exzentrischen Bruxismus (Knirschen und Reiben) ausschalten. Mit Schienen sollen auch parafunktionelle Exkursionsbewegungen bei orofazialen Dyskinesien limitiert werden.

Damit sind aber auch gewisse Forderungen an die Schiene gestellt. Die zwangsläufig mit der Schiene erhöhte Vertikaldistanz muß vom Patienten noch akzeptiert werden; sie darf auf keinen Fall die Ruhelage auch bei kleinstem Sprechabstand sperren. Dann dürfen Sprechen und Schlucken nicht behindert werden. Die Lippen sollen auch leicht geschlossen werden können. Die Wangenschleimhaut und die Zunge dürfen nicht irritiert werden, wir können sonst Parafunktionen in Gang setzen. Die Okklusionsschiene selbst darf also auch kein Anlaß für Parafunktionen sein. Die Forderung, daß möglichst das Aussehen des Patienten nicht beeinträchtigt wird, ist ein weiteres Problem. Sehr wichtig und oft vergessen wird auch eine ganz andere Anforderung an die Schiene: Sie darf die Position der Zähne und die Zahnstellung nicht ändern. Und dennoch, trotz aller Vorsicht, ist diese letzte Forderung nicht voll zu erfüllen. Gewisse, wenn auch minimale Änderungen in der Zahnstellung sind immer die Folge. Sie können dies leicht selbst feststellen: Wenn Sie vor dem Einsetzen einer Okklusionsschiene von beiden Zahnbögen für die Höckerpositionen einen Gipsschlüssel anfertigen und mit diesem Gipsschlüssel später nach der Schienenbehandlung die Position der Zähne kontrollieren, werden Sie gewisse Positionsänderungen feststellen müssen. *O'Leary* und seine Mitarbeiter (1966) wiesen zudem nach, daß sich nach längerem Tragen einer Schiene die Zähne auch lockern.

Dies sind unangenehme Erkenntnisse, die uns zwingen, daran zu denken, daß wir nach Abnehmen der Schiene okklusale Kontakte markieren können, die unter Umständen für das Einschleifen unrealistisch sind. Auch ein zentrisches Registrat stimmt nicht exakt, wenn wir die Modelle einige Wochen vorher angefertigt haben.

b) Indikation einer Okklusionsschiene

a) Als diagnostische Maßnahme, wenn die Beschwerden differentialdiagnostisch analysiert werden, um eindeutig die Okklusion als Ursache zu objektivieren.

b) Auch wenn keine Befunde erhoben werden können, weder mit der klinischen Funktionsanalyse noch mit der instrumentellen Okklusionsanalyse, sollte vor einer Einschleiftherapie oder einer umfangreichen Rekonstruktion eine Vorbehandlung mit einer Okklusionsschiene durchgeführt werden. Nicht selten findet man dann doch eine genauere und besser reproduzierbare Zentrik.
Unsere Erfahrungen mit dieser Indikation der Vorbehandlung zeigten in vielen Fällen drastisch, daß die nicht genau reproduzierbare Achsenlokalisation oder zentrische Bißnahme doch in einer Funktionsstörung begründet war, die nicht erkannt wurde.

c) Bei Myoarthropathie, Parafunktionen wie zentrischem oder exzentrischem Bruxismus und orofazialen Dyskinesien.

d) Bei akuten und entzündlichen Kiefergelenkerkrankungen als Entlastung bei funktioneller Beanspruchung.

e) Bei chronisch degenerativen und irreparablen Veränderungen in den Kiefergelenken; in diesen Fällen können die Schmerzen doch erheblich gelindert werden. Allerdings gibt es hier Fälle, bei denen die Schiene dauernd nachts getragen werden muß, da eine Kausaltherapie nicht mehr möglich ist.

f) Wenn umfangreiche prothetische Rekonstruktionen in Verbindung mit einer Lageänderung des Unterkiefers vorgesehen sind, z.B. vor einer Bißhebung.

Hierzu wird die Okklusionsschiene in der vorgesehenen neuen Unterkieferlage im Artikulator hergestellt, so daß damit die neue Haltung auf ihre neuromuskuläre Toleranz und Verträglichkeit hin getestet werden kann.
Nach einer Tragezeit von mehreren Wochen kann bei subjektiver und objektiver Beschwerdefreiheit angenommen werden, daß die neue Bißlage toleriert werden wird.

2. Diskussion der verschiedenen Schienentypen und Methoden der Vorbehandlung

Ramfjord und *Ash* (1968) unterscheiden zwischen „Bißplatten" (*Hawley* 1919; *Sved* 1944) und „okklusalen Schienen".
Diese Unterscheidung erscheint mir sehr sinnvoll, so daß die verschiedenen Methoden nicht chronologisch, sondern entsprechend der grundsätzlich verschiedenen Funktion abgehandelt werden sollen.

a) Bißplatten – auch Relaxierungsschienen genannt

Verstärkte isometrische Kontraktionen der Kaumuskeln kommen vor allem beim Leerschlucken zustande, wie von vielen Seiten berichtet wurde. Diese verstärkte isometrische Kontraktion führt höchstwahrscheinlich zu potentiellen Fehlbelastungen der Kiefergelenke, was durch elektromyographische Untersuchungen glaubhaft belegt wird (*Moyers* 1950; *Greenfield* und *Wyke* 1956; *Jarabak* 1956, 1957; *Perry* 1957; *Kraft* 1963; *Schulte* 1966 u.a.).
Kawamura (1964) konnte zeigen, daß

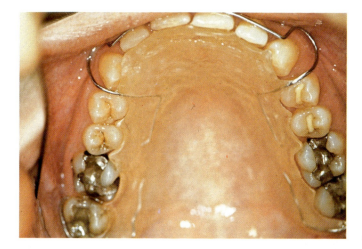

Abbildung 1a

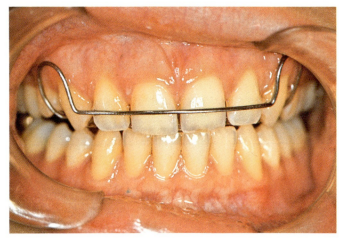

Abbildung 1b

zwischen der Größe und Anzahl der okklusalen Interferenzen einerseits und der isometrischen Kontraktion der Muskulatur andererseits eine bestimmte Proportionalität besteht. Somit muß eine Reduktion der Kontaktfläche auch eine Reduktion der Muskelkontraktionen ergeben, behauptet *Schulte* (1966).

Den Bißplatten vom Typ Relaxierungsschiene ist deshalb gemeinsam, daß die Größe der okkludierenden Kauflächen auf ein Minimum reduziert wird. Nur frontal ist ein Aufbiß angelegt, die Seitenzähne stehen außer Kontakt, und der okklusale Trigger wird dadurch verringert bzw. ausgeschaltet. Unerwünschte neuromuskuläre Aktivitäten werden auf diese Weise unterbrochen.

1. Die Platte nach Hawley (1919)
(Abb. 1 a und b)

Eine einfache Gaumenplatte aus Kunststoff mit Retentionsklammern im Molarengebiet auf jeder Seite des Zahnbogens besitzt nur für die unteren Frontzähne hinter den oberen Frontzähnen einen Aufbiß. Dieser Fronttisch erhöht den Biß so weit, daß die Seitenzähne bei allen Exkursionsbewegungen außer Kontakt sind und der Unterkiefer mit den unteren Frontzähnen bei Lateral- und Protrusionsbewegungen auf dem Führungsplateau gleiten kann.

Diese Platte neigt dazu, die oberen Frontzähne nach labial vorzudrängen. Deshalb wurde in einer Modifikation ein labialer Drahtbogen angebracht, ein sogenannter *Hawley*-Retainer.

Durch diese Platte kann das marginale Parodontium palatinal an den oberen Frontzähnen traumatisiert werden (*Ramfjord* und *Ash* 1968).

2. Die Platte nach Sved (1944, 1953)
(Abb. 2 a bis c)

Sved entwickelte eine Modifikation der *Hawley*-Platte. Um das Abdrängen der oberen Frontzähne nach labial zu verhindern, extendiert er den Kunststoff über die Schneidekanten der oberen Frontzähne.

Auch *Immenkamp* (1966) beschrieb eine Platte mit frontalem Aufbiß, ähnlich der von *Hawley* und *Sved*.

Sie unterscheidet sich im Prinzip nur im Ausmaß des frontalen Führungstisches, indem er nur für die unteren Eckzähne einen punktförmigen Aufbiß anlegt.

3. Der Interceptor nach Schulte (1966, 1967)

Schulte entwickelte in Anlehnung an die Platte von *Immenkamp* eine spezielle Methode eines Aufbisses im vorderen Bereich des Gebisses: Durch eine übergreifende Klammer zwischen den Eckzähnen und Prämolaren wird über einen punktförmigen Kontakt zu den distalen Höckerabhängen der unteren ersten Prämolaren die Okklusion desorientiert.

4. Der Frontzahn-Jig von Lucia (1964)

Kann der Patient die retrale Kontaktposition weder aktiv selbst noch passiv durch Führung des Unterkiefers durch den Behandler einnehmen und führt auch die temporäre neuromuskuläre Desorientierung mit Watterollen nicht zum Ziel, dann empfiehlt *Lucia* die Anwendung eines Frontzahnreiters (Jig): Im Bereich der mittleren oberen Schneidezähne wird an dem Oberkiefermodell im Artikulator oder im Mund direkt aus Palavit-G eine Schiene angefertigt, die wie eine schiefe Ebene funktioniert. Dabei sollen möglichst sämtliche unteren Frontzähne den Kunststoffblock gleichzeitig und gleichmäßig berühren, und im Seitenzahnbereich soll eine ausreichende Disklusion gewährleistet sein. Der Patient soll nur einige Minuten mit dem Unterkiefer gegen diese schiefe Ebene gleiten.

Doch *Long* (1973) warnt zu Recht, daß mit diesem Jig vor allem bei starkem vertikalem Überbiß die Kondylen nach hinten unten abgedrängt werden könnten.

Kritik der Relaxierungsplatten

Der Nachteil aller dieser Bißplatten, die im Seitenzahnbereich die Kauflächen nicht bedecken und die Schneidekanten der Frontzähne nicht erfassen, besteht darin, daß die Zähne orthodontisch bewegt werden können. So können die Seitenzähne mit der Zeit extrudieren. Deshalb dürfen diese Platten nicht über längere Zeit getragen werden.

Außerdem kann durch diese Art von Bißplatten eine Kompression der Gelen-

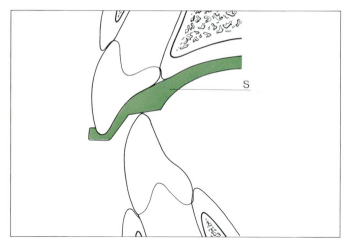

Abb. 2a Bißplatte nach *Sved* (1944).

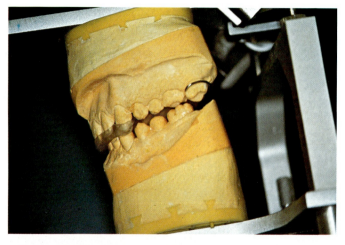

Abbildung 2b

Abbildung 2c

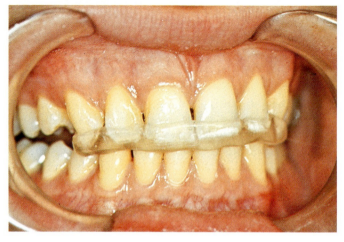

Abb. 2a bis c Bißplatte nach *Sved* (1944, 1953) zur Relaxierung.

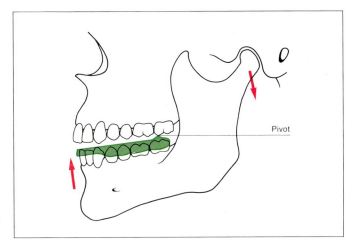

Abb. 3 Pivotplatte nach *Sears* (1956).

ke oder Dorsalverlagerung der Kondylen zustande kommen.

Die meisten Autoren sind sich heute einig, daß die an eine Schiene gestellten Forderungen nur erfüllt werden können, wenn sämtliche Kauflächen überdeckt und die Zähne auch bukkal und labial erfaßt werden.

Nur diese Art von Schienen kann unerwünschte Zahnwanderungen weitgehend verhindern und somit über längere Zeiten getragen werden.

b) Pivotplatte nach Sears (1956)
(Abb. 3)

Die Pivotplatte nach *Sears* (1956) hat den Zweck, mit bilateralen Onlays auf den unteren Seitenzähnen den Biß zu erhöhen oder durch bilaterale Pivotkontakte nur im Bereich der Molaren die Kiefergelenke zu entlasten.

Früher wurden derartige Onlayschienen aus Metall angefertigt und oft auch fest zementiert. Noch heute empfiehlt *Gerber* diese Methode bei einer Kompression der Gelenke. Heute wird im allgemeinen das Hypomochlion auf einer abnehmbaren Schiene angebracht. Man will damit bei Diskussubluxationen den Gelenkraum kurzfristig öffnen, damit der Diskus wieder auf dem Kondylus zurückgleiten kann.

Bilaterale posteriore Onlays können zeitweilig eine Erleichterung der Symptome bei Bruxismus, Muskel- oder Gelenkschmerzen herbeiführen. Dieses Phänomen kann man jedoch bei jeder Schienen- oder Plattenart anfänglich beobachten, da mit allen Methoden okklusale Interferenzen als Triggerfaktoren zunächst ausgeschaltet werden.

Kritik der Pivotplatten

Nach den klinischen Erfahrungen können diese Pivotplatten oder Onlayschienen eine Intrusion der überkappten Zähne und eine Extrusion der anderen, vor allem der Frontzähne verursachen. Dadurch entstehen neue okklusale Interferenzen. *Ramfjord* und *Ash* (1968) kritisieren: „Das gebräuchliche Verfahren, für Patienten mit Kiefergelenkarthritis und damit verbundenen Störungen biß-

Die Vorbehandlung des funktionsgestörten Kauorgans mit Schienen

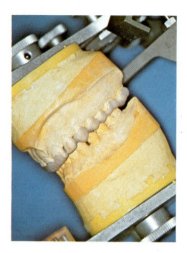
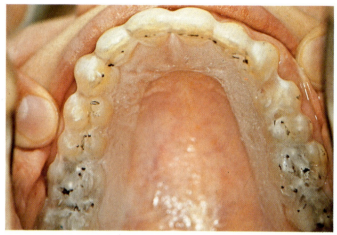

Abb. 4a und Abb. 4b

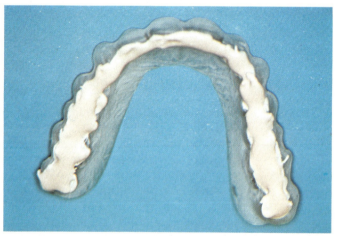

Abbildung 4c

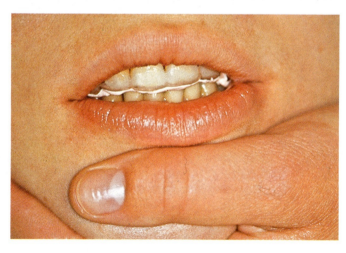

Abbildung 4d

Diskussion der verschiedenen Schienentypen und Methoden der Vorbehandlung

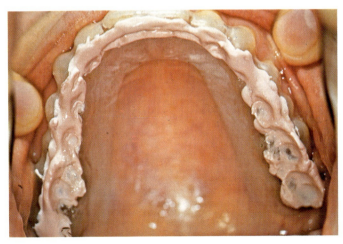

Abbildung 4e

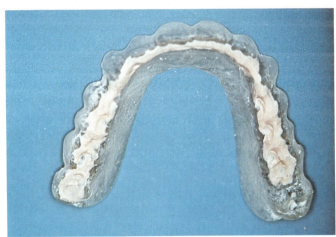

Abbildung 4f

Abb. 4a bis f   Modifizierte *Drum*-Schiene.

erhöhende Onlays im Molaren- und Prämolarenbereich zu konstruieren, sollte endgültig aufgegeben werden. Diese Konstruktionen führen gewöhnlich zur Intrusion der Backenzähne und zur Extrusion der Frontzähne und zu einer Verstümmelung der Okklusion, wenn die Onlays herausgenommen werden."

c) Einfache okklusale Aufbißschienen

1. Miniplast-Schiene nach Drum (1966)

Mit Tiefziehfolie wird im Unterkiefer eine einfache Aufbißschiene angefertigt, die im Mund so eingeschliffen und korrigiert wird, daß in der habituellen Okklusion alle antagonistischen Höcker gleichmäßigen Kontakt aufweisen.
Für Exkursionsbewegungen ist diese Schiene nicht ausgelegt.

2. Modifizierte Drum-Schiene (Göttingen) (Abb. 4a bis f)

Im Oberkiefer wird nach dem Tiefziehverfahren oder aus Kaltpolymerisat eine okklusale Schiene hergestellt, die am besten im Artikulator an gelenkbezüglich orientierten Modellen in der unforciert einstellbaren RKP orientiert wird (Abb. 4 a).

Diese Schiene wird im Mund so korrigiert, daß für alle Antagonisten gleichmäßige okklusale Kontakte entstehen.

Besser und zweckmäßiger ist jedoch die Korrektur der Kontakte mit selbsthärtendem Kunststoff. Dabei wird folgendermaßen vorgegangen: Nach grober Korrektur der okklusalen Kontakte im Mund (Abb. 4b) wird im Bereich des Okklusionsfeldes Kunststoff aufgetragen (Abb. 4c).

Der Patient soll nun – ausgehend von der momentanen Zentrik – unforciert Öffnungs- und Schließbewegungen ausführen, bis der Kunststoff ausgehärtet ist (Abb. 4 d und e).

Danach werden die Impressionen so beschliffen, daß nur noch die Kontakte für die tragenden zentrischen Höcker der Antagonisten erhalten bleiben (Abb. 4 f).

Diese Schienenart ist vor allem in der Parodontologie angezeigt, aber auch als „Einstieg" für die Behandlung einer Myoarthropathie.

Schon kurze Zeit nach dem Tragen dieser Schiene nimmt nachweisbar der Muskeltonus ab. Es ist zweckmäßig, nach einiger Zeit die Korrektur der zentrischen Kontakte mit Kunststoff zu wiederholen, da oft schon nach kurzer Zeit eine Verbesserung der Unterkiefer- oder vielmehr der Kondylenlage zustande kommt.

Zur Behandlung einer Myoarthropathie sollte man jedoch möglichst bald auf eine Michigan-Schiene oder eine Shore-Platte übergehen, da mit dieser Schiene Exkursionsbewegungen nicht berücksichtigt werden.

Die früher geübte Methode, mit einer Schiene den Biß zu sperren und den Unterkiefer in eine ventrale Einstellung zu bringen, oft bis zum Schneidekantenkontakt, um die Gelenke zu entlasten, wird heute nur noch bei einer Dorsalverlagerung der Kondylen angewendet (*Kubein, Stachniss* und *Krüger*).

Das Ziel ist heute neben der Muskelentspannung, dem Diskus den physiologisch-funktionellen Raum wieder zu sichern und die Kondylen in der physiologischen RKP zu stabilisieren.

3. Aufbißschienen aus weichbleibendem Material

Matthews (1942) beschrieb eine Schiene aus weichbleibendem Kunststoff oder Latexgummi. Eine Modifikation dieser weichbleibenden Schiene ist die *Kesling*-Schiene (1946). Diese Schienen sollen durch das weiche Material die propriozeptive Empfindlichkeit der Zähne herabsetzen und so den Bruxismus ausschalten.

Nachteilig ist jedoch, daß die Okklusion der Schiene sehr ungenaue Kontaktbeziehungen aufweist, die nicht korrigiert werden können, und daß die Patienten diese Schiene erfahrungsgemäß in kurzer Zeit zerbeißen.

d) Die Michigan-Schiene nach Ramfjord und Ash (1968) (Abb. 5)

Das Prinzip: Eine Schiene im Oberkiefer mit dominanter Eckzahnführung ermöglicht dem Unterkiefer ungehinderte Bewegungen aus einer „Schienenzentrik", wobei die Seitenzähne mindestens 0,5 mm diskludieren und bei der Protrusion auch die unteren Zähne 1 und 2 durch die dominante Eckzahnführung um 0,5 mm außer Kontakt gesetzt werden.

Diskussion der verschiedenen Schienentypen und Methoden der Vorbehandlung

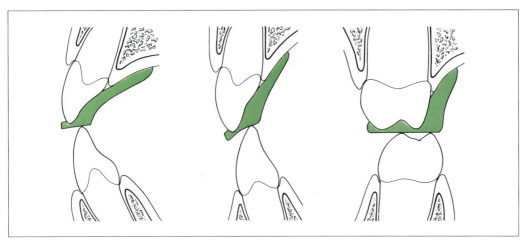

Abb. 5a Vielpunktkontaktabstützung im oberen Seitenzahnbereich.

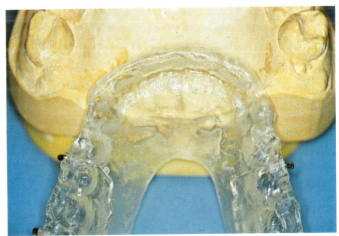

Abbildung 5b

Abbildung 5c

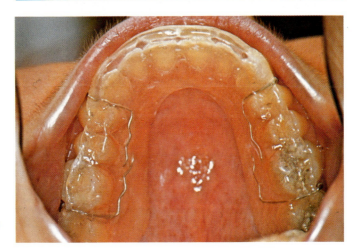

Abb. 5 Michigan-Schiene nach *Ramfjord* und *Ash* (1968).

Die Vorbehandlung des funktionsgestörten Kauorgans mit Schienen

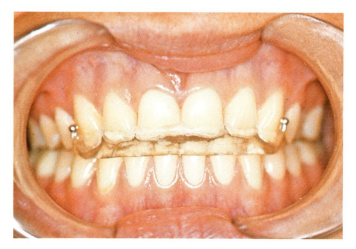

Abb. 5d   Schiene in zentrischer Position.

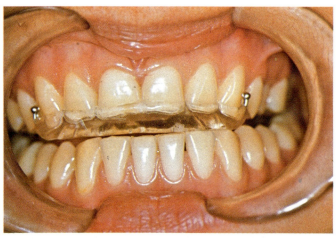

Abbildung 5e

Abbildung 5f

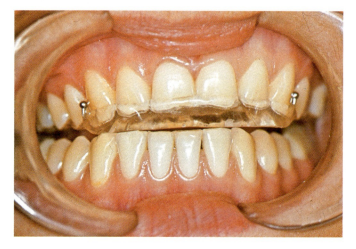

Abb. 5e und f   Die Eckzahnführung der Schiene.

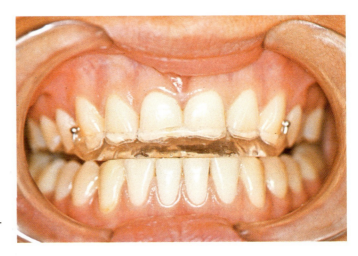

Abb. 5g   Die Protusionsführung der Schiene.

Für die zentrischen Höcker der unteren Seitenzähne ist im oberen Seitenzahnbereich eine glatte okklusale Fläche für eine Vielpunktkontaktabstützung angelegt (Abb. 5 a).
Wichtig ist die Anlage einer horizontalen Exkursionsfreiheit für ein Kontaktgleiten in einem Bereich von etwa 0,5 × 0,5 mm als okklusales Gleitfeld, bis die Eckzahnführung die Seitenzähne und Frontzähne diskludiert.
Auf diese Weise kann im Spielbereich dieser „Schienenzentrik" auf dem okklusalen Plateau im Seitenzahn- und Frontzahnbereich auch eine Retralbewegung bis zu 1 mm durchgeführt werden, um eine Rückverlagerung des Unterkiefers in die physiologische RKP zu gewährleisten.
Diese Schiene wird aus glasklarem heißpolymerisiertem Kunststoff für den Oberkiefer angefertigt. Wir verwenden im allgemeinen ein Autopolymerisat. In einfachen Fällen, bei denen die Schiene voraussichtlich nicht längere Zeit getragen werden muß, verwenden wir als Basis eine einfache tiefgezogene Schiene, die dann allerdings neben dem Front-Eckzahn-Führungsteil auch im Bereich der Seitenzähne mit Kunststoff korrigiert und aufgebaut wird.
Nach einer Modifikation von *Ash* (1976) werden im Seitenzahnbereich der Schiene die Kauflächen der unteren Seitenzähne abgeformt, wobei ebenfalls eine „Schienenzentrik" mit einem Gleitfeld von 0,5 × 0,5 mm eingebaut wird, so daß bei seitlichen Exkursionen und Retralbewegungen die Zähne des Unterkiefers im Bereich der horizontalen Zentrikfreiheit abgestützt bleiben und erst durch die Eckzahnführung von der Schiene abheben.
Diese Michigan-Schiene wird im Artikulator hergestellt und im Mund nochmals sorgfältig eingeschliffen.
Statt dem Einschleifen im Mund bevorzugen wir die Korrektur der okklusalen Kontakte mit Autopolymerisat, denn das Einschleifen ist schwieriger, zeitraubend und ungenauer.
Spirgi und Mitarbeiter (1977) bezeichnen die Michigan-Schiene als „totale Befreiungsschiene der Okklusion" („Gouttière totale libération occlusale") und modellieren sie im *Hanau*-Artikulator zuerst in

Wachs. Dann wird sie aus Kunststoff heißpolymerisiert und ebenfalls im Mund eingeschliffen.

Nach einigen Tagen Tragezeit soll die Michigan-Schiene kontrolliert und auf Schleifspuren und Ungenauigkeiten hin untersucht werden. Wichtig ist, daß die beschliffenen Stellen sorgfältig nachpoliert werden, denn selbst kleinste Rauhigkeiten können Parafunktionen induzieren.

Diese Schiene bezweckt die Elimination okklusaler Interferenzen und die Stabilisierung der Okklusion bei maximalem Kieferschluß in der RKP. Sie ist auch ein geeignetes differentialdiagnostisches Hilfsmittel.

Besteht über zwei bis drei Sitzungen eine stabile Position des Unterkiefers in der RKP, was mit Hilfe einer Gelenkröntgenaufnahme überprüft werden sollte, und besteht völlige Beschwerdefreiheit der Muskeln und Gelenke, so kann die instrumentelle Okklusionsanalyse als Grundlage der erforderlichen therapeutischen Maßnahmen vorgenommen werden.

Kritik der Michigan-Schiene

Der Vorteil ist, daß bereits das Eckzahnführungsprinzip mit Disklusion der Seitenzähne vorgegeben wird. Diese Schiene ist, vor allem heißpolymerisiert, sehr stabil und kann längere Zeit ohne gravierende Abnutzung getragen werden.

Der Nachteil ist nach unserer Erfahrung die sogenannte „Schienenzentrik" bzw. das okklusale Gleitfeld, womit ein gewisser therapeutischer Effekt versucht wird. Dieses Gleitfeld ist für eine Umprogrammierung einer Fehlhaltung des Unterkiefers in vielen Fällen jedoch zu eng, vor allem bei extremer Verlagerung der Kondylen. Nach unseren Erfahrungen ist es günstiger, vorher mit Hilfe der Gelenkröntgenanalyse im Artikulator die Zentrik einzustellen und danach die Schiene zu konstruieren (*Kubein* und Mitarbeiter, *Stachniss* und Mitarbeiter).

In vielen Fällen bevorzugen wir auch die Anwendung der Kaupfadplatte nach *Shore* (1959, 1967) in modifizierter Form, bis die Muskeln entspannt und die Kondylen einigermaßen sicher in die physiologische RKP zurückprogrammiert sind. Danach setzen wir die Michigan-Schiene ein, doch ohne okklusales Gleitfeld, zur Stabilisierung der RKP und zum Test der Eckzahnführung. Wir erweitern dann die reine Eckzahnführung zu einer Front-Eckzahn-Führung, wie wir sie im natürlichen Gebiß als ideal ansehen (Abb. 5b bis g).

Bei Kontrollen korrigieren wir grundsätzlich mit Autopolymerisat, da uns das Einschleifen zu ungenau erscheint.

e) Therapeutisch wirksame Schienen und Methoden

Die bisher abgehandelten Aufbißplatten und Schienen sind im Prinzip so konstruiert, daß durch Ausschaltung der okklusalen Interferenzen die Schmerzen relativ rasch herabgesetzt oder gar zum Verschwinden gebracht werden. Bei einer Dorsalverlagerung der Kondylen bleibt dieser Effekt jedoch meist aus.

In gewissem Sinne wirken diese Schienen indirekt auch therapeutisch, denn die Muskelspasmen lösen sich allmählich, und die Limitierungen der Gelenke lassen nach.

Nach unseren Beobachtungen erzielt man mit diesen Schienen oft jedoch keine vollständige Relaxierung, und die Muskelspasmen werden nicht völlig aufgelöst. Deshalb müssen diese Schienen

in ihrer Kieferrelation in bestimmten Abständen korrigiert und umprogrammiert werden.
Die Forderung an therapeutisch wirksame Schienen lautet deshalb: Die Schiene soll so konstruiert sein, daß der Unterkiefer ohne Widerstand in dem Maße, wie sich die Muskeln entspannen, die physiologische Position der Kondylen in ihren Gelenkgruben findet und nach und nach langsam in die Zentrik bzw. RKP wandert.

1. Schiene nach Gerber (1966)

Gerber empfiehlt nach dem „Dreibeinprinzip" die Zentrierung der Kiefergelenke durch eine Stützstiftregistrierung mit anschließender Montage der Modelle im Kondylator. Die Schiene wird dann als Aufbißplatte vollbalanciert für den Unterkiefer hergestellt.
Die intraorale Stützstiftregistrierung ermöglicht neben der Zentrierung der Gelenke durch Ausschalten okklusaler Interferenzen die visuelle Kontrolle der registrierten Unterkieferbewegung.
Gerber stellt dann mit Hilfe eines Röntgenbildes der Kiefergelenke am Stützstift eine „therapeutische" Unterkieferposition ein, meist leicht ventral.
Zuvor kontrolliert er am Artikulator mit Hilfe des Kontrollsockels die Kondylenverlagerung in der habituellen Okklusion. Die im Tiefziehverfahren hergestellte Unterkieferschiene wird dann im Artikulator so eingeschliffen, daß in allen Okklusionsstellungen gleichmäßiger Kontakt mit den Antagonisten gewährleistet ist, wobei der Kontrollsockel das Ergebnis dann kontrollieren und objektivieren kann.

Kritik der Gerber-Schiene

Mit Schienen am Unterkiefer besteht grundsätzlich die Gefahr, daß die oberen Frontzähne orthodontisch mobilisiert werden. Unterkieferschienen sind außerdem nicht so stabil und bruchsicher wie Schienen für den Oberkiefer.
Gerber manipuliert die Zentrik, wenn auch auf einigermaßen physiologische Weise. Die Kontrolle und Justierung der Kondylenpositionen im Artikulator mit Hilfe von Gelenkröntgenaufnahmen ist äußerst schwierig – vor allem wenn man exakte Meßwerte errechnen will (*Stachniss* und Mitarbeiter).

2. Kaupfadplatte, nach Shore (1959, 1967) modifiziert

Die von *Shore* (1959, 1967) angegebene Schiene, von *Kobes* (1969) „Kaupfadplatte" genannt, hat sich an unserer Klinik als therapeutisch besonders wirksam erwiesen. Allerdings haben wir das ursprüngliche Konzept von *Shore* etwas modifiziert. Zunächst wird im Oberkiefer eine einfache Schiene hergestellt, die sämtliche Kauflächen erfaßt. Für die unteren Frontzähne wird im Bereich der oberen Front ein Plateau aus Kunststoff als Gleitfeld aufgebaut, so daß bei allen Exkursionsbewegungen im Seitenzahnbereich eine minimale Disklusion gewährleistet ist. Die unteren Zähne werden mit Vaselineöl isoliert, und im Okklusionsbereich wird die Schiene mit selbstpolymerisierendem Kunststoff beschickt (Abb. 6a).
Der Patient führt nun aktiv und passiv – vom Behandler geleitet – langsam sämtliche Exkursionsbewegungen durch, so daß ähnlich der FGP-Technik im Sinne einer Kaupfadplatte (*Kobes* 1969) das Bewegungsmuster der Okklusion in Kunststoff fixiert wird (Abb. 6 b bis d).
Dadurch ist der Unterkiefer in sämtlichen Exkursionspositionen vollbalan-

Die Vorbehandlung des funktionsgestörten Kauorgans mit Schienen

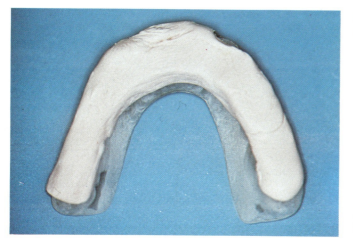

Abb. 6 a bis e   Die Kaupfadplatte nach *Shore* (1959, 1967).

Abb. 6a   Basisschiene mit TMJ-Kunststoff beschickt.

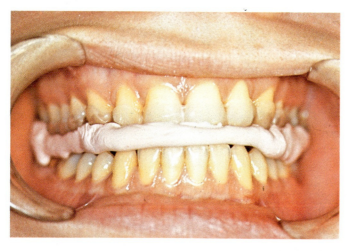

Abbildung 6b

Abbildung 6c

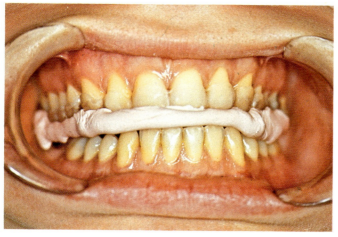

Abb. 6b und c   Der Patient führt sämtliche Exkursionsbewegungen durch, bis der Kunststoff erhärtet ist.

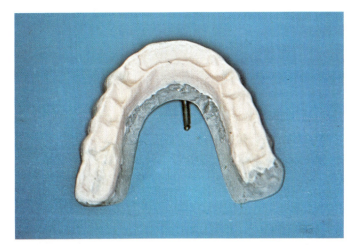

Abb. 6d Das im Kunststoff fixierte Bewegungsmuster der Okklusion.

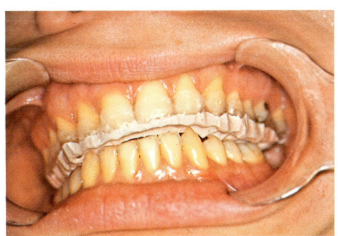

Abb. 6e Die fertige *Shore*-Schiene in situ.

ciert abgestützt, und die Muskulatur kann sich nach und nach entspannen (Abb. 6 e).

Je nach Schwere des Falles entspricht nach einer gewissen Tragezeit aufgrund der zunehmenden Harmonisierung der Muskelfunktion das Kaupfadprogramm der Schiene nicht mehr ganz dem Bewegungsmuster des Unterkiefers. Der Patient berichtet, die Schiene würde nicht mehr „passen".

Sobald dieser Effekt eintritt, wird das Kaupfadrelief abgefräst und entsprechend dem verbesserten Bewegungsmuster des Unterkiefers neu eingefahren.

In einigen Fällen konnten wir während der Behandlung mit dieser Schiene feststellen, daß der Patient rückläufig die unterschiedlichen, anamnestisch festgestellten Beschwerden kurzzeitig wieder erleidet. Dies ist ein Zeichen dafür, daß sich das Krankheitsbild stufenweise wieder zurückbildet.

Am Ende der Behandlung, die unter Umständen mehrere Monate dauern kann, ist der Patient beschwerdefrei, und die Kondylen stehen wieder ideal physiologisch zentriert. Allerdings stimmt dann die Okklusion nicht mehr.

Wir konnten auch feststellen, daß Patienten mit Kiefergelenkbeschwerden und einer extrem pathologischen pantographischen Aufzeichnung nach konsequenter Behandlung mit dieser Schiene und nach Abklingen der Beschwerden eine nahezu ideale pantographische Aufzeichnung bieten.

Eine initiale gerade *Bennett*-Shift, bevor die Seitbewegung des Unterkiefers einsetzt, konnte bei jüngeren Patienten mit Gelenkbeschwerden durch diese Schienenbehandlung zum Verschwinden gebracht werden: Die terminale Scharnierachse war dann allerdings nach oben und in vielen Fällen auch etwas nach vorne, seltener nach hinten verlagert.

Dieses Phänomen ist für uns der Beweis, daß bei jungen Menschen eine größere initiale *Bennett*-Shift pathologisch ist und eine Pseudozentrik darstellt.

Diese Erfahrungen weisen darauf hin, daß im Grunde genommen vor jeder größeren Rekonstruktion des natürlichen Gebisses eine Vorbehandlung mit einer Schiene durchgeführt werden sollte.

Kritik der Shore-Schiene

In einigen Fällen mußten wir leider feststellen, daß durch zu langes Tragen dieser Schiene die Patienten extreme Exkursionsbewegungen des Unterkiefers „lernen" und zu Parafunktionen verleitet werden können.

3. Schiene mit Frontschild
(Abb. 7)

Bei Patienten mit extremen Parafunktionen und orofazialen Dyskinesien verwenden wir eine spezielle Schiene.

Auf einer einfachen, durch Einschleifen in der Okklusion korrigierten Miniplast-Schiene für den Oberkiefer wird im Frontbereich ein Wulst aus selbstpolymerisierendem Kunststoff (TMJ-Kunststoff) appliziert (Abb. 7 a).

Der Patient öffnet und schließt den Unterkiefer und macht geringe Protrusions- und Lateralbewegungen, bis der Kunststoff hart geworden ist (Abb. 7 b bis f).

Danach wird dieser Frontschild so beschliffen und korrigiert (Abb. 7 g), daß die Lippenfunktion möglichst wenig gestört wird und das palatinale Gleitfeld ausgeglichen ist (Abb. 7 h bis j).

Dieser Frontschild ist keine Front-Eckzahn-Führung im üblichen Sinne, er hindert die Patienten an den extremen habituellen parafunktionellen Bewegungen und führt in Verbindung mit Muskelübungen nach *Schulte* (1966, 1967) in vielen Fällen zu einer Normalisierung des Unterkieferbewegungsmusters.

Kritik der Schiene mit Frontschild

Diese Schiene wirkt ästhetisch äußerst ungünstig und kann deshalb im allgemeinen nur nachts getragen werden.

3. Schlußbemerkungen

Letztlich bleiben alle bisher beschriebenen Schienen- und Plattenarten und Methoden grundsätzlich nur Therapiebehelfe.

Noch kennen wir nicht die ideale Schienenform, die für alle Fälle indiziert ist,

Schlußbemerkungen

Abb. 7a bis k Schiene mit Frontschild zur Behandlung extremer Parafunktionen.

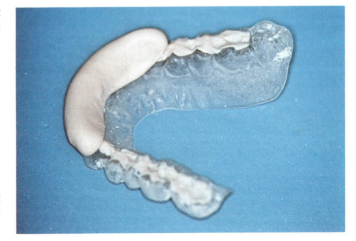

Abb. 7a Basisschiene mit Frontwulst aus TMJ-Kunststoff.

Abb. 7b bis f Durch Exkursionsbewegungen wird der Frontschild ausgeformt.

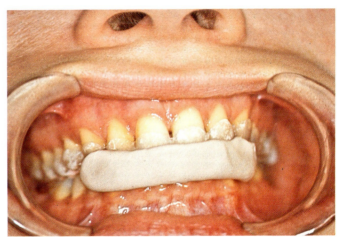

Abbildung 7b

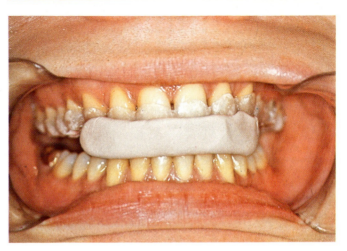

Abbildung 7c

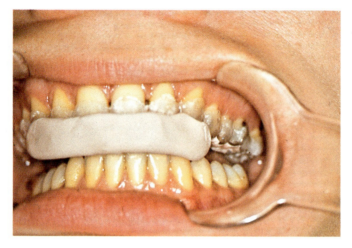

Abbildung 7d

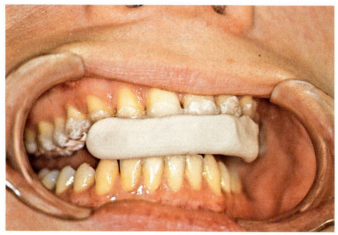

Abbildung 7e

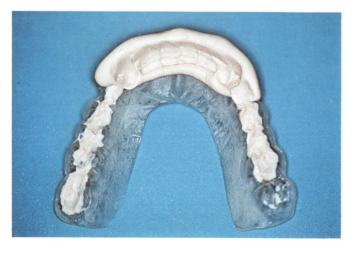

Abbildung 7f

Schlußbemerkungen

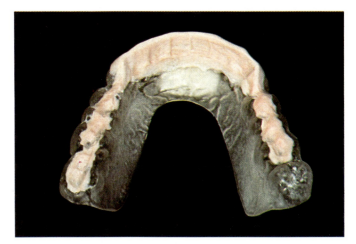

Abb. 7g Korrektur des Frontschildes.

Abb. 7h bis j Die fertige Schiene in situ.

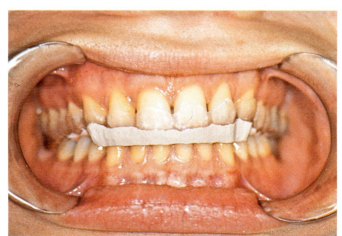

Abbildung 7h

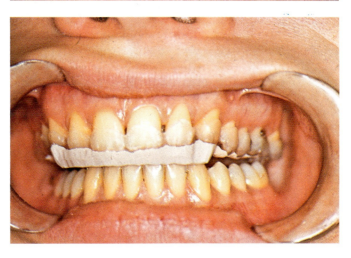

Abbildung 7i

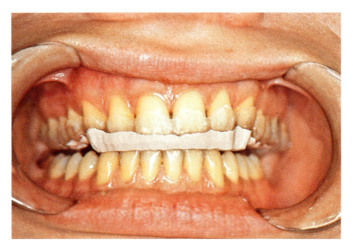

Abbildung 7j

und ich wage auch zu behaupten, daß es diese Okklusionsschiene nie geben kann.
Der Indikationsbereich ist weit gefächert, und dementsprechend wenden wir auch unterschiedliche Methoden an.
Zwar sind uns die Mechanismen, die zu einer Myoarthropathie führen, bekannt. Und wir wissen auch, was wir schon im jugendlichen Gebiß rechtzeitig durch richtige kieferorthopädische Einstellung und Einschleifen der Okklusion tun müssen, damit diese Mechanismen erst gar nicht in Gang kommen. Doch sind einige neurophysiologische und psychische, vor allem aber wachstumsdynamische Funktionen im stomatognathen System wissenschaftlich noch nicht geklärt, und wir sollten uns deshalb vorläufig nicht zu sehr wundern, daß jeder mit seiner Methode der Vorbehandlung Erfolge und auch Mißerfolge vorweisen kann.
Wir wissen jedoch, daß in der Therapie der Kiefergelenkerkrankungen und der Myoarthropathie und zum Teil in der Behandlung orofazialer Dyskinesien die Okklusionsschiene nicht mehr wegzudenken ist. Sie spielt hier eine zentrale Rolle, da sie sofort und auf relativ einfache Weise die schmerz- und störungsauslösenden Faktoren ausschaltet – die okklusalen Interferenzen.
Es gibt zahlreiche wissenschaftliche Untersuchungen, die beweisen, daß der Erfolg einer Schiene auf die günstige Beeinflussung der Muskelaktivitäten zurückzuführen ist. Ich darf in diesem Zusammenhang die Nachtschlafuntersuchungen von *Fuchs* und seinen Mitarbeitern (1972) würdigen.
Wenn auch nach unseren Erfahrungen Muskelentspannungsübungen allein – ohne Schienenbehandlung – nicht zum Ziel führen, so sind wir dennoch der Meinung, daß derartige Muskelübungen, wie sie beispielsweise von *Schulte* (1966, 1967) oder von *Jacobson* (1964) angegeben und angewendet werden, eine wichtige zusätzliche und unterstützende Behandlungsmethode bedeuten: Die Behandlung mit Okklusionsschienen kann damit eindeutig beschleunigt werden.
Eine medikamentöse Unterstützung der Schienenbehandlung wird von uns z. Z.

nicht angewendet. Sicherlich kann die Anwendung von Psychopharmaka zur Behandlung von Spannungen und Angst sinnvoll sein, und auch Valium hat einen günstigen Einfluß auf Muskelspasmen. Im Prinzip kann ein Medikament jedoch nur Symptome maskieren, und wir meinen deshalb, daß deren Anwendung nur in akuten schmerzhaften Fällen kurzfristig indiziert ist.

Das größte Fragezeichen setzt uns jedoch die Psyche. Eine psychophysiologische Theorie geht davon aus, daß zwischen psychischen Stimuli und muskulären Aktivitäten vor allem im oralen Bereich enge Beziehungen bestehen, wie *Laskin* (1969), *Greene* und *Laskin* (1970) und *Graber* (1971) feststellten. So zeigte *Laskin* (1969), daß 80 % der Gelenkpatienten psychosomatische Störungen, wie Magengeschwüre, Migräne und ähnliches, aufweisen.

Es wurde auch festgestellt, daß Bruxismuspatienten im allgemeinen ängstlicher, mißtrauischer und hyperaktiver sind als Gesunde (*Vernallis* 1955).

Bekannt ist auch der verstärkte Bruxismus bei Streß und bei Examina.

Hupfauf und *Weitkamp* (1969) stellten beispielsweise fest, daß einige Patienten durch die Schienenbehandlung allein, ohne anschließende Kausaltherapie wie Einschleifen oder Rekonstruktion, trotz der bekanntlich doch begrenzten Wirkung einer Okklusionsschiene beschwerdefrei bleiben.

Aufregend und irritierend sind in diesem Zusammenhang die Versuche mit Placebo-Schienen von *Greene* und *Laskin* (1970). Sie behandelten 72 Patienten mit Gelenkbeschwerden mit verschiedenen Schienenarten: Die erste Art bedeckte nur die Gaumenschleimhaut und war demzufolge ein Placebo. Die zweite Art war eine Bißplatte mit frontalem Aufbiß, und die dritte Art bedeckte im Oberkiefer alle Kauflächen. Das Ergebnis: 40 % der Patienten reagierten auf die Placebo-Schiene mit einer Verbesserung oder gar Verschwinden der Symptome.

Andere, psychologisch noch geschicktere Placebo-Versuche kennen wir von *Goodman* und seinen Mitarbeitern (1976). Sie setzten die Modelle von Patienten mit Gelenkbeschwerden in den Artikulator und führten eine Okklusionsanalyse durch, wobei sie dies im Beisein der Patienten vornahmen und sie genau über den Zweck informierten. Man zeigte ihnen die okklusalen Störungen und welche Folgen in den Gelenken dadurch entstanden sind. Dann erklärte man ihnen, wie durch Einschleifen diese okklusalen Störungen beseitigt werden können. Zum Einschleifen wurden jedoch völlig ungeeignete Instrumente angewandt, wie stumpfe Bohrer und langsam laufende Motoren. Der Patient hatte zwar den Eindruck, in seinem Mund seien große Veränderungen vorgegangen, in Wirklichkeit geschah jedoch nichts. Und das Ergebnis: 64 % der Versuchspersonen zeigten zumindest teilweise, einige aber auch eine absolute Besserung ihrer Beschwerden.

Aus diesen Versuchen und den Erfahrungen vieler darf man ableiten, daß den psychologischen Faktoren in der Ätiologie und auch für die Behandlung von Gelenkerkrankungen in Zukunft doch weit mehr Beachtung geschenkt werden muß.

Graber (1971) behauptet meines Erachtens zu Recht, daß die kranke Psyche das „Terrain" für eine Myoarthropathie vorbereitet. Denn viele Patienten mit gravierenden Okklusionsstörungen sind ohne Beschwerden, andere mit scheinbar geringfügigen Interferenzen sind schwer leidend und werden sogar zum Suizid getrieben.

Doch muß man auch *Gerber* (1964, 1966)

recht geben, wenn er sagt, daß viele Patienten erst durch die Okklusionsstörung und durch die dadurch verursachten Gelenk- und Muskelbeschwerden zum psychiatrischen Fall werden.

Wichtig ist die Schienenbehandlung vor allem auch als differentialdiagnostisches Hilfsmittel: Bringt diese Vorbehandlung keine Linderung der Beschwerden, so müssen andere Erkrankungen in Frage kommen.

Eine außerordentlich wichtige Erkenntnis hat uns die Schienenvorbehandlung gebracht: Mit einer intensiven und geduldigen Vorbehandlung mit Okklusionsschienen, vor allem mit der modifiziertem Kaupfadplatte nach *Shore,* mit der in einigen Fällen die Symptome sogar rückläufig wieder auftreten, landen die Kondylen immer in der RKP, so wie wir sie definieren. Dies ist für mich der entscheidende Beweis, daß diese RKP die einzig richtige physiologische Position darstellt und ursprünglich auch gegeben war.

Für die erfolgreiche Anwendung der in dieser Abhandlung besprochenen Behandlungsmethoden mit Okklusionsschienen gibt es offensichtlich eine Ausnahme. Nach den Erfahrungen einer Arbeitsgruppe unserer Klinik (*Stachniss* und Mitarbeiter; *Kubein* und Mitarbeiter) können Kiefergelenkbeschwerden, die durch eine dorsale oder dorsokaudale Verlagerung der Kondylen verursacht werden, durch die herkömmliche Schienenbehandlung nicht immer behoben werden. Bei diesen Fällen hilft aufgrund der Erfahrungen dieser Arbeitsgruppe vermutlich nur eine manipulierte Zentrierung der Kondylen mit Hilfe einer exakten Kiefergelenk-Röntgenmeßtechnik.

Nicht durch Streitgespräche und auch nicht durch Diskussionen können wir klären, welche Position des Unterkiefers und der Kondylen physiologisch ideal ist. Die richtige Vorbehandlung mit geeigneten Okklusionsschienen und Methoden ist es vielmehr, die uns beim neuromuskulär gestörten Patienten klar zeigt, wo die Kondylen stehen müssen.

Die Vorbehandlung mit Okklusionsschienen beweist die Idealformel der Okklusion

RKP = MP (muskuläre Position) = IKP mit Front-Eckzahn-Führung ohne „long centric".

Literatur

1. *Ahlgren, J.*
   Mechanism of mastication, a quantitative cinematographic and electromyographic study of reference to occlusion of the teeth. Acta Odont. Scand. 24, 44 (1966).

2. *Ash, M. M., Jr.*
   Functional occlusion (III). Univ. of Michigan, Ann Arbor 1976. Zit. nach Geering und Lang 1978.

3. *Beyron, H. L.*
   Occlusal relations and mastication in Australian aborigines. Acta Odont. Scand. 22, 597 (1964).

4. *Drum, W.*
   Die *Drum*-Miniplast-Schiene. Dtsch. zahnärztl. Z. 21, 109 (1966).

5. *Fuchs, P., W. Boos* und *M. Laub*
   Experimentelle Untersuchungen zur Behandlung von funktionellen Kiefergelenkbeschwerden mit Aufbißplatten. Dtsch. zahnärztl. Z. 27, 383 (1972).

6. *Geering, A. H.,* und *N. P. Lang*
   Die Michigan-Schiene, ein diagnostisches und therapeutisches Hilfsmittel bei Funktionsstörungen im Kausystem. Schweiz. Mschr. Zahnheilk. 88, 32 (1978).

Literatur

7. *Gerber, A.*
   Logik und Mystik der Kiefergelenkbeschwerden. Schweiz. Mschr. Zahnheilk. 74, 687, 834 (1964).

8. *Gerber, A.*
   Die funktionelle Gebißanalyse als Grundlage der okklusalen Rehabilitation. Dtsch. zahnärztl. Z. 21, 28 (1966).

9. *Goodman, Ph., Ch. S. Greene* und *D. M. Laskin*
   Response of patients with myofacial pain-dysfunction syndrome to mock equilibration. J. Amer. dent. Ass. 92, 755 (1976).

10. *Graber, G.*
    Neurologische und psychosomatische Aspekte der Myoarthropathien des Kauorgans. Zahnärztl. Welt 80, 997 (1971).

11. *Graber, G.*
    Psychisch motivierte Parafunktion aufgrund von Aggressionen und Myoarthropathien des Kauorgans. Schweiz. Mschr. Zahnheilk. 81, 713 (1971).

12. *Greene, C. S.,* und *D. M. Laskin*
    Correlation of placebo responses and psychological characteristics in myofacial pain-dysfunction (MDP) patients. Abstracted, IADR Program and Abstracts 282 (1970).

13. *Greenfield, B. E.,* und *B. D. Wyke*
    Electromyographic studies of some muscles of mastication. I: Temporal and masseter activity in various jaw movements in normal subjects. Brit. dent. J. 100, 129 (1956).

14. *Hawley, C. A.*
    A removable retainer. Int. J. Orthodent. 5, 291 (1919).

15. *Hildebrand, G. Y.*
    Studies in the masticatory movements of the human lower jaw. Scand. Arch. Physio. 61 (1931).

16. *Hupfauf, L.,* und *J. Weitkamp*
    Ergebnisse der Behandlung von funktionsbedingten Erkrankungen des Kausystems mit Aufbißplatten. Dtsch. zahnärztl. Z. 24, 347 (1969).

17. *Immenkamp, A.*
    Die Entlastungsplatte. Dtsch. zahnärztl. Z. 21, 1470 (1966).

18. *Immenkamp, A.*
    Neue Gesichtspunkte in der konservativen und operativen Behandlung der schmerzhaften Dysfunktion der Kiefergelenke. Dtsch. Zahnärztebl. 21, 559 (1967).

19. *Jacobson, E.*
    Anxiety and tension control. Philadelphia 1964.

20. *Jacobson, E.*
    Self-operations control. Philadelphia 1964.

21. *Jarabak, J. R.*
    Electromyographic analysis of muscular and temporomandibular joint disturbances due to imbalances of occlusion. Angle Orthodont. 24, 170 (1956).

22. *Jarabak, J. R.*
    An electromyographic analysis of muscular behaviour in mandibular movements from rest positions. J. prosth. Dent. 7, 682 (1957).

23. *Karolyi, M.*
    Beobachtungen über pyorrhea alveolaris. Österr. Ung. Vierteljschr. Zahnheilk. 17, 279 (1901).

24. *Karolyi, M.*
    Über Alveolarpyorrhöe. Vierteljschr. Zahnheilk. 2, 85 (1906).

25. *Kawamura, Y.*
    Recent concepts of the physiology of mastication. In: Staple, P. H. (Hrsg.): Advances in oral Biology. Bd. I, S. 77. Academic Press, New York 1964.

26. *Kesling, H. D.*
    Co-ordination the predetermined pattern and tooth position with conventional treatment. Amer. J. Orthodont., Oral Surg. 32, 285 (1946).

27. *Kobes, L.*
    Äquilibrierungsmaßnahmen in der Prothetik. Zahnärztekal. 28, 104 (1969).

28. *Kraft, E.*
    Möglichkeiten und Grenzen elektromyographischer Untersuchungsmethoden in der Zahn-, Mund- und Kieferheilkunde. Dtsch. zahnärztl. Z. 18, 904 (1963).

29. *Kraft, E.*
    Über elektromyographische Untersuchungen kiefergelenkkranker Patienten. Dtsch. zahnärztl. Z. 18, 1399 (1963).

30. *Kubein, D., V. Stachniss* und *W. Krüger*
    Zur Frage der physiologischen Kondylen-Positionierung. Zahnärztl. Welt 88, 422 (1979).

31. *Laskin, D. M.*
    Etiology of the pain-dysfunction syndrome. J. Amer. dent. Ass. 79, 147 (1969).

32. *Long, J. H.*
 Locating centric relation with a leaf gauge. J. prosth. Dent. 29, 608 (1973).

33. *Lucia, V. O.*
 A technique for recording centric relation. J. prosth. Dent. 14, 492 (1964).

34. *Matthews, E.*
 A treatment for the teeth-grinding habit. Dent. Rec. 62, 154 (1942).

35. *Moyers, R. E.*
 An electromyographic analysis of certain muscles involved in temporomandibular movement. Amer. J. Orthodont. 36, 481 (1950).

36. *O'Leary, T. J., K. D. Rudd* und *C. L. Nabers*
 Factors affecting horizontal tooth mobility. Periodontics 4, 308 (1966).

37. *Perry, H. T.*
 Muscular changes associated with temporomandibular joint dysfunction. J. Amer. dent. Ass. 54, 644 (1957).

38. *Ramfjord, S. P.,* und *M. M. Ash*
 Physiologie und Therapie der Okklusion. Verlag »Die Quintessenz«, Berlin 1968.

39. *Schulte, W.*
 Knirschen und Pressen im vollbezahnten Gebiß. Dtsch. zahnärztl. Z. 21, 112 (1966).

40. *Schulte, W.*
 Die Muskelentspannung zur Theorie der Arthropathien des Kiefergelenkes, zugleich ein Beitrag zur Steuerung des muskulomandibulären Bewegungssystems. Dtsch. zahnärztl. Z. 22, 858 (1967).

41. *Sears, V. H.*
 Occlusal pivots. J. prosth. Dent. 6, 332 (1956).

42. *Shore, N. A.*
 Occlusal equilibration and temporomandibular joint dysfunction. Lippincott Co., Philadelphia 1959.

43. *Shore, N. A.*
 A mandibular autorepositioning appliance. J. Amer. dent. Ass. 75, 908 (1967).

44. *Spirgi, M.*
 Les plaques et gouttières occlusales dans le diagnostic et le traitement des troubles fonctionnels des ATM. Rev. mens. suisse Odontostomatol. 83, 91 (1973).

45. *Spirgi, M., P. Brender,* und *S. Chevrolet*
 Plaques et gouttières de libération occlusale. Schweiz. Mschr. Zahnheilk. 87, 1004 (1977).

46. *Stachniss, V., D. Kubein* und *W. Krüger*
 Experimentelle Untersuchung zur röntgenologischen Darstellung des Kiefergelenkes. Im Druck.

47. *Stachniss, V., D. Kubein* und *W. Krüger*
 Zur Frage der metrischen Auswertbarkeit von Lageveränderungen des Kondylus im Kiefergelenk-Röntgenbild. Im Druck.

48. *Sved, A.*
 Changing the occlusal level and a new method of retention. Amer. J. Orthodont., Oral Surg. 30, 527 (1944).

49. *Sved, A.*
 The problem of retention. Amer. J. Orthodont. 39, 659 (1953).

50. *Vernallis, F. F.*
 Teeth grinding: some relationship to anxiety, hostillity and hyperactivity. J. Clin. Psychol. 11, 389 (1955).

Die Konzeption der Zahnbewegung im funktionellen Raum
Möglichkeiten und Grenzen einer kieferorthopädischen Behandlung beim Erwachsenen im Zusammenhang mit anderen funktionstherapeutischen Maßnahmen

H. Droschl

Die kieferorthopädische Behandlung Erwachsener, d.h. von Patienten, deren Wachstum zu Ende ist, wird in der modernen Zahnheilkunde immer häufiger und auch immer wichtiger.
Bei einer Großzahl der Patienten ist auch durch die aufwendigste restaurative Versorgung ein gutes Ergebnis ohne Kieferorthopädie nicht zu erreichen.
Gnathologie und Kieferorthopädie hatten in den vergangenen Jahren Schwierigkeiten, einander zu verstehen. Während die Gnathologen in den Kieferorthopäden die Extraktionsmenschen sahen, die durch unsachgemäße Extraktion die Okklusion zerstörten, sahen die Kieferorthopäden wiederum in den Gnathologen die reinen Scharnierachsenmenschen, deren künstlicher, diagnostisch festgelegter Mittelpunkt, nämlich die Scharnierachse, in keiner Weise mit Wachstum und Funktion des Heranwachsenden in Einklang zu bringen war.
Die Hauptursache dieser Verständigungsschwierigkeiten war ein Nichtkennen der gegenseitigen Problematik und eine zu Beginn scheinbare Unvereinbarkeit der beiden Philosophien.
Die Forschung hat in den letzten Jahren dazu beigetragen, daß wir heute ein durchaus für beide mögliches Funktions- und Okklusionskonzept besitzen.

Für mich war das Scharnierachsenkonzept, also die Diagnostik im Artikulator in der terminalen Scharnierachsenposition, zu Beginn vollkommen unakzeptabel, weil ich wußte, daß wir Kieferorthopäden durchaus in der Lage sind, beim wachsenden Individuum eine Ventral- und Kaudalverlagerung des Unterkiefers mit funktionellen Geräten zu bewirken.
Diese Ergebnisse wurden nicht nur fernröntgenologisch, sondern auch histologisch im Tierversuch bewiesen.
Stellvertretend für eine Reihe von Tierversuchen verschiedener Autoren sei hier die Arbeit von *Stöckli* und *Willert*[1] erwähnt, die beweist, daß es bei einer zwanghaften Ventral- und Kaudalverlagerung des Unterkiefers zu einem Umbau am Kondylus, aber auch am Processus postglenoidalis kommt.
Dennoch mußte ich von Prothetikern als Erfahrungsbericht zur Kenntnis nehmen, daß die in terminaler Scharnierachsenposition durchgeführten Restaurationen für den Patienten teilweise einen wahren Heilungseffekt hatten, und deshalb war immer wieder zu hören: „Auch wenn es nicht beweisbar ist, it works!"
Mit zu diesem Mißverständnis führte die Behauptung einzelner Prothetiker, daß die Scharnierachse zeitlebens unverän-

Die Konzeption der Zahnbewegung im funktionellen Raum

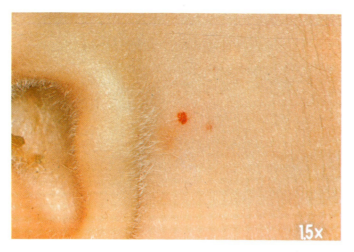

Abb. 1 Tätowierte Scharnierachsenpunkte vor und nach einer kieferorthopädischen Behandlung eines Falles einer Angle-Klasse II/1.

derbar sei und deshalb als einzig sicherer reproduzierbarer Bezugspunkt herangezogen werden könnte.

Wie ich schon an anderer Stelle berichtet habe[2], haben wir daraufhin bei Klasse-II/1-Patienten, und zwar bei Jugendlichen, experimentell nachweisen können, daß die tätowierten Hautscharnierachsenpunkte durchaus veränderbar sind (Abb. 1 und 2).

In Abbildung 1 sieht man die beiden tätowierten Punkte vor und nach der Behandlung und in Abbildung 2 eine Zusammenfassung von 15 Angle-Klasse II/1-Fällen, wobei zur klareren Sichtbarmachung der Veränderungen die Strecken in dem Quadrat im Verhältnis zum Fernröntgenbild genau 1:2 vergrößert wurden. Es ist klar zu sehen, daß eine weitgehende Streuung der verschobenen Hautpunkte vorhanden ist. Die meisten Hautpunkte der Scharnierachsen werden nach dorsal verschoben. Zwei Punkte werden nach ventral verschoben.

Das nächste Problem war für mich die Frage, ob es für uns Kieferorthopäden möglich sei, Fälle so zu behandeln, daß am Ende keinerlei Gleiten bestünde, also eine Übereinstimmung der IKP und RKP, und wie stabil dieses Ergebnis dann bliebe.

Hier sei ein entsprechender Fall vorgestellt (Abb. 2 bis 11):

Es handelt sich um ein nicht ganz neunjähriges Mädchen, das zu Beginn eine Klasse-II-Verzahnung mit Deckbißtendenz aufwies (Abb. 1 und 2).

Für die Therapie wurden festsitzende Geräte (Headgear, komplette Bebänderung im Ober- und Unterkiefer) verwendet. Am Tage der Bandabnahme wurden Modelle im Mittelwertartikulator montiert (Abb. 7 und 8). Dabei ist deutlich zu sehen, daß zu diesem Zeitpunkt ein Gleiten zwischen RKP (retrale Kontaktposition) (Abb. 7) und IKP (interkuspidale Position) (Abb. 8) vorhanden war.

Es wurde sofort ein nach gnathologischen Regeln hergestelltes Gummiendgerät (Positioner) eingesetzt und zwei Monate später wieder eine Montage im Mittelwertartikulator durchgeführt (Abb. 9). Zu diesem Zeitpunkt war das Gleiten vollkommen verschwunden.

Durch das „settling" der Okklusion mit dem Gummiendgerät war nun die RKP

Abb. 2 Zusammenfassung der Veränderung der Scharnierachsenpunkte bei 15 Klasse-II/1-Fällen. Der Scharnierachsenpunkt liegt vor Beginn der Behandlung jeweils im Mittelpunkt des Koordinatenkreuzes. Die übrigen Punkte stellen die Scharnierachsenpunkte nach Behandlungsende dar. Zur klareren Sichtbarmachung wurden die Entfernungen innerhalb des Quadrates zur Fernröntgenzeichnung im Verhältnis 2:1 vergrößert.

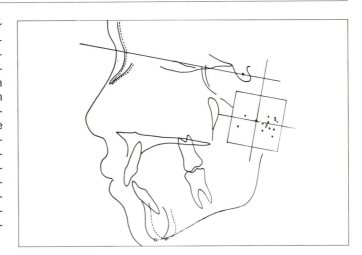

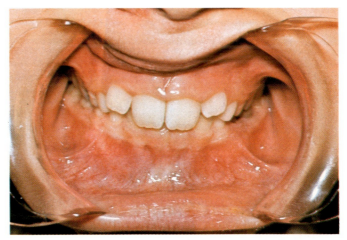

Abbildung 3

Abbildung 4

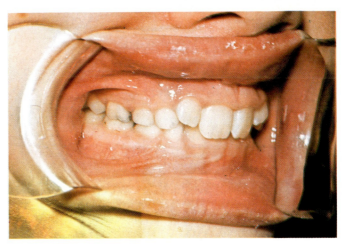

Abb. 3 und 4 Fall einer *Angle*-Klasse II/2 im Wechselgebiß, Anfangsaufnahmen.

Die Konzeption der Zahnbewegung im funktionellen Raum

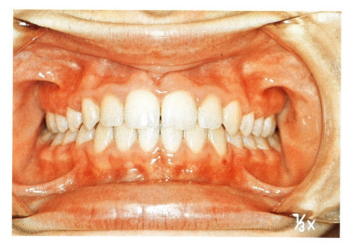

Abbildung 5

Abbildung 6

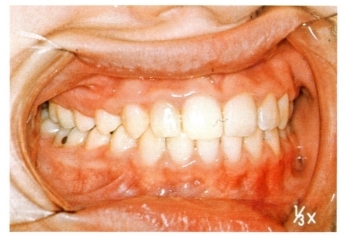

Abb. 5 und 6   Derselbe Fall nach einer Behandlung mit festsitzenden Geräten.

gleich der IKP. Ein solches Ergebnis überzeugte mich, daß es dem Kieferorthopäden durch entsprechende Mechanik möglich ist, eine Behandlung so durchzuführen und zu beenden, daß keinerlei Gleiten vorhanden ist.
Nach wenigen Monaten wurde das Gummiendgerät entfernt und eine *Schwarz*-Platte im Unterkiefer als Retentionsgerät eingesetzt. Die Abbildungen 10 und 11 zeigen denselben Fall, wiederum im Mittelwertartikulator montiert, eineinhalb Jahre nach Entfernung des Gummiendgerätes. Es ist wieder ein deutliches Gleiten zu sehen (Abb. 10: RKP; Abb. 11: IKP).
In einer Zeit, in der keine aktive Behandlung durchgeführt worden war, war wiederum ein Gleiten entstanden.

Die Konzeption der Zahnbewegung im funktionellen Raum

Abb. 7 und 8   Montage desselben Falles im Mittelwertartikulator.

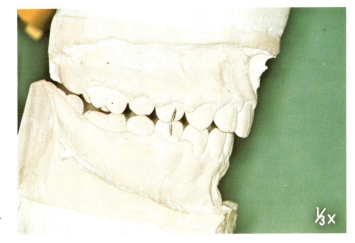

Abb. 7   Retrale Kontaktposition.

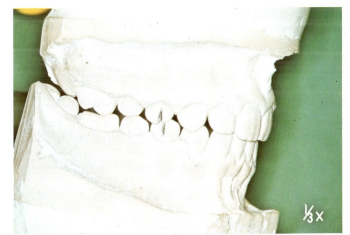

Abb. 8   Interkuspidale Position. Ein deutliches ventrales Gleiten ist sichtbar.

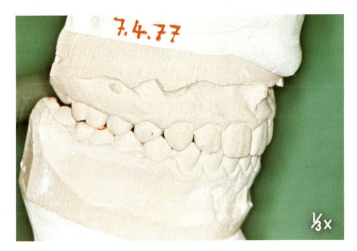

Abb. 9   Derselbe Fall, nachdem zwei Monate lang das Gummiendgerät getragen wurde, das Gleiten ist verschwunden. RKP = IKP.

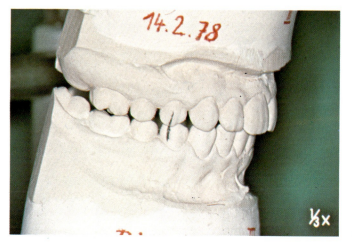

Abb. 10 und 11 Derselbe Fall 14 Monate später. In dieser Zeit war eine untere *Schwarz*-Platte zur Retention getragen worden.

Abb. 10 RKP.

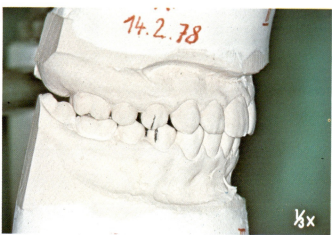

Abb. 11 IKP. In der Retentionszeit ist wieder ein deutliches Ventralgleiten entstanden.

Welche Erklärung kann es dafür geben?

1. Der Patient war am Ende der Behandlung noch verspannt und konnte so nicht ausreichend in eine retrale Lage gebracht werden. Man hätte durch eine Schienenbehandlung noch eine zusätzliche Lockerung vor dem Montieren im Artikulator durchführen sollen.

2. Das Gelenk des heranwachsenden Kindes verschafft sich Freiheit.

Die zweite Überlegung deckt sich mit durchgeführten Untersuchungen von *Ingervall*[3] und neuerdings auch von *Kulmer*[4], die eindeutig zeigen, daß das Ideal der Übereinstimmung von terminaler Scharnierachsenposition und habitueller Interkuspidation im natürlichen Gebiß des Wachsenden nie vorkommt.

Die Tabellen 1 bis 3 stammen aus der Arbeit von *Kulmer*[4]. Er hat an verschiedenen Anomalien und verschiedenen Altersgruppen das Gleiten von der RKP in

Tabelle 1 bis 3 Übersicht über das laterale, ventrale und vertikale Gleiten bei Gruppen der Angle-Klasse I, II/1 und II/2, unterteilt in verschiedene Altersgruppen. In der Tabelle sind die Mediane und darunter ihre 95%igen Vertrauensgrenzen in Millimetern angeführt. Deutlich sichtbar, daß in allen Gruppen ein gewisses Gleiten vorhanden ist. Große Unterschiede sind im Ausmaß des Gleitens gegeben. Von 0,12 mm (laterales Gleiten der Altersgruppe 13- bis 16jähriger der Klasse II/1) bis 1,63 mm (vertikales Gleiten der Gruppe 13- bis 16jähriger der Klasse II/2). (Aus: *Kulmer* 1977.)

KL I	Altersgruppen		
Parameter	6 – 9	10 – 12	13 – 16
↔	0,34 0,15 – 0,51	0,38 0,12 – 0,46	0,18 0,16 – 0,29
⊗ ⊙	0,67 0,34 – 0,88	0,70 0,58 – 0,86	0,18 0,12 – 0,48
↕	1,12 0,49 – 1,20	0,69 0,54 – 1,03	1,15 0,88 – 1,26

Tabelle 1

KL II/1	Altersgruppen		
Parameter	6 – 9	10 – 12	13 – 16
↔	0,30 0,19 – 0,40	0,24 0,11 – 0,55	0,12 0,06 – 0,20
⊗ ⊙	0,54 0,08 – 0,70	0,41 0,20 – 0,44	0,30 0,23 – 0,54
↕	1,06 0,90 – 1,36	1,21 0,95 – 1,34	1,49 0,92 – 1,62

Tabelle 2

KL II/2	Altersgruppen		
Parameter	6 – 9	10 – 12	13 – 16
↔	0,33 0,28 – 0,38	0,21 0,10 – 0,38	0,36 0,16 – 0,52
⊗ ⊙	0,66 0,48 – 1,15	0,56 0,37 – 0,68	0,36 0,10 – 0,88
↕	1,01 0,61 – 1,26	0,67 0,54 – 0,81	1,63 0,58 – 2,20

Tabelle 3

die IKP analysiert und gemessen. Er unterscheidet das Gleiten nach der Seite, das ventrale Gleiten und das vertikale Gleiten.
Gleiten ist in jeder Altersgruppe und in jeder Anomaliengruppe vorhanden. Dieses bewegt sich von 0,12 mm (seitliches Gleiten bei der Klasse II/1 bei 13- bis 16jährigen) bis zu 1,43 mm (vertikales Gleiten bei der Klasse II/2 bei 13- bis 16jährigen).
Aus allen drei Tabellen geht hervor, daß

das horizontale Gleiten mit zunehmendem Alter abnimmt.

Aufgrund dieser Informationen besteht daher für mich zum jetzigen Zeitpunkt kein Zweifel, daß bei der funktionellen Okklusion des Wachsenden Gleiten physiologisch ist. Wobei man nur über das Ausmaß und die Richtung diskutieren kann. Erst durch das Sichklarmachen, daß zwischen Wachsenden und Erwachsenen gerade in bezug auf das Kiefergelenk ein wesentlicher Unterschied besteht, konnte diese gedankliche Diskrepanz beseitigt werden. Ich akzeptiere aus den Erfahrungen des Prothetikers, daß heute beim Erwachsenen die Scharnierachsenposition als diagnostische Position gültig ist, und richte bei Erwachsenen mein Behandlungsziel danach.

Die zweite gedankliche Diskrepanz bestand darin, daß den Kieferorthopäden vorgeworfen wurde, durch zu häufige Extraktion erster Prämolaren die Okklusion zu zerstören. Es gipfelte darin, daß manche Behandler, und ich möchte hierbei besonders die *Crozat*-Philosophie erwähnen, in der Auslegung von *Wiebrecht*[5], die Behauptung aufstellten, nur in einem Non-Extraktionsgebiß könne eine vollwertige Okklusion bestehen.

Ich glaube, die Ursache für diese Behauptung lag darin, daß es bei manchen Kieferorthopäden üblich war, daß ohne Rücksicht auf die skelettalen Diskrepanzen und die Wachstumsrichtung aus mehr oder weniger kosmetischen Gründen extrahiert wurde.

Zum Beispiel wurde eine Klasse-II-Verzahnung so korrigiert, daß die vier ersten Prämolaren extrahiert wurden. Das obere Frontsegment wurde nach distal und die unteren zweiten Prämolaren und Molaren wurden nach mesial bewegt. Die Folge davon war meist ein tiefer Biß. Dieser kann durch eine wachstumsbedingte Unterkieferrotation (*Björk*[6]) nach mehreren Jahren noch tiefer werden. Die Folge können parodontale Probleme in der Front oder Kiefergelenkprobleme sein, die Sie alle kennen.

Durch zu wenig Überkorrigieren der Klasse-II-Verzahnung wurde außerdem in vielen Fällen ein starkes Ventralgleiten von mehreren Millimetern zurückbehalten, und dies führte zu den erwähnten funktionellen Störungen.

Ein weiterer Faktor, der für die funktionelle Qualität eines kieferorthopädischen Endresultates wichtig ist, ist das detaillierte Feineinstellen der Okklusion, auf das ich noch näher eingehen werde.

Weitere Punkte, die man Kieferorthopäden vorwerfen konnte, war die Verwendung funktioneller bimaxillarer Geräte nach Beendigung der Hauptwachstumsschübe. Man versuchte, den Unterkiefer in eine ventrale Position zu bringen, ohne zu berücksichtigen, daß zu wenig Adaptation im Kiefergelenk noch möglich war. Die Folge war ein iatrogen erzeugter Doppelbiß, d.h., habituelle Interkuspidation und terminale Scharnierachsenposition liegen um eine Prämolarenbreite auseinander (Sunday bite).

Zur Verteidigung der Kieferorthopädie muß ich aber sagen, daß viele dieser Erkenntnisse erst durch die Forschung in den letzten Jahren bekannt und dem einzelnen Arzt bewußt wurden. Wir bemühen uns heute z.B. bei Fällen, bei denen wir ein sogenanntes horizontales Wachstum mit Tiefbißtendenz voraussagen können, möglichst ohne Extraktion zu behandeln, um diese Tiefbißtendenz nicht zu verstärken. Wir bemühen uns, die funktionelle kieferorthopädische Behandlung in einem Alter durchzuführen, in dem wir noch sicher genügend Anpassungsfähigkeit des Kiefergelenkes besitzen. Im Zweifelsfall dient ein Handröntgenbild zur Einschätzung des Entwicklungsstadiums (*Björk*[7]). Wir bemühen uns des weiteren, durch detailliertes Arbeiten am Ende der Behandlung eine Okklusion zu erreichen, die weitgehend dem heute gültigen Okklusionskonzept entspricht.

Was kann aus kieferorthopädischer Sicht gemacht werden, um die Okklusion zu verbessern?

Wir können die *Spee*sche Kurve nivellieren, den Überbiß korrigieren, die sagittale Stufe beseitigen, wir können den Interinzisalwinkel der Schneidezähne ändern, die Achsenneigung der Zähne sowohl transversal als auch sagittal beeinflussen, wir können die Zahnbogenform und -größe verändern. Der einzelne Zahn kann in alle drei Richtungen des Raumes bewegt werden, allerdings erfordert dies die Anwendung festsitzender Multibandapparaturen.

Von der Gnathologie wird heute die wechselseitige geschützte Okklusion gefordert, die vor allem eine Eckzahnführung benötigt. Für den Kieferorthopäden ist es leicht, durch entsprechende Verlängerung der Eckzähne für diese Eckzahnführung zu sorgen.

Dabei ist es wichtig, daß der untere Eckzahn nicht am steilen palatinalen mittleren Wulst des oberen Eckzahnes aufreitet, sondern im Gebiet seiner Randleisten. Hier ist die Neigung der Führungsfläche des oberen Eckzahnes wesentlich flacher, so daß es zu einer sanfteren Disklusion kommt. Dazu ist auch eine entsprechende leichte Mesialinklination und ein genügendes Ausrotieren der Eckzähne notwendig.

Dies sind für den Kieferorthopäden nur bedingt Probleme. Die Frage für uns ist vielmehr, ob man beim Wachsenden überhaupt eine Eckzahnführung anstreben soll oder eher einen unilateralen Gruppenkontakt.

Ein wesentlicher Faktor zur Okklusionsverbesserung ist meist das Aufrichten von gekippten Molaren. Besonders nach Extraktion von Sechsjahresmolaren tendieren die Zwölfjahresmolaren zum Mesialkippen. Dies bringt meistens eine schwere Störung der Okklusion mit sich.

Ein Mechanismus zum Aufrichten oder primär zum Mesialbewegen von zweiten Molaren sind Hebelarme, die sich bei uns sehr bewährt haben. Wenn ein Sechsjahresmolar extrahiert wurde, wird an den distal stehenden zweiten Molaren ein Band mit einem aufgelöteten horizontalen Hebelarm zementiert. Der Zug greift dann nicht am Zahn selbst an, wodurch eine Kippung bewirkt würde, sondern an diesem Hebelarm, und wir bekommen dadurch eine relativ aufrechte Translationsbewegung. Bereits gekippte Molaren können mit Aufrichtefedern wieder aufgerichtet werden.

Durch die richtige Verwendung festsitzender Geräte ist es dem Kieferorthopäden heute durchaus möglich, bei Extraktion von Sechsjahresmolaren die zweiten Molaren ohne Kippung nach mesial zu bewegen.

Die Abbildungen 12 und 13 zeigen die Panoramaröntgenbilder eines Falles, der mit der Extraktion von vier Sechsjahresmolaren behandelt wurde.

Die Achsenstellung der zweiten und dritten Molaren ist nach Behandlungsende zufriedenstellend. Die Tabelle 4 zeigt eine Übersicht aus dem Patientengut unserer Abteilung, bezogen auf die letzten fünf Jahre, die von *Pilarz* zusammengestellt wurde. In dieser Zeit wurden Fälle mit insgesamt 165 Molarenextraktionen behandelt.

45 Fälle kamen mit bereits durchgeführter Sechsjahresmolaren-Extraktion zu

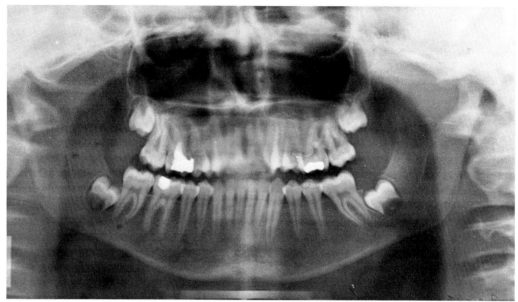

Abbildung 12

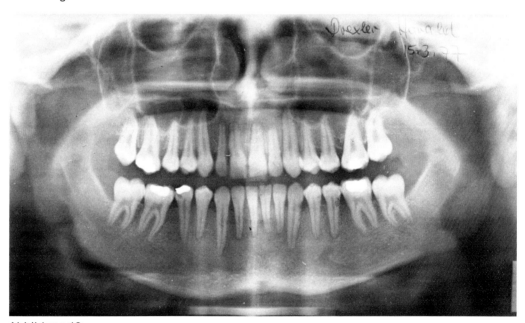

Abbildung 13

Abb. 12 und 13 Die Panoramaröntgenbilder vor und nach Behandlung eines Falles mit Extraktion der vier ersten Molaren und anschließender Behandlung mit festsitzenden Geräten. Die Achsenstellung der zweiten und dritten Molaren ist auch nach Behandlungsende zufriedenstellend.

Tabelle 4 Zusammenstellung über die Ursachen für die Extraktion von ersten Molaren aus dem Patientengut des Departments für Kieferorthopädie der Universitätsklinik für Zahn-, Mund- und Kieferheilkunde, Graz. In einem Zeitraum von fünf Jahren wurden 61 Patienten behandelt, bei denen insgesamt 165 erste Molaren extrahiert worden waren. 45 Molaren waren bereits extrahiert worden, bevor die Patienten an unsere Abteilung kamen.

Ursachen für die Extraktion von 165 ersten Molaren bei 61 Patienten		
Bereits extrahiert		45
Wurzelbehandelt (amputiert)	23	32
Beherdet	9	
Kariös zerstört	13	30
Tiefe Sekundärkaries	17	
Tiefe Füllung		22
Ausgleichsextraktion		32
Rein kieferorthopädische Indikation (offener Biß)		4

uns. Bei den übrigen wurden Extraktionen von Molaren aus verschiedenen, in der Tabelle angegebenen, Gründen durchgeführt.

Muß bei einem Patienten aus Platzmangel extrahiert werden und sind an den ersten Molaren tiefe Füllungen vorhanden, ist für den Kieferorthopäden die Entscheidung, tief gefüllte Molaren zu belassen und kariesfreie erste Prämolaren zu extrahieren, sehr belastend. Je routinierter der Kieferorthopäde in der Anwendung festsitzender Geräte ist, desto kleiner ist für ihn das Problem der Mesialbewegung zweiter Molaren; und desto eher wird er sich zur Extraktion der Molaren entschließen!

Aus rein kieferorthopädischer Indikation, wie z.B. offener Biß, waren nur vier Sechsjahresmolaren bei allen diesen Fällen extrahiert worden.

Das detaillierte Feineinstellen der Okklusion

Wir sind auch hier noch nicht so weit, daß für uns alle Fragen gelöst sind. Wir wissen, daß der Unterkiefer am Ende der Wachstumsperiode mehr wächst als der Oberkiefer, etwa im Verhältnis von 2:3.

Die Folge ist, daß die unteren Frontzähne relativ weiter nach ventral kommen als die oberen. Versuchen wir nun, eine knappe Okklusion mit enger Front-Eckzahn-Führung einzustellen, so besteht die Wahrscheinlichkeit, daß durch die Wachstumsdiskrepanz von Ober- zu Unterkiefer – verbunden mit der noch ausstehenden, den Biß vertiefenden Unterkieferrotation – ein Unterkieferfrontzahnrezidiv entsteht.

Lassen wir hingegen einen gewissen Overjet stehen, um diese Wachstumstendenz zu berücksichtigen, so kann es passieren, daß eine mangelhafte Front-Eckzahn-Führung zurückbleibt.

Weiterhin wissen Sie ja, daß sich okklusale Interferenzen meist im Bereich mehrerer Zehntelmillimeter bewegen. Sie können sich vorstellen, wie schwierig es ist, mit unseren – wenn auch heute sehr verfeinerten – kieferorthopädischen Methoden im Zehntelmillimeterbereich zu arbeiten.

Wir haben an zehn Routinefällen unserer Abteilung nachkontrolliert, wie viele

Kontaktpunkte nach kieferorthopädischer Behandlung

	retr.$_0$ vor BA	retr.$_1$ bei BA	retr.$_2$ nach BA	hab.$_1$ bei BA	hab.$_2$ nach BA
MK		2	3	9	10
HR	3	4	7	5	16
OG		3	2	4	6
PCh		2	7	10	11
TJ		4	3	6	9
LB		2	4	9	17
WK	4	2	4	6	8
KS	4	5	7	6	9
KA		1	1	4	10
HS		5	1	9	11
Σ		30	39	68	107
×		3	3,9	6,8	10,7
min		1	1	4	6
max		5	7	10	17

Tabelle 5 Zusammenfassung der Stops nach einer kieferorthopädischen Behandlung an zehn Fällen. Dabei wurde die Gesamtzahl der Stops an einem mittels eines Zentralbißregistrates im Mittelwertartikulator montierten Modell addiert.
Reihe 1 (Retr. 0 = vor Bandabnahme);
Reihe 2 (Retr. 1 = unmittelbar nach Bandabnahme);
Reihe 3 (Retr. 2 = mindestens zwei Monate nach Bandabnahme);
Reihe 4 (Hab. 1 = Stops in habitueller Interkuspidation unmittelbar nach Bandabnahme);
Reihe 5 (Hab. 2 = habituelle Interkuspidation mindestens zwei Monate nach Bandabnahme).
Deutlich sichtbar die Zunahme der Stops durch „settling" und Verwendung des Gummiendgerätes. Außerdem deutlich sichtbar die größere Zahl von Stops in habitueller Interkuspidationsstellung.

zentrale Stops am Ende einer kieferorthopädischen Behandlung bei Montage im Mittelwertartikulator routinemäßig vorhanden sind.
In Tabelle 5 sind die Werte für zehn Fälle zu sehen. Sehr deutlich ist das Vorhandensein zahlreicherer Stops in der habituellen Interkuspidationsstellung und in der Zeit nach Bandabnahme. Zu diesem Zeitpunkt hat schon das Gummiendgerät und auch das „settling" gewirkt.
Für den die Aufwachstechnik gewohnten Prothetiker scheint die Zahl der hier vorhandenen Stops sicher sehr gering zu sein. Aber der Unterschied besteht im metrischen System. Wenn Sie einen Stop haben, der um einen Zehntelmillimeter höher ist als die übrige Okklusion, dann haben Sie eben in der Retralen nur diesen einen Stop. Und das ist etwas, was wir zum jetzigen Zeitpunkt mit unseren kieferorthopädischen Methoden natürlich sehr schwer in den Griff bekommen, auch wenn wir uns sehr bemühen. Es ist schwierig, mit unseren Mechanismen im Zehntelmillimeterbereich zu arbeiten. Es ist ein Unterschied, ob Sie eine natürliche Okklusion behandeln, auch von der Anatomie her, oder ob Sie Aufwachsen oder Einschleifen. Das muß ganz klar auseinandergehalten werden.
Wir können nur versuchen, uns diesem Ziel mit unseren verfeinerten Methoden soweit wie möglich zu nähern. Wenn wir in den Bereich von etwa 1 mm an dieses Ziel herankommen, können wir bereits stolz auf unsere Arbeit sein.
Durch eine abschließende Idealaufstellung der Okklusion bei Erzeugung des Gummiendgerätes bzw. Positioners versuchen wir, in diesem Bereich noch genauer zu arbeiten. Die Abbildungen 14 bis 16 zeigen, wie dieses Gerät hergestellt wird.

Abb. 14 bis 16 Herstellung des nach gnathologischen Regeln aufgestellten Gummiendgerätes.

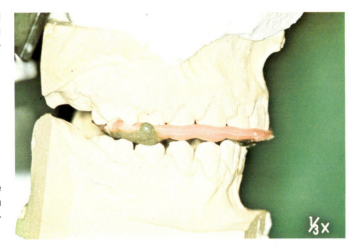

Abb. 14 Nach Bandabnahme werden die Modelle mit einem Zentralbißregistrat im Mittelwertartikulator montiert.

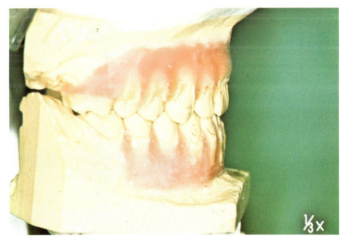

Abb. 15 Bei den so montierten Modellen werden nach gnathologischen Regeln die Zähne in Wachs neu aufgestellt, wobei die Dimensionen der Zahnbogen erhalten werden müssen.

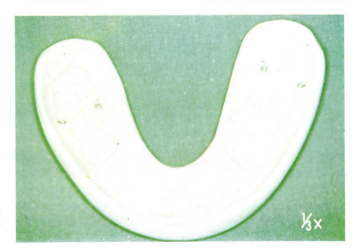

Abb. 16 Auf dieser neuen Okklusion wird das Gummiendgerät hergestellt.

1. Anamnese
2. Klinische Untersuchung
3. Fotoserie (Profil, En face, Enoral)
4. Panoramaröntgen (Röntgenstatus)
5. Fernröntgen mit Analyse
6. Handröntgen (fallweise)
7. Modellanalyse
8. Artikulatormontage (fallweise)

} Diagnose

Tabelle 6 Zusammenstellung der für eine routinemäßige kieferorthopädische Diagnose notwendigen Unterlagen.

Nach Bandabnahme werden Modelle von Ober- und Unterkiefer hergestellt und im Mittelwertartikulator mit einem Zentralbißregistrat in RKP montiert. Die einzelnen Zähne werden aus dem Modell herausgesägt und nach gnathologischen Regeln unter Wahrung der Dimensionen des Zahnbogens in einer Idealaufstellung wieder eingebaut. Diese in Wachs aufgestellte Okklusion wird dubliert, aus Wachs das Gerät modelliert und in eine Küvette eingebaut. In dieser wird aus Rohgummi das Gummigerät (Abb. 16) vulkanisiert.

Bei Verwendung eines solchen Gummiendgerätes kommt es aus meiner Sicht zu einer deutlichen Qualitätsverbesserung der Verzahnung am Ende der Behandlung.

Bei der Erwachsenenbehandlung sieht die Problematik etwas anders aus. Die Wachstumstendenz und die Veränderungen des Kiefergelenkes fallen beim Erwachsenen weg. Die Diagnostik und Behandlungsplanung ist daher für den Kieferorthopäden einfacher. Ich glaube, das besonders die kieferorthopädische Vorbehandlung für spätere restaurative, aber auch für kieferchirurgische Fälle immer wichtiger wird und ohne sie viele Fälle überhaupt nicht zufriedenstellend zu lösen sind.

Meine nun folgenden Ausführungen handeln von der Behandlung Erwachsener und vor allem von den Vorteilen, die sich für den Prothetiker und hauptsächlich für den Patienten aus einer kieferorthopädischen Vorbehandlung ergeben.

Hier sei nun schematisch die Vorgehensweise angegeben, die sich an unserer Klinik sowohl bei Kiefergelenkpatienten als auch bei allen erwachsenen Patienten, bei denen eine Restauration, bedingt durch eine mangelhafte Zahnstellung, kaum oder überhaupt nicht durchführbar ist, bewährt hat.

Die Tabelle 6 zeigt, was wir für die allgemeine Diagnostik brauchen: Anamnese, klinischer Befund, diverse Röntgenstaten, Fernröntgen und schädelbezügliche Montage der Modelle im Artikulator. („Fallweise" bezieht sich auf die Erwachsenen.) Das Handröntgenbild ist bei Erwachsenen natürlich nicht notwendig.

Mit den so erstellten Unterlagen ist die Voraussetzung für eine Planung im Team gegeben. Und ich möchte das Wort „Team" hier hervorheben. Kieferorthopäde und Prothetiker—wenn nötig: auch der Kieferchirurg — setzen sich zur Planung zusammen und besprechen gemeinsam den Fall. Im Rahmen dieser Planung kann ein diagnostisches Einschleifen notwendig sein, um die wahre gelenkbezügliche Okklusion zu erreichen.

Die Erstellung eines Behandlungsplanes der kombinierten Behandlung sollte unbedingt schriftlich erfolgen. Jeder Beteiligte weiß dann genau, was er zu machen hat und zu welchem Zeitpunkt er in die Behandlung eingreift.

Meistens ist die kieferorthopädische Behandlung als Einleitung der Gesamttherapie notwendig. Nach Abschluß der kieferorthopädischen Behandlung erfolgt wiederum eine schädelbezügliche Montage, wobei für das anschließende Equilibrieren bzw. Restaurieren eine Scharnierachse bestimmt wird und ein wenigstens halbadjustierbarer Artikulator zur Anwendung kommt. Anschließend wird eingeschliffen oder die Restaurierung durchgeführt.

Welche kieferorthopädischen Probleme tauchen nun hierbei auf?

Verglichen mit der Behandlung Jugendlicher, gilt folgende Faustregel: Die Behandlungszeit ist länger, und die möglichen durchführbaren Zahnbewegungen sind kleiner.

Für eine theoretisch durchaus mögliche komplette kieferorthopädische Behandlung, die aus meiner Sicht bei Erwachsenen nur mit festsitzenden Geräten effizient durchgeführt werden kann, ergeben sich Behandlungszeiten von zweieinhalb bis dreieinhalb Jahren.

Dies ist ein sehr wesentlicher Faktor, da nur wenige Erwachsene wirklich bereit sind, diese langwierige Behandlung in Kauf zu nehmen.

Sind bei Erwachsenen verschiedene Zähne schon frühzeitig verlorengegangen, ist in diesem Gebiet ein totaler Abbau des Alveolarkammes zu finden. Wo kein Knochen ist, kann ein Zahn kaum mehr hinbewegt werden. Das heißt: Alte Extraktionslücken sind für Zahnbewegungen fast unüberwindbare Hindernisse.

Parodontal schwer geschädigte Zähne können durch die kieferorthopädische Behandlung zusätzlichen Schaden erleiden, die Indikation zur Behandlung ist in solchen Fällen besonders streng zu stellen. Auf keinen Fall sollte im Stadium einer akuten Parodontitis behandelt werden, da dabei die Kieferorthopädie zusätzliche Schäden setzen kann.

Der tiefe Biß ist meistens ein wesentliches Symptom bei den erwachsenen Patienten, die wir sehen und die mit Beschwerden zur Therapie kommen. Die Bißhebung ist deshalb meistens auch ein wesentlicher Bestandteil der möglichen kieferorthopädischen Behandlung. Prinzipiell kann der Biß durch Distalisieren oberer Zähne, durch Extrusion der Seitenzähne und durch Intrusion der Frontzähne gehoben werden. Damit verbunden ist ein Nivellieren der *Spee*schen Kurve.

Bei Jugendlichen ist die Bißhebung mit kieferorthopädischen Geräten relativ leicht zu erreichen. Die Abbildungen 17 und 18 zeigen die Bißhebung bei Jugendlichen bei Verwendung eines funktionskieferorthopädischen, bimaxillären Gerätes. Durch ventrale und kaudale Verlagerung des Unterkiefers kommen die Seitenzähne außer Okklusion, und

Die Konzeption der Zahnbewegung im funktionellen Raum

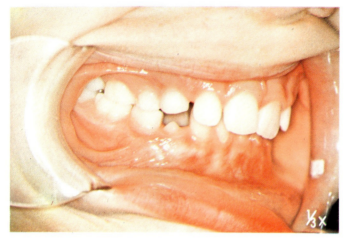

Abbildung 17

Abbildung 18

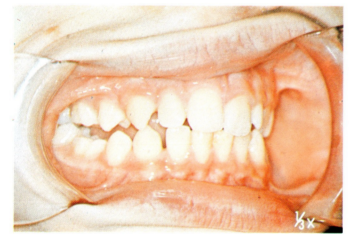

Abb. 17 und 18   Beispiel einer Bißhebung mit einem bimaxillaren, funktionellen Gerät. 75 war dem okklusalen Trend nicht gefolgt, daraus ist die Bißhebung deutlich zu erkennen.

bei entsprechendem Ausschleifen des Gerätes wachsen sie aufeinander zu und erzeugen so eine permanente Bißhebung.
Bei diesem Fall war eine Nichtanlage von 35 vorhanden. Im Rahmen der Bißhebung durch das funktionskieferorthopädische Gerät war 75 der allgemeinen Okklusaltendenz der Seitenzähne nicht gefolgt. Dadurch ist in diesem Fall die Bißhebung deutlich zu sehen. Bei Erwachsenen kommt diese Form der Bißhebung wegen des fehlenden Wachstumspotentials nicht in Frage.
Durch Distalbewegen oberer und unterer Molaren mittels z. B. eines Headgears kann ebenfalls suffizient und ausreichend eine Bißhebung durchgeführt werden. Auch Expansionen und das Überstellen eines Kreuzbisses heben den Biß.
Eine weitere Möglichkeit ist die Intrusion der Front (Abb. 19 und 20). Durch entsprechende festsitzende Geräte ist

Die Konzeption der Zahnbewegung im funktionellen Raum

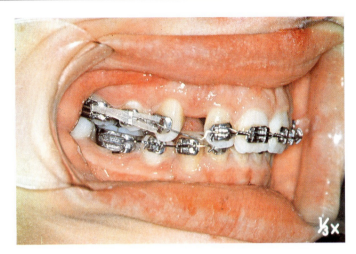

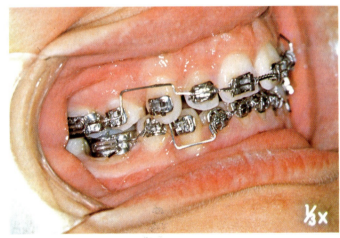

Abbildung 19

Abbildung 20

Abb. 19 und 20 Beispiel eines Falles mit Bißhebung mit festsitzenden Geräten. Durch Intrusion der Front-, aber auch durch Extrusion der Seitenzähne wurde der Biß deutlich gehoben.

dies in relativ kurzer Zeit möglich. Im allgemeinen werden alle drei Bewegungen, d. h. Distalbewegung, Intrusion der Front und Extrusion der Seitenzähne, bei der Behandlung mit festsitzenden Geräten zur Bißhebung und Nivellierung der *Spee*schen Kurve angewandt. Diese ausreichende Bißhebung ist aus meiner Sicht ein wesentlicher Faktor für die Qualität einer kieferorthopädischen Behandlung.
Durch eine kombinierte Behandlung kann der Kieferorthopäde den Prothetiker, aber auch den Kieferchirurgen unterstützen. Ich glaube, daß dies ein neues umfangreiches Arbeitsgebiet von uns allen ist. Aus den Erfahrungen der Erwachsenenbehandlung hat sich für den Kieferorthopäden die Konsequenz ergeben, die zweiten Molaren in die Behandlung einzubeziehen. Was für uns wieder Probleme gebracht hat.
Wir beginnen gern unsere Behandlung im Alter von acht bis zehn Jahren, da

hier das Wachstum voll ausgenutzt werden kann und Umbauvorgänge, die jede kieferorthopädische Behandlung begleiten, schnell erfolgen.

Wir wollen die Behandlung auch in möglichst kurzer Zeit beenden, solange die Kooperation noch ausreichend ist. Es ist aber nicht nur wegen der Kooperation; denn es muß uns auch bewußt sein, daß wir durch die kieferorthopädische Behandlung vor allem bei mangelhafter Hygiene des Patienten Schäden durch Entkalkungen und parodontale Schäden mit Gingivaverlust setzen können.

Die Entkalkungen sind durch das Indirect- oder Direct-Bonding-System mit Versiegelung der Zahnoberflächen praktisch beseitigt, aber nicht die Gefahren einer parodontalen Schädigung. Deshalb versuchen wir, die Behandlungszeit möglichst kurz zu halten.

Wenn wir nun frühzeitig mit der Behandlung beginnen und auf das Durchbrechen der zweiten Molaren warten müssen, verlängert sich die Behandlungszeit wesentlich.

Man kann nun die Konsequenzen insofern ziehen, als man später mit der Behandlung beginnt. In Extraktionsfällen wird daher zu Beginn extrahiert, und danach wartet man, bis alle Zähne durchgebrochen sind. Erst dann wird die Behandlung mit festsitzenden Geräten beendet. Dies erscheint mir jedoch wiederum unphysiologisch, da dabei die Unterstützung des Wachstums außer acht gelassen wird.

Ich selber behandle lieber mehr interzeptiv, d.h. Störungen der Okklusion beim Auftreten beseitigen und dann die normale Entwicklung beobachten.

Dies zwingt aber meist zu einem frühen Behandlungsbeginn und der damit folgenden Problematik.

Physiologischerweise brechen die oberen zweiten Molaren mit einer bukkalen Durchbruchsrichtung durch, die oft zu Beginn Balance- und andere Fehlkontakte verursachen kann. Meist stellen sie sich aber im Laufe der Zeit unter dem Einfluß der physiologischen Kräfte von selbst besser in die Okklusion ein.

Für mich und wahrscheinlich für die meisten von uns Kieferorthopäden bestehen heute noch Unsicherheiten, und zwar vor allem in puncto Okklusionsregeln. Der wissenschaftliche Beweis für viele Theorien ist aus meiner Sicht nicht vollständig gegeben.

Ist es wirklich so, daß die wechselseitig geschützte Okklusion mit Eckzahnführung die beste ist? Ich hoffe es, da es für uns einfach ist, eine Eckzahnführung herzustellen.

Oder ist es besser, wenn noch ein oder mehrere Zähne zusätzlich mitführen? Oder auch noch der eine oder andere Zahn auf der Balanceseite? Ist es wirklich so, daß einzelne Fehlkontakte immer so zerstörend wirken, daß wir eine stark verlängerte kieferorthopädische Behandlung, die ja ebenfalls Schäden setzen kann, in Kauf nehmen sollen?

Wir bemühen uns sehr, Behandlungsergebnisse zu erreichen, die die gnathologischen, funktionellen Regeln beinhalten. Es ist schwierig und sicher nicht in jedem Fall möglich, da es uns schon die normale Anatomie durch Diskrepanz der Zahnbreiten nicht in jedem Fall gestattet, eine Okklusion dieser Art zu erstellen. Natürliche Zähne entsprechen eben nicht einem aufgewachsten Gebiß!

Ich glaube, daß gerade auf dem Gebiet der Entwicklung der Okklusion und der Beurteilung der physiologischen Okklusion noch viel Forschung betrieben werden muß, damit wir alle wissen, wo wir unser echtes Behandlungsziel setzen sollen.

Literatur

1. *Stöckli, P. V., und H. G. Willert*
   Tissue reactions in the temporomandibular joint resulting from anterior displacement of the mandible in the monkey. Amer. J. Orthodont. 60, 142 (1971).

2. *Droschl, H., F. Moser und R. Bratschko*
   Über die Anwendbarkeit des gnathologischen Konzeptes in der Kieferorthopädie. Fortschr. Kieferorthop. 39, 18 (1978).

3. *Ingervall, B.*
   Studies of mandibular positions in children. Odont. Revy 19, Suppl. 15, 1 (1968).

4. *Kulmer, S.*
   Die Kieferrelation im Wechselgebiß. Teil II. Österr. Stomatol. 74, 398 (1977).

5. *Wiebrecht, A. T.*
   Crozat appliances in maxillofacial orthopedics. A. T. Wiebrecht (1966).

6. *Björk, A.*
   Prediction of mandibular growth rotation. Amer. J. Orthodont. 55, 585 (1969).

7. *Björk, A.*
   Zeitliche Abstimmung interzeptiver kieferorthopädischer Maßnahmen auf der Grundlage der Reifestufen. Int. Orthodont. Kieferorthop. 9, 281 (1977).

Konzept und Lehrmeinung über Okklusion, Kiefergelenk und Kaudynamik
Faktoren der Ortho- und Dysfunktion

A. Gerber

1. Einleitung und Standortbestimmung

Den Kollegen *W. Drücke* und *B. Klemt* danke ich für die Einladung, im Rahmen des „IFZ-Symposions" zu sprechen und meine derzeitige Lehrmeinung zum Funktionskreis von Okklusion, Kiefergelenk und Kaumuskulatur darzustellen. Vor mir liegt die Abschrift einer Bandaufzeichnung des Vortrages, den ich im Jahre 1978 beim Symposion gehalten habe. Im Vortragssaal habe ich in Doppelprojektion sehr viele Diapositive und einen für das Auditorium aus drei verschiedenen Unterrichtsfilmen zusammengeschnittenen 16-mm-Filmstreifen zeigen können. Ähnliche Belegmittel zu meinem Konzept kann ich im Rahmen dieser sehr kurzen Zusammenfassung nicht präsentieren. Ich habe daher ein knappes Bildmaterial ausgewählt, von dem ich hoffe, daß es mir hilft, auch bei *den* Lesern einigen „Goodwill" zu aktivieren, die schon längst von der Faszination der Präzision der Gnathologie beeindruckt sind.

Damit ich in meinem „geistigen" Verhalten auch heute noch ernstgenommen werde, erlaube ich mir vorauszuschikken, wer meine Ausbilder waren und bei welchen Freunden und Kollegen ich nach meinem Staatsexamen in die Lehre ging, um meine, mich zum Teil sehr bedrückenden, Bildungs- und Ausbildungslücken zu schließen. In Bern war es seinerzeit an der Anatomie Professor Dr. *Erich Hintzsche;* bei ihm habe ich doktoriert. Die Möglichkeit, jederzeit im Präpariersaal die im Studentenkurs eröffneten Kiefergelenke mit dem zugehörigen Zahnbestand ansehen zu können, war für mich anfänglich ein Irrgarten, in dem ich mich nur im Normalfall, wenn alles scheinbar störungslos aussah, zurechtfinden konnte. Weitere Assoziationen wurden für mich möglich nach einem Vortrag, den ich mir in Berlin im Jahre 1935 anhören konnte. Es sprach damals Dozent Dr. *Gerhard Steinhardt* aus Köln über seine Habilitationsarbeit zur Pathologie im Kiefergelenk. Von *Gerhard Steinhardt* habe ich das Basiswissen, das mir den weiteren Weg zur gezielten Diagnose und Therapie im Kiefergelenkfall freigelegt hat.

2. Das Röntgenbild vom Kiefergelenk in der Okklusionsdiagnose

Als junger Assistent am Zahnärztlichen Universitätsinstitut der Universität Bern habe ich von Professor Dr. *Jakob Schindler* schon sehr früh die Technik der transkranialen Röntgenaufnahme vom Kiefergelenk mit Dentalröntgengeräten mitbekommen. Ohne auch in diesem diagnostischen Bereich mitreden zu können, gibt es für mich schon seit vier Jahrzehnten im Kiefergelenkfall keine einigermaßen verläßliche Diagnose mehr.

Mit besonderer Dankbarkeit denke ich auch zurück an meinen Lehrer und späteren Chef, Dozent Dr. *Alfred Senn.* Er war Arzt und studierte auch Zahnmedizin am Zahnärztlichen Institut in Zürich. Dort fühlte er sich besonders angesprochen von den Forschungen von Professor *Alfred Gysi* über die Mikroskopie und Bakteriologie der Zahnkaries und über die Kaubewegungen des Unterkiefers. Das Wissen um die „Totale Prothese nach Professor *Alfred Gysi*" gab den äußeren Anlaß dafür, daß Dr. *Alfred Senn* als Dozent für Prothetik nach Bern berufen wurde.

3. Moderne Artikulatoren mit „Incorporated Hyperbalance"

Als mich mein ehemaliger Lehrer mit dem *Gysi*-Trubite-Artikulator und dem darauf abgestimmten Pantographen, Konstruktionsjahr etwa 1925, beschäftigt sah, sagte er schlicht und einfach zu mir: „Gerber, der *Gysi*-Pantograph ist schon recht, dagegen haben totale Prothesen, die im Trubite-Artikulator aufgestellt und eingeschliffen werden, immer eine zu steile ‚Balance' und zu flache ‚Arbeitsfacetten!'" Dieser Vorwurf galt nicht mir, aber er motivierte mich zum Überdenken der Interrelationen von Zahnartikulation, Kiefergelenk und Kaumuskulatur. Aus dieser Beschäftigung mit der Materie resultierte später meine Intensivbeschäftigung mit der Entwicklung von Artikulatorgelenken nach dem Vorbild der Anatomie. Nach Vorversuchen mit Vorläufern des heute noch aktuellen „*Gerber*-Condylators", Modell 1958, hatte ich den ernstgemeinten Auftrag meines Lehrers, Dozent Dr. *Alfred Senn,* erfüllt.

Der *Gerber*-Condylator hat bei den Gnathologen nie Erfolg gehabt. Gnathologen sind Präzisionsmenschen. Für sie mußte seit den dreißiger Jahren die terminale Scharnierachse auch in der Gruppenuntersuchung und ebenso gestern, heute und morgen repetierbar sein. Denn nur das, was im wissenschaftlichen Versuch repetierbar ist, hat einen wissenschaftlich festen Stand.

4. Okklusion – Stand einer Wissenschaft – Las Vegas 1976

Obschon diese fixe Vorstellung vom Wohlbefinden und vom Komfortgewinn bei retrudierter Unterkieferlage mit künstlich aufgebauter, alle Seitenzähne immediat diskludierender Front- und Eckzahnführung schon viele Anhänger verloren hat, wissen in Europa nur wenige Zahnärzte Genaues über den Dämpfer, den die Gnathologen im Jahre 1976 bei einem Workshop in Las Vegas im US-Staat Nevada erfahren haben. Zu diesem Workshop hatte die seit dem Jahre 1955 um das biologische Klima der Kiefergelenke besonders bemühte American Equilibration Society eine namhafte Zahl von Gnathologen und Okklusionsspezialisten zusammengerufen und ihnen eine schriftliche Antwort auf die generelle Frage abverlangt: „Wo und wie soll der Unterkiefer mit seinen Kondylen bei maximalem Kieferschluß positioniert sein?" Bei diesem Workshop wurde die terminale Scharnierachse als okklusales

Therapieziel verworfen und ganz still aus dem aktuellen Therapiearsenal herausgenommen.

Gefordert und empfohlen wird heute die auf die Schlußbißlage des Unterkiefers ausgerichtete biophysiologische Kondylenposition. Diese Kondylenposition entspricht genau der Zenitlage der Kondylen, wie ich sie 1971 beschrieben habe. Nach Gerber: Bei maximalem Kontakt der Zahnreihen dürfen die Gelenkzwischenscheiben und Knorpelschichten und die Gewebe um die anatomischen Gelenkteile weder auf Druck (Kompression) noch auf Zug (Distraktion) beansprucht werden. Eine Okklusion mit rechtzeitigen Stopps, wie sie in Natura bei der Okklusionsentwicklung oder künstlich unter den Händen des Zahnarztes und/oder des Zahntechnikers entsteht, bezeichne ich als „kiefergelenkprotektive Okklusion". Eine natürliche oder künstlich aufgebaute Okklusion hat aber nur dann Anspruch auf die Auszeichnung „kiefergelenkprotektiv", wenn außer der Eigenschaft der „koordinierten Interkuspidations- und Kondylus-in-Fossa-glenoidalis-Zentrik" zusätzlich auch die Abstimmung der Verwinkelung der Arbeits- und Balancegleitflächen an den Kondylen auf die Arbeits- und Balancefacetten der gelenknahen Molaren gegeben ist. Zusätzlich soll auch die Verzahnungstiefe der gelenknahen Molaren in Ordnung sein. Ich befürworte eine harmonisch balancierte Okklusion und betone dabei ausdrücklich, daß die heute vom Dentalhandel angepriesenen Artikulatoren in ihrem Bewegungsmuster anstelle von ausgewogenen Balancen fast ausnahmslos parodont- und gelenktraumatogene Hyperbalancen erzeugen. Und auf diesem schlechten Bewegungsmuster entstand auch das Postulat der Gnathologen nach einer balancefreien Okklusion und Artikulation in der Kronen- und Brückentechnik.

5. Das Synovialfluid und seine wichtigen Funktionen

Bitte beachten Sie zur Abbildung 1a und 1b folgende Hinweise und Erklärungen: Abbildung 1a stellt ein Kiefergelenk dar, das bei jedem Kieferschließen und auch beim Zähnepressen in der Interkuspidationslage durch zeit- und ortsrichtig auftretende okklusale Kontakte vor Überlastung wirksam geschützt ist. Das Synovialfluid ist daher in der Lage, seine drei biologischen Funktionen zu gewährleisten. Synovialfluid hat wie in anderen Gelenken drei Funktionen:

1. die Lubrifikation aller Gelenkflächen, inbegriffen die Turgeszenz des Discus articularis, zu gewährleisten;
2. den Stoffwechsel zu gewährleisten, denn eine Blutversorgung kennen der Discus und die Knorpelschichten nicht;
3. die Gelenkoberflächen sauberzuhalten, indem „tote" Knorpelzellen und abgescheuerter Gelenkdetritus den Lymphgefäßen zugeführt werden.

Abbildung 1b zeigt im Schema ein Kiefergelenk, das chronisch überfordert wurde. Entweder gibt es keine oder nur zeitlich zu spät auftretende Molarenkontakte oder nur Lücken. Das Gelenk ist komprimiert und kann sich auch in den kurzen Entlastungssituationen nicht erholen. Der Stoffwechsel der Knorpelzellen, ihre Turgeszenz und auch die Reinhaltung der Gelenkoberflächen sind nicht mehr gewährleistet. Die Gefahr einer Arthrose steht unmittelbar bevor.

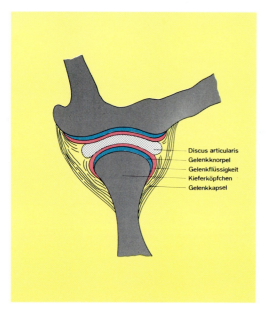
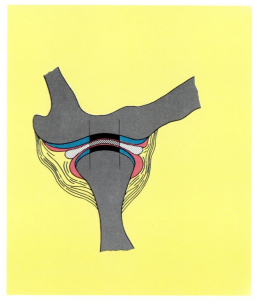

Abb. 1a Kiefergelenk mit normal verteiltem Synovialfluid.

Abb. 1b Kiefergelenk nach langfristiger Einwirkung von Überlast: Versorgung mit Synovialfluid regional ungenügend.

6. Das Konzept von der koordinierten Okklusions- und Kondylus-in-Fossa-Zentrik nach Gerber in Sammelbildern

Abbildung 2 zeigt ein Sammelbild mit einem in seinen Gelenken in der Zentrallage verriegelten Artikulator. Die Feststeller befinden sich in der untersten Lage, die Stellschrauben sind angezogen. Die Horizontalebene, die mit Pfeilen auf die Spina nasalis und vom Gehörgang auf den Gelenkkörper des Condylators nach *Gerber* zeigt, ist stellvertretend für die *Camper*-Ebene. Parallel dazu liegt die Okklusionsebene, sie ist am Condylator durch den Horizontalzeiger (im Bild weggelassen) und durch die Einkerbungen an den Seitenplatten festgelegt. Weiter unten im Bild verläuft eine unterste weiße Linie. Sie vertritt die ebenfalls horizontale Platte des Arbeitstisches, an dem der Zahntechniker mit dem Condylator arbeitet. Bitte beachten Sie in der Abbildung 2 auch die Detailzeichnungen für das Condylatorgelenk, die Gelenkzentrik und die damit koordinierte Okklusions-Zentrik. Wichtig ist auch die auf den Condyloform-Backenzähnen nach *Gerber* absichtlich übermäßig und langgezogene, daher kiefergelenkprotektive Propulsionsbahn auf den Molaren. Siehe die Darstellung im Kreis rechts außen.

In Abbildung 3 ist ein Schädel mit einem vorgeschobenen Unterkiefer dargestellt. Der Kondylus hat daher seine Zenitlage in der Fossa glenoidalis verlassen und ist auf dem halben Weg zum Gelenkhöcker stehengeblieben. Es besteht auch in dieser vorgeschobenen Unterkieferposition ein mehrfacher Kontakt zwi-

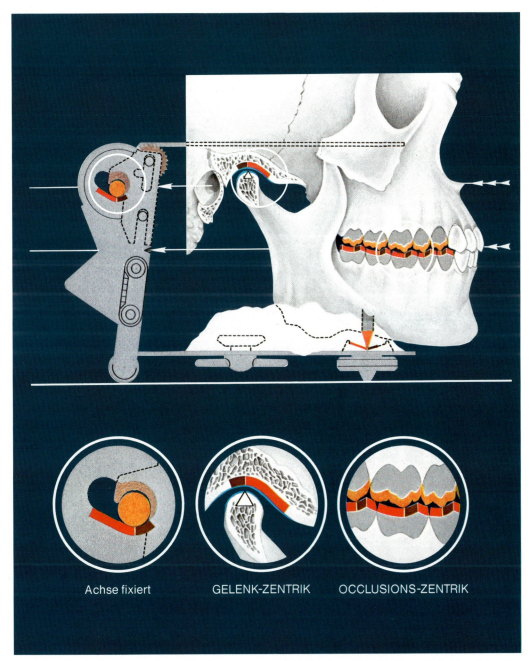

Abb. 2 Darstellung der Koordination von maximaler Interkuspidation und Kondylus-in-Fossa-Zentrik.

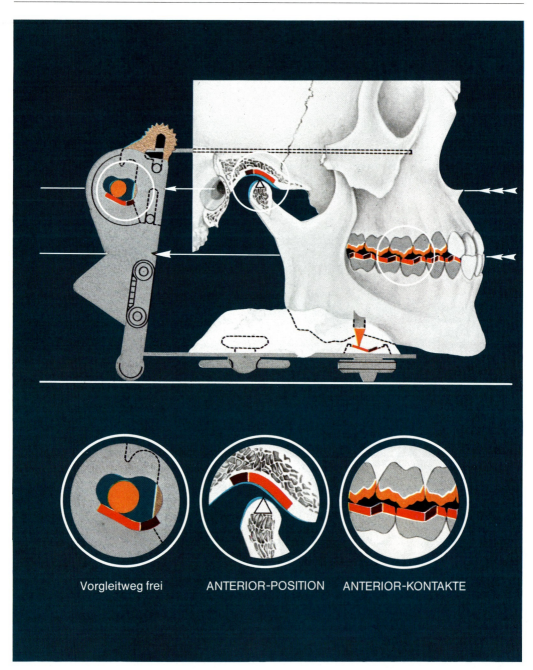

Abb. 3 Darstellung einer Kondylenposition bei vorgeschobenem Unterkiefer. Wichtig: Die Abbildungen 2 bis 4 sollen nur das Umdenken vom natürlichen Kiefergelenk auf den Condylator fördern. Die schädelbezügliche Montage ist bewußt vernachlässigt.

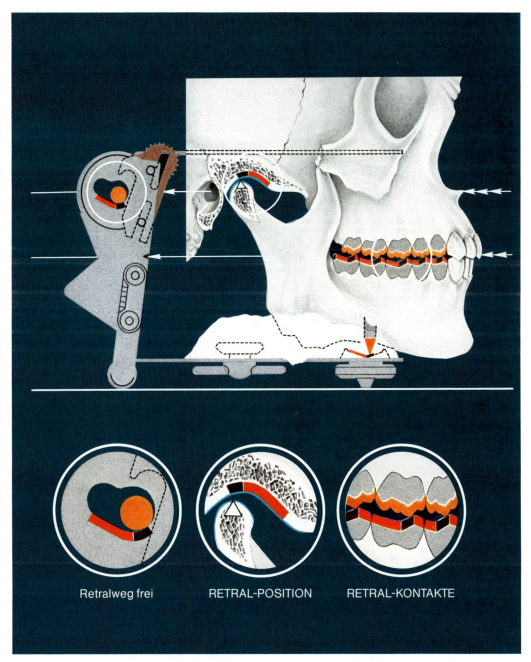

Abb. 4 Darstellung einer retrudierten Unterkieferlage mit guter Äquilibrierung im Seitenzahnbereich und im Kiefergelenk.

schen den oberen und unteren Seitenzähnen. In diese multilokale Kontaktsicherung sind auch die hintersten Molaren eingeschaltet. Eine derartige, natürlich oder künstlich auf die ganze Vorgleitbahn in den Kiefergelenken abgestimmte Okklusion ist auch ein Teil der Kiefergelenkprotektion.

Beachte im Sammelbild der Abbildung 3 auch die in der Position „oben" mit einer Rändelschraube fixierten Feststeller der Condylatorgelenke. Mit dieser Stellung werden die anterioren und seitlichen Gleitwege in den anatomechanischen, künstlichen Gelenken freigegeben.

Mit der dritten Bildkomposition in seitlicher Ansicht (Abbildung 4) möchte ich bei Zahnärzten und bei Zahntechnikern das Verständnis für die Retralposition in den Kiefergelenken, in den Condylatorgelenken und innerhalb der Zahnokklusion fördern. Die Ausgewogenheit dieser Retrallage besteht immer nur kurzfristig nach der Einleitung des Schluckvorganges. Und immer auch dann, wenn beim Kauvorgang die Kondylen völlig entlastet sind. Nur die völlige Entlastung von Schließdruck erlaubt den Kondylen, beim Kauen aus einer Vorne-Unten-Position nach dorsal unten gegen den äußeren Gehörgang zu dislozieren. Unsere Röntgenanalysen der Kondylenbewegungen beim Kauen zeigen, daß diese Dorsal-Untenlage der Kondylen auch immer dann eintritt, wenn die Zungenspitze zum Transport von Kaugut in den Dorsalbereich der Molaren nach dorsal und lateral zur Kauseite bewegt wird.

Im schematisierten Querschnittsbild der Abbildung 5 finden Sie Prinzipielles zur Analogie der zentralen Gelenkanlage im *Gerber*-Condylator und beim Menschen. Links im Bilde prothetisch und rechts im Bilde ein Querschnitt durch das Kiefergelenk und die gelenknahen Molaren. Beachte auch hier die Darstellung der wünschenswerten, gelenkprotektiven Harmonie zwischen den natürlichen und künstlichen Gleitflächen im Kiefergelenk und im natürlichen und im künstlichen, betont gelenknahen Molarenbereich mit ausgewogenen Arbeits- und Balancegleitflächen. Es dreht sich dabei um durchschnittliche Winkelwerte bei gesunden Kiefergelenken. Beachte die Inversion und Anlage analoger Gleitflächen in den anatomechanischen Gelenken des *Gerber*-Condylators.

In Abbildung 6 schauen wir von dorsal auf eine schematische Darstellung im Sinne einer Momentaufnahme mit Kauseite rechts und Orthobalance links. Situation bei Leerkauen.

Wir schauen bei Abbildung 7 von dorsal auf eine Situation bei simuliertem Kauen mit Kauseite links und Orthobalance rechts. Meine differenzierende Bezeichnung „Orthobalance" besagt, daß ich in meiner didaktischen Wortgebung berücksichtige, daß für viele Zahnärzte und Zahntechniker hinter der banalen Bezeichnung „Balance" sehr oft die im Artikulator aufgestellte Balance zum Vorbild geworden ist. Nur wenige wissen, daß es sich dabei äußerst häufig um das Trugbild und die pathogene Fehlfunktion einer Hyperbalance handelt.

7. Faktoren der Ortho- und Dysfunktion im Kausystem

Das ominöse Konzept vom Wohlbefinden und vom oralen Komfort der Menschen, wenn der Unterkiefer mit den Kondylen eine retrudierte Lage einnimmt, geht auf die Jahre um 1925 bis 1930 zurück. Ungefähr zwei Jahrzehnte später meldeten sich die Neurophysiologen und berichteten von vielen mecha-

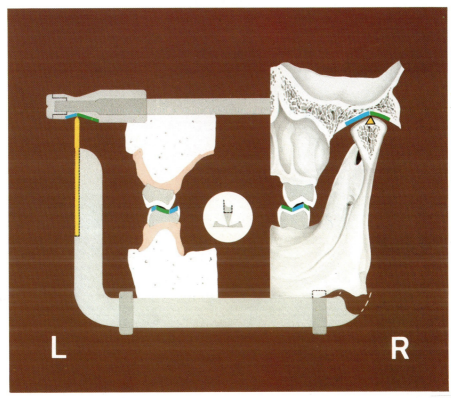

Abb. 5 Koordinierte Okklusions- und Kondylus-in-Fossa-Zentrik. Prothetik und Natur. Einblick von dorsal.

nosensiblen Sensorenposten im Kauapparat. Besonders erwähnt werden die Sensoren in der Region Kiefergelenk, Parodont und Pulpa. Beachten Sie hierzu das von meiner Graphikerin etwa im Jahre 1976 farbkodifizierte „Funktionsbild" über die Informationsverarbeitung mit motorischem Kauapparat. Eine sehr gewichtige Information über das Muskelspiel und die Muskelbelastung entfällt dabei auf die Muskelspindeln in der quergestreiften Kaumuskulatur. Das Recht zur Veröffentlichung dieses Schemas von *Suhara* habe ich anfangs 1976 bei ihm persönlich eingeholt. Ich bin dankbar, daß ich dieses Schema (Abb. 8) hier mit großer Verehrung und Dankbarkeit wiederverwenden darf. Dieses Schema erklärt ohne viele Worte, warum ich mich mit meinen Mitarbeitern um Muskelspasmen im Kausystem nur auf dem Therapieweg über Rekoordinierung der Interkuspidations- und Kondylus-in-Fossa-Zentrik gekümmert habe. Dabei gebe ich zu, daß der physische und seelische Streß in der Genese von Kaumuskelspasmen auch mit im Spiel ist, die Dominanz gehört aber in das Reich der gestörten Interaktionen von Okklusion, Kiefergelenk und Kaumuskulatur. Beachte Abb. 8.

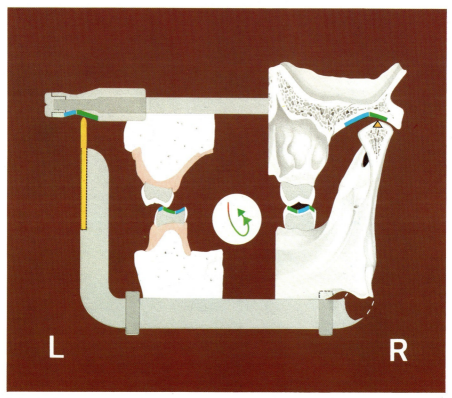

Abb. 6 Schematische Gegenüberstellung von Prothetik mit Condylator und Condyloform-Zähnen in Orthobalance links und natürliche Kontakte rechts.

Bei Unstimmigkeiten im Partnerverhalten von maximaler Interkuspidation und druckloser Zentrallage der Kondylen in den Kiefergelenken (beachte Abb. 2 und 5) muß mit Dysfunktionen in der Kaumuskulatur mit Schmerzfolgen gerechnet werden. Und es können auch neurovegetative Störungen im Sinne des Costen-Syndroms auftreten.

Hier hat der neurophysiologisch und bio- oder neognathologisch orientierte Zahnarzt ein großes und beglückendes Arbeitsfeld. Dieses Arbeitsfeld wird auch dann bestehenbleiben, wenn die Kariesprävention immer imponierende Erfolge hat. Die mit der Okklusionsbildung verbundenen Störungen bezüglich Biobeziehung von Okklusion, Kaumuskulatur und Kiefergelenk werden in ihrer Frequenz eher zu- als abnehmen.

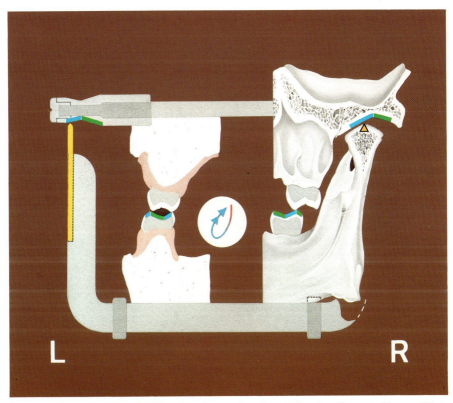

Abb. 7 Natur und Prothetik. Momentansituation beim Leerkauen. Kauen Bildseite links und Orthobalance rechts.

Literaturnachweis

Die nachstehende Literatur ist nur noch in Bibliotheken zu finden. Es sind keine Neuauflagen vorgesehen.

1. *Ackermann, F.*
   Le mécanisme des mâchoires (naturelles et artificielles). Masson & Cie., Paris 1953.

2. *Gerber, A.*
   Logik und Mystik der Kiefergelenkbeschwerden. Schweiz. Mschr. Zahnheilk. 74, Heft 8 und 10, 1964.

3. *Gerber, A.,* und Mitarbeiter
   Okklusion und Kiefergelenk. SSO Kursschrift, 1973 (vergriffen).

Beim Condylator-Service*, Zürich, können folgende Drucksachen gegen Rechnungstellung angefordert werden:

4. *Gerber, A.*
   Registriertechnik für Prothetik, Okklusionsdiagnostik und Okklusionstherapie. 50 Abbildungen. Ausgabe 1980.

5. *Gerber, A.*
   Kiefergelenk und Zahnokklusion. 16 Abbildungen. Dtsch. Zahnärztl. Z. 26, 119-141, 1971.

6. *Gerber, A.*
   Okklusionsdiagnostik bei defektem und prothetisch versorgtem Gebiß. 16 Abbildungen. Nachdruck aus Zahnärztliche Welt/Reform, Hefte 9 und 10, 1978.

* Condylator-Service, Postf. 114, CH-8028 Zürich

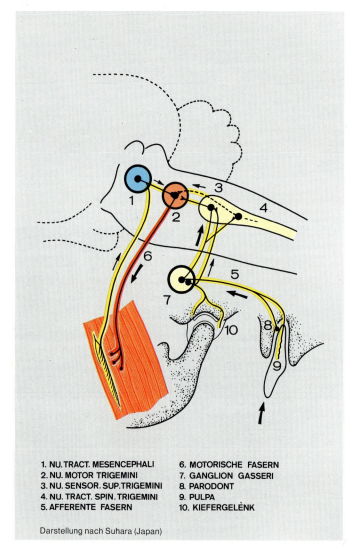

Abb. 8 Die neurorezeptive Information als Basis kontrollierter oder dysfunktioneller Muskelaktionen im gnathologischen Apparat.

Im Buch- und Zeitschriften-Verlag „Die Quintessenz", Berlin, sind erschienen:

7. *Celenza, Frank V.,* und *John N. Nasedkin*
Okklusion. Der Stand einer Wissenschaft (1979). Dieses Buch ist ein Rapport vom Workshop der American Equilibration Society in deutscher Sprache. Die Originalfassung trägt den Titel: „Celenza/Nasedkin, Occlusion – The state of the Art" und ist ebenfalls im Quintessenz-Verlag erschienen. Wer Englisch versteht, besorge sich die Originalfassung.

8. *Schön, F.,* und *F. Singer*
Europäische Prothetik heute (1978), Quintessenz-Verlag, Berlin, mit Beitrag von A. Gerber, Titel „Okklusion, Kaudynamik und Kiefergelenk in der europäischen Forschung und Prothetik", S. 139-167, mit 47 Abbildungen.

Dominanz oder Relevanz des Kiefergelenks im mastikatorischen System?

R. Slavicek

Die scheinbar divergierenden Meinungen der Mitautoren könnten sicherlich Anlaß zur Verwirrung geben. Speziell, was die Situation des Kiefergelenkes und seine sogenannte Idealposition betrifft, scheinen unterschiedliche Auffassungen zu bestehen.

In meiner ersten Thematik – „Dominanz oder Relevanz des Kiefergelenkes?" – sehe ich daher eine gewisse Herausforderung, den Wahrheitsbeweis zu erbringen, daß hier eher nicht Widersprüchliches gesagt wurde, sondern von allen Herren die Idee einer gelenk- und systemharmonischen Zahnheilkunde vertreten wird. Das Kiefergelenk ist aufgrund seiner dynamischen und funktionellen Arbeitsbereiche mit extremen Freiheitsgraden ausgezeichnet. Es ist also zunächst nicht so sehr die Anatomie dieses Gelenkes als eher die Dynamik, die zu interessieren hat. Dies betrifft natürlich auch das Wort „Zentrik", das bei allen unseren Diskussionen offensichtlich so vorrangige Bedeutung hat. Einen völlig falschen Eindruck eines „zentrierten" Gelenkes gewinnen wir aus unseren anatomischen Atlanten. Wir sehen am Knochenligamentpräparat eine straffe Gelenkkapsel (Abb. 1), die scheinbar imstande ist, eine Gelenkposition zu halten. Wäre dies tatsächlich so, würde ein normaler Bewegungsablauf unmöglich sein. Es ist daher falsch, wenn behauptet wird, die Gelenkzentrik sei eine ligamentär determinierte Position. Eine straffe Gelenkkapsel, wie wir sie bei anderen Gelenken gewohnt sind, würde den translatorischen Bewegungsraum massiv einengen. Der Kapselapparat muß also für sich so locker gestaltet sein, daß alle notwendigen Bewegungsabläufe ungehindert vor sich gehen können.

Prinzipiell ist das Kiefergelenk also an jeden Platz zu verlegen oder, wenn man sich anders ausdrückt, zu zentrieren. Während der Funktion ändert sich ja ständig die Lage der mandibulären zur schädelfesten Beziehung. Die Bewegungen der Mandibula, und damit auch zunächst die Zentrierung, erfolgen also durch den Bewegungsapparat der Muskulatur und ihrer nervalen Versorgung. Das Gelenk wird durch die funktionierende Muskulatur in Beziehung gehalten; man kann sich davon im praktischen Versuch überzeugen. Lokalisiert man in üblicher Weise am Patienten die Scharnierachse, beläßt die Apparatur in situ und blockiert dann die quergestreifte Muskulatur zum Beispiel durch Kurare (Versuch 1972, Gruppe 4), dann tropft das Gelenk ab, der Kondylus liegt bei aufrecht sitzendem Patienten weit hinten und unten.

Dominanz oder Relevanz des Kiefergelenks im mastikatorischen System

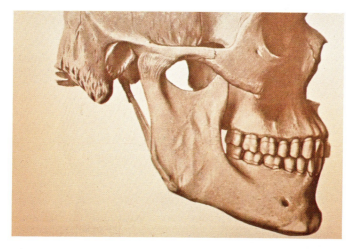

Abbildung 1

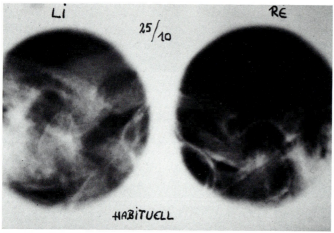

Abbildung 2

Ein anderes Beispiel für das gleiche Phänomen sieht man beim Gelenkröntgen eines Patienten, bei dem es zur Zerstörung des motorischen Kernes des V. Hirnnervs kam. Es ist dabei zu einer kaudoposterioren Verlagerung des Kondylus gekommen (Abb. 2).

Ein dominant determinierender Faktor für die Lagebeziehung Maxilla–Mandibula kommt aber den beiden antagonierenden Zahnreihen zu; sie bestimmen in der Schlußbißstellung endgültig das räumliche Verhältnis der kraniomandibulären Beziehung. Um diese Schlußbißstellung ohne Schwierigkeiten erreichen zu können, wird das gesamte neuromuskuläre System darauf eingestellt. Wir sehen also die bestimmende Wertigkeit: erst die Okklusion, auf diese programmiert und abgestimmt die Muskulatur und, als schwächstes Glied der Kette, das Gelenk, das ohne Rücksicht auf seine optimale Lage von den beiden vorgenannten Faktoren positioniert wird. Da diese Einstellung völlig ohne Rücksicht vorgenommen wird, muß unsere primä-

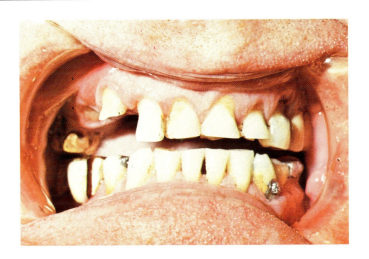

Abbildung 3

re Sorge dem Gelenk gelten. Dies gilt sowohl für die Statik bei maximaler Höcker-Furchen-Beziehung der Zahnreihen als auch in noch vermehrtem Maße für den dynamischen Ablauf. Ein rein okklusionsgetragenes Bild einer kaubahnbezogenen Zahnheilkunde verletzt – auf das Gelenk bezogen – eines der ersten Prinzipien der Medizin: „Primum non nocere".

Als Beispiel für die Dislokationsmöglichkeiten des Kiefergelenkes ein Patient, bei dem langjährig eine Brückenarbeit im oberen Seitenzahnbereich bestand. Während der Tragezeit kam es zu massiven Abrasionen im Bereich der Frontzähne. Entspannen wir den Patienten längere Zeit durch Zwischenlegen von Watterollen, separieren wir also die Zahnreihen und nehmen dem neuromuskulären System seine Engramme, so ist es leicht, den Patienten in eine ungezwungene Gelenkstellung zu führen. Er trifft dabei auf den massiven Kontakt der noch belassenen Molarenkrone; die Frontzähne klaffen dabei um etwa 4 mm. Wir fordern ihn nun auf, diesen Kontakt zu halten und die Frontzähne langsam zu schließen. Dies ist ihm ohne Mühe möglich; die Frontzähne bekommen satten Kontakt, das Gelenk wird um mehrere Millimeter nach hinten und unten distrahiert (Abb. 3 bis 6).

Als zweiter Beitrag eine Patientin der Wiener Universitätszahnklinik. Die Patientin wurde mit akuter Gelenksymptomatik an die Abteilung überwiesen. Der orale Befund: Es handelt sich um ein stark reduziertes Restgebiß, im Unterkiefer ein bilaterales langes Freiende; dieser Zustand besteht seit acht Jahren. Auf Befragen zeigt es sich, daß sich die Patientin in ihrer Kaufunktion trotz dieses Zustandes nicht eingeschränkt fühlt. Erst in letzter Zeit sei es zu Schmerzen im Ohr gekommen; diese Schmerzen haben jetzt ein unerträgliches Maß erreicht. Der Befund des von ihr aufgesuchten Otorhinolaryngologen war negativ. Unsere Verdachtsdiagnose lautete: durch Verlust der Stützzone bedingte Kompression der Gelenke, also Verengung der physiologischen Gelenkspaltbreite nach oben. Das Kiefergelenkröntgen und die mandibulare Positionsanalyse ergaben aber übereinstim-

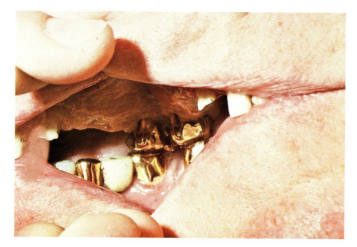

Abbildung 4

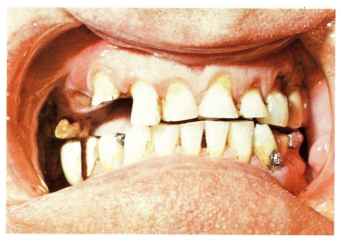

Abbildung 5

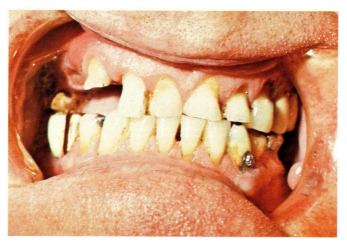

Abbildung 6

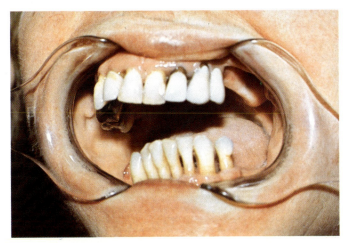

Abbildung 7

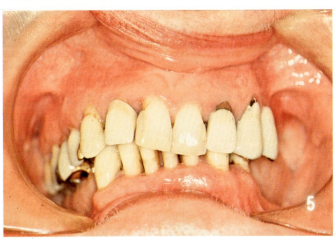

Abbildung 8

mend eine Distraktion beider Kondylen nach hinten und unten. Offensichtlich war es durch die Mastikationsdynamik zu einer solchen Fehleinstellung der Kondylen gekommen. Die vorgenommene gezielte kausale Therapie mit Schienungsprothesen führte innerhalb kurzer Zeit zur Beschwerdefreiheit, und die Patientin konnte nach drei Monaten und entsprechender parodontaler und konservierender Vorbereitung teilprothetisch versorgt werden (Abb. 7 bis 10).

Als nächstes Beispiel ein zahnloser Patient, der seit 15 Jahren Totalprothesenträger ist. Es wurden während der vergangenen 15 Jahre keine Korrekturen an den Prothesen vorgenommen, der Sitz der Prothesen ist noch befriedigend, die Okklusion zeigt starke Abnutzung der Kunststoffmolaren beiderseits; zwei eingearbeitete Goldfacetten im Frontbereich verhindern hier die Abrasion. Der Patient zeigt ebenfalls akute Gelenksymptomatik; hier wird der Verdacht der

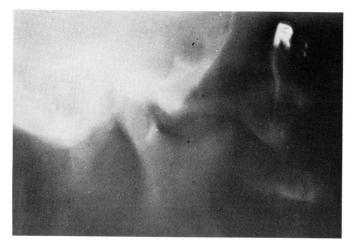

Abbildung 9

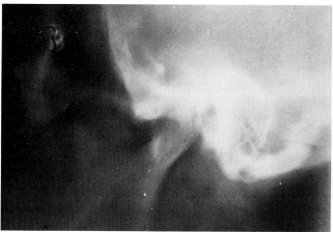

Abbildung 10

Kompression im Gelenkraum durch die Mandibularpositionsanalyse und das Kiefergelenkschichtröntgen erhärtet. Mit Hilfe einer Aufbißschienentherapie wird gezielt eine Dekompression der Gelenke eingeleitet. Der Patient wird schmerzfrei. Die Remontage zeigt den Umfang der Umstellung nach drei Wochen. Eine Neuanfertigung der Prothese wurde durchgeführt; der Patient ist völlig symptomlos (Abb. 11 bis 19).
Eine weitere Möglichkeit der Gelenkbeeinträchtigung sieht man an dem folgenden Beispiel eines Totalprothesenträgers, dessen vertikale Relation im Laufe der 25jährigen Tragedauer auf 25 Grad Untergesichtshöhe, im Fernröntgenbild ausgewertet erkennbar, abgesunken ist. Eine starke Beanspruchung des gesamten Gelenkapparates ist die Folge, die Gefahr irreparabler morphologischer Schäden ist gegeben. Die Therapie besteht hier in einer langsamen Wiederherstellung einer adäquaten Vertikaldimen-

Abbildung 11

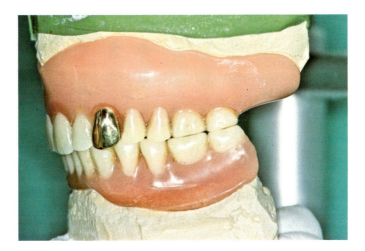

Abbildung 12

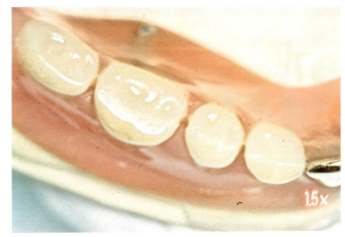

Abbildung 13

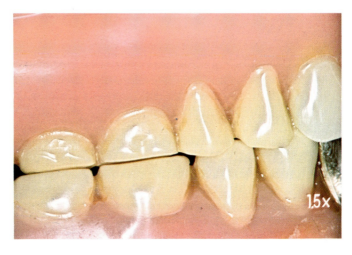

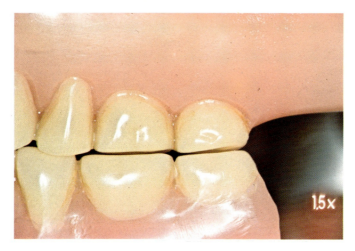

Abbildung 14

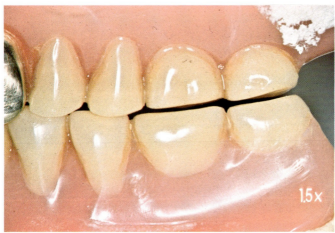

Abbildung 15

sion in der Hoffnung auf leicht remodellierende Korrektur im Gelenkbereich; eine Restitution ad integrum ist ausgeschlossen (Abb. 20 bis 25).

Da es offensichtlich die okklusalen Verhältnisse sind, die über den bewegenden Apparat dem Kiefergelenk seine Position aufzwingen, liegt die Forderung auf der Hand, daß für eine Systemdiagnose dem Kiefergelenk die dominante Rolle zuzuordnen ist. Es sollte darüber Klarheit herrschen, daß therapeutische Eingriffe an der Okklusion zahnärztliche Routinetätigkeit sind und daß durch geeignete konservative Maßnahmen die Muskulatur in eine harmonische Situation gebracht werden kann, aber eine Therapie eines bereits morphologisch veränderten Gelenkapparates außerordentlich schwierig ist und selten zu einem funktionell echt befriedigenden Resultat führt. Unsere Hauptsorge hat daher der Gelenkprophylaxe zu gelten!

Die Hauptgefahr für das Gelenk besteht

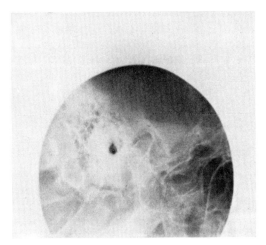
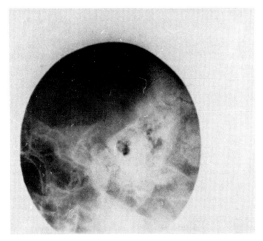

Abbildung 16
Rechts oben: Abbildung 17

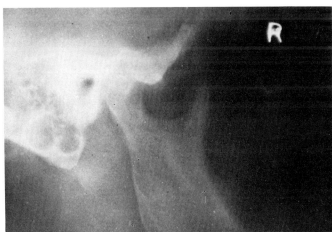

Abbildung 18

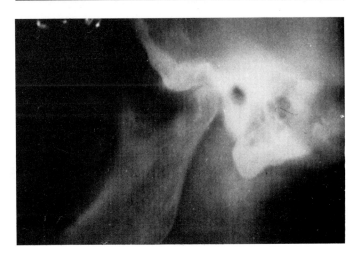

Abbildung 19

Dominanz oder Relevanz des Kiefergelenks im mastikatorischen System

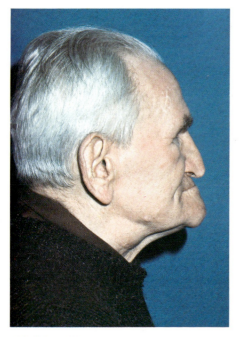

Abbildung 20

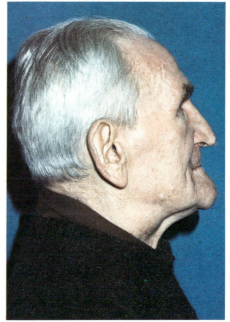

Abbildung 21

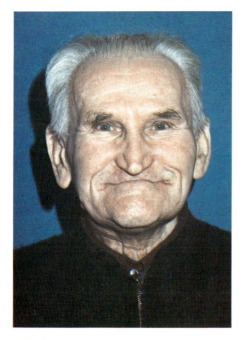

Abbildung 22

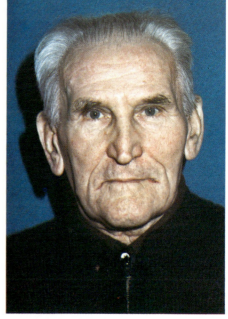

Abbildung 23

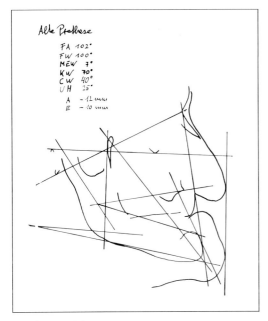

Abbildung 24

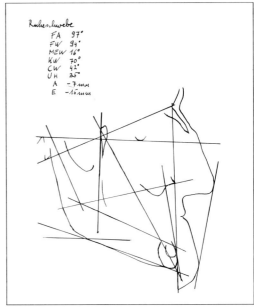

Abbildung 25

darin, daß es – als nicht krafttragender Apparat konzipiert – plötzlich während der Funktion oder Parafunktion vorübergehend krafttragend wird oder daß durch extreme Verlagerung über die physiologischen Grenzen hinaus der Kapselapparat und die umgebenden Gewebe überbeansprucht werden. Betrachten wir zunächst einmal 50 Fälle, die ohne vorhergegangene Auswahl in der Reihenfolge ihrer Befundaufnahme belassen wurden. Die Mandibularpositionsanalyse (Abb. 26) ergibt dabei folgendes Bild: Die Graphik ist so zu verstehen, daß die Pfeilrichtung X auf der Sagittalebene horizontal nach anterior liegt, die Pfeilrichtung Z vertikal nach unten zeigt (Abb. 27). Wir sehen, daß sich die transverale Rotationsachse des Artikulators (Montagezentrik) in allen Fällen von der Stellung der Öffnungs- und Schließachse in der maximalen Interkuspidation unterscheidet (Abb. 28 bis 30). Mit anderen Worten: Ein unforciert zentriertes Gelenk wird durch die Okklusion in eine andere Lage gezwungen; in den meisten Fällen liegt das Gelenk dabei kaudal, wir sprechen von Distraktion, in wenigen Fällen kranial, dies bedeutet Kompression (Abb. 35 und 36). Bei den kaudal verlagerten Fällen liegen einige nach anterior positioniert (Abb. 31 und 32). Es wäre in diesen Fällen das Wort „Distraktion" wahrscheinlich nicht korrekt; hier kann eine gute Kondylus-Fossa-Beziehung des unteren Gelenkraumes vorliegen und der Gelenkspalt normal sein. Die Position des Meniskus und des Kondylus sind hier muskulär abgesichert. Bei der posterior kaudalen Verlagerung (Abb. 33 und 34) handelt es sich um eine Distraktion im

Dominanz oder Relevanz des Kiefergelenks im mastikatorischen System

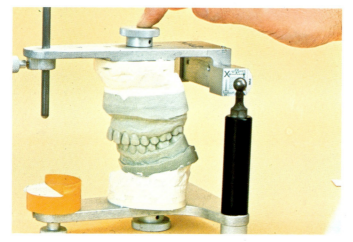

Abbildung 26

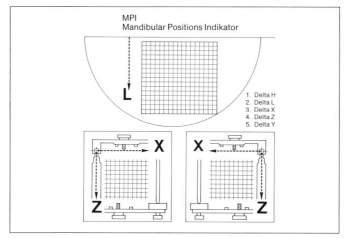

Abbildung 27

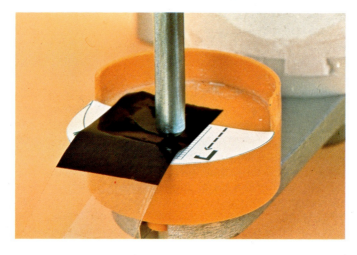

Abbildung 28

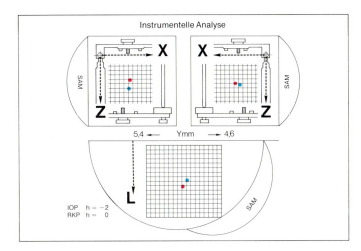

Abbildung 29

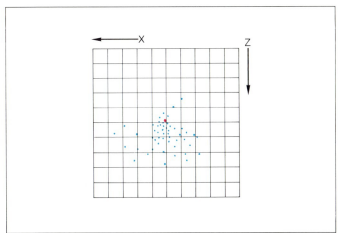

Abbildung 30

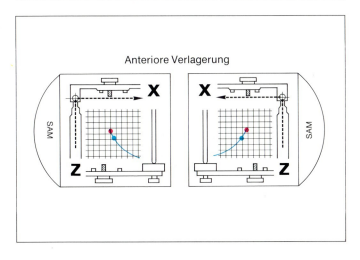

Abbildung 31

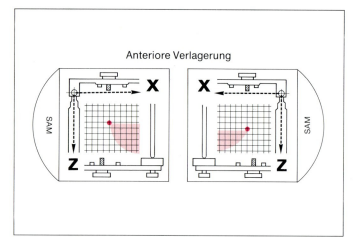

Abbildung 32

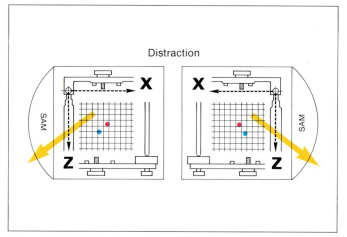

Abbildung 33

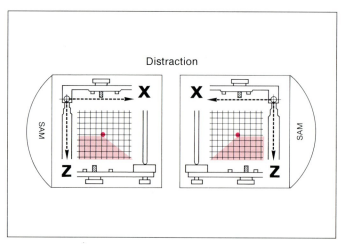

Abbildung 34

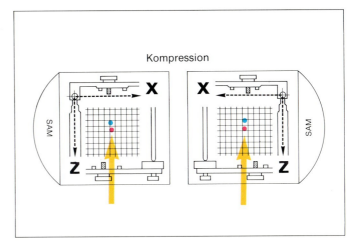

Abbildung 35

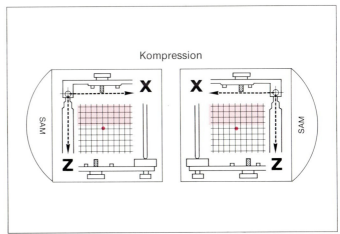

Abbildung 36

wahren Sinne des Wortes: Der Kondylus wird muskulär durch den Temporalis posterior eingestellt, der Diskus hat keine Muskulatur, um nachgestellt zu werden. Bei den anterior verlagerten Fällen handelt es sich fast durchweg um Patienten mit gut kompensierten unbehandelten Dysgnathien der Klasse II/1 nach *Angle*. Zwei der Patienten waren kieferorthopädisch behandelt worden, beide mit funktionskieferorthopädischen Apparaten. Alle Autoren sind sich darüber einig, daß in einem ausgeglichenen System das Kiefergelenk seiner Anatomie und Physiologie entsprechend eingestellt sein soll, Muskulatur und Okklusion sollten dazu optimal harmonisieren.

Eine wesentlich andere Frage stellt sich, wie wir diese optimale Position des Gelenkes finden und ob es eine Möglichkeit gibt, sie zu definieren. Ein echter Streitpunkt der jüngeren Vergangenheit, aber auch der Gegenwart, war es: Gibt es überhaupt eine Möglichkeit, durch manuelle Führung, durch muskuläre Führung des Patienten oder durch forcierte Rückverlagerung eine solche optimale Lage zu erzielen und sie reproduzierbar darzustellen? Wir alle haben in den letzten Jahren dazugelernt und unterscheiden heute deutlich zwischen gesunden und kranken Systemen, wir lehnen forcierte Zentriken ab – wir sind aber alle einer Meinung: es gibt eine Gelenkzentrik, und sie ist reproduzierbar.

Zunächst eine kritische Betrachtung der handgeführten Zentrik: es ist sicherlich möglich, daß durch schlechte Technik und mangelnde Erfahrung Fehlpositionierungen vorkommen können. Niemals erzielen wir am kranken System eine Idealposition; was wir anstreben, ist eine therapeutische Ausgangslage, um eine optimale Einstellung zu finden. Die Grifftechnik ist dabei nicht so vordergründig, wie es scheint – es gibt keine Wundergriffe, man muß die Zentrik der Mandibula fühlen lernen; Gewaltanwendung ist sicherlich gefährlich. Bei der enoralen Registriertechnik mit der Stützstiftmethode ist die Grundidee, es der Muskulatur des Patienten zu überlassen, die Kondylen zu zentrieren. Auch hier ist der Weg klar. Es wird eine zunächst therapeutische Lage angestrebt; die Gefahr der Fehleinstellung über verspannte Muskelpartien ist dabei gegeben. Ein weiterer Faktor, der zu berücksichtigen ist, ist hier die Einschränkung der Bewegungsmöglichkeit bei tief herabreichenden Frontzähnen, vor allem aber die durch die Plattenanordnung gegebene Depression der Zunge.

Nun zur Definition der Idealposition des Kiefergelenkes. Es ist ein offensichtliches Anliegen unseres Standes aufgrund unserer mechanistischen Erziehung, Dinge definieren zu wollen. Nun erscheint es durchaus möglich, an einem Artikulator mit seiner überschaubaren Mechanik und Geometrie eine Zentrik des Kondylars zu definieren; eine ungleich schwierigere, wenn nicht unmögliche Aufgabe bietet aber die natürliche Anatomie des Kiefergelenkes. Hier zu definieren ist gefährlich und falsch. Die alte Definition unserer amerikanischen Freunde – „uppermost", „rearmost" und „midmost" – war ein Versuch, der durch die Verknüpfung dieser Wörter sehr viel Anlaß zur Mißdeutung gegeben hat. Nehmen wir nämlich das Wort „rearmost" isoliert heraus, kommt es zu jener gefährlichen Deutung, daß es gnathologische Zielsetzung sei, die Kondylen nach hinten oder gar unten zu manövrieren. Die Angst vor dieser Fehlinterpretation hat in der „American Equilibration Society" dazu geführt, erneut eine Definition zu suchen, die im Wortlaut noch mehrdeutiger und – ich darf das hart sagen – anfechtbar, ja falsch ist. Man muß sich einmal dazu entschließen, die räumlichen Beziehungen eines komplizierten Bewegungsapparates funktionell zu sehen und nicht Unbeschreibbares beschreiben zu wollen.

Unmittelbar im Zusammenhang mit der Gelenkzentrik steht das Wort „Scharnierachse"; auch hier viel Kontroverses und Mißverstandenes. Das Kiefergelenk hat die Möglichkeit, eine Öffnungs- und Schließbewegung über beide Kondylen durchzuführen; diese Rotation um eine transversale Achse ist eine Scharnierbewegung. Bei jedem geometrischen Körper, der eine Rotation durchführt, ist es möglich, eine Rotationsachse zu finden.

Im Falle des sich öffnenden und schließenden Unterkiefers ist dies die sogenannte Scharnierachse.

Die Lokalisation wird dadurch ermöglicht, daß die Mandibula an einem Fixationspunkt gehalten wird, an dem nun

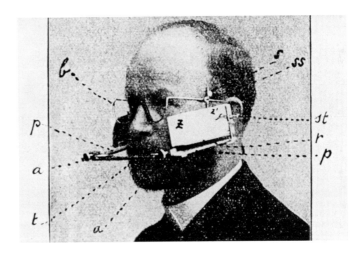

Abbildung 37

unter Vermeidung jeder translatorischen Bewegung eine reine Rotation durchgeführt wird; die Fixation der Mandibula erfolgt dorsal, sie muß dabei nicht in Gelenkzentrik sein, wesentlich ist die Fixierung. Haben wir diese Achse lokalisiert, ist völlig klar, daß diese Achse Anteil der Mandibula ist, also mit jeder Bewegung mitgeht. Ist die Mandibula in optimaler Zentrierung, liegt die Achse zentrisch; geht der Patient in eine Vorschubbewegung, verlagert sich die Achse mit der Bewegung mit – eine Scharnierbewegung ist auch in dieser Stellung möglich, dies gilt für den gesamten physiologischen Bewegungsraum der Mandibula.

Der gesamte Bewegungsumfang der Mandibula soll und muß also diagnostisch erfaßt werden; dies ist keinesfalls erst eine Forderung der sogenannten Gnathologen. Wie in Abbildung 37 bis 39 ersichtlich, hat kein Geringerer als *Gysi* die Standardschreibung einer handgeführten Öffnungsrotation in terminaler Position dargestellt. Es ist festzustellen, daß der eigentliche Schwerpunkt unserer Bemühungen, eine Gelenkzentrik zu finden, vorwiegend diagnostischen Charakter hat. Es erscheint mir völlig unverständlich, daß gegen eine rein diagnostische Maßnahme argumentiert wird, ja sogar der Nachweis ihrer wissenschaftlichen Wertigkeit erbracht werden soll. Wie gesagt: der gesamte Bewegungsumfang des Gelenkes ist zu erfassen; das Außerachtlassen des rekursiven Funktionsraumes aus der habituellen Okklusion heraus kann schwerwiegende Folgen haben. Liegt aber die Gelenkzentrik an der physiologischen Terminalposition im gesunden System, ist noch nie der Nachweis erbracht worden, daß dies für das stomatognathe System nicht zuträglich sei. Argumentationen müssen immer sachlich betrieben werden. Wir sehen aufgrund jüngster Nachuntersuchungen mit Hilfe der Axiographie, daß diese terminale Position ohne Zwang während der Funktion wiederholt aufgesucht wird, gleichgültig ob dabei die habituelle Okklusion in terminaler Position liegt oder davor. Betrachtet man einen medianen Sagittalschnitt durch ein *Posselt*sches Schema, so sieht man, daß die Eingleitbewe-

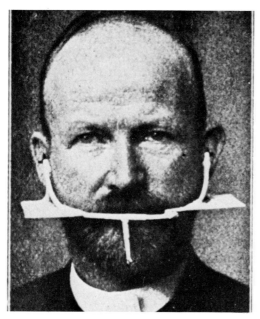
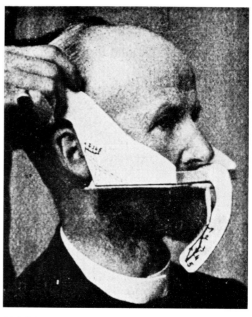

Abbildung 38

Abbildung 39

gung aus der Habituellen nach anterior und oben geht (Abb. 40). Diesen Bewegungsablauf sollten wir für die späteren Vergleiche mit der Gelenkbewegung im Gedächtnis halten. Eines der Hauptargumente gegen das Übereinstimmen der Interkuspidation mit der terminalen Scharnierrelation ist immer, daß 95 % der Menschheit eine differente okklusale Position halten. Dies besagt aber an sich noch nichts, denn unter diesen 95 % ist ein ungeklärter Anteil mit disharmonischen Systemen.

Es würde heute keinem einfallen, bei einer Kariesrate von 95 % den Kariesbefall als den Normalzustand oder das Erstrebenswerte anzusehen – wie kann man aber eine Entscheidung über eine Systemimbalance treffen ohne vorangegangene Untersuchung? Erst die Diagnose, dann die Gesundsprechung – und nicht umgekehrt! Aus vielen Erfahrungen der letzten Jahre ist zu raten, der Systemtherapie geduldige Aufmerksamkeit zuzuwenden. Ist ein System gut eingestellt, ist eine Rekonstruktion in terminaler Gelenkposition vertretbar und empfehlenswert. Eine wesentliche Frage wird uns hier von unseren Orthodonten gestellt: Wann muß man am Heranwachsenden die Gelenkposition berücksichtigen? Wann muß eine Behandlung in eine gelenkbezogene Position durchgeführt werden? Hier zur Wachstumsentwicklung im Gelenkraum: Der Gelenkapparat beim Säugling zeichnet sich durch das fast völlige Fehlen einer Eminentia articularis aus. Die Funktion der Melkbewegung besteht aus Öffnen, Erfassen der Brust, Vorschubbewegung, Schließen und Vorschubrückkehr. Durch das Schließen und Rückzie-

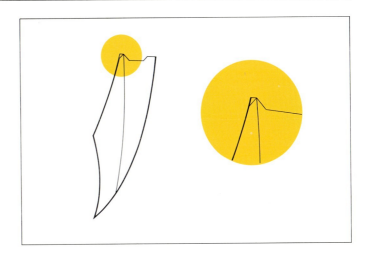

Abbildung 40

hen wird die mütterliche Brust ausgemolken. Eine anschließende Schluckbewegung macht den Mundraum frei für erneutes Melken; die Brust wird also ausgemolken und nicht ausgesogen. Der Bewegungsablauf ist ein rein horizontaler; eine stark ausgebildete Eminentia articularis wäre hier nur hinderlich. Der Gelenküberzug ist undifferenziert. Erst beim Durchbruch der ersten Zähne beginnt eine vertikale Funktion, der Gelenkknorpel differenziert sich in einen funktionellen Teil und einen wachsenden Teil. Der funktionelle Teil ist gegen anterior und oben gerichtet, der Wachstumsteil mit seinen stark proliferierenden Anteilen nach posterior und aufwärts. Allmählich wird eine Eminentia articularis ausgebildet. Die Vaskularisierung ist im Wachstumsbereich signifikant verstärkt. Was auffällt: Das Trabekelsystem der Spongiosa ist unregelmäßig und zeigt keine Anordnung, die auf eine Gelenkbelastung hindeuten würde; das Kiefergelenk ist als nicht krafttragendes Gelenk konzipiert. Würde man während des Wachstums dieses Gelenk in eine terminale Zentrik bringen, würde gerade im Bereich der Wachstumszone die Gefahr einer Kompression entstehen; negative Auswirkungen auf das kondyläre Wachstum wären die Folge. Ein Freiheitsraum nach hinten ist also während des Wachstums erwünscht; gegen Ende des Wachstums aber sollte sich dieser Raum verringern. Das Endziel nach Abschluß des Wachstums für den Orthodonten sollte eine Okklusion in Harmonie mit einer unforcierten terminalen Zentrik sein. Das Ende des Wachstums ist aber sehr individuell. Die generelle Normvorstellung in der dogmatischen Orthodontie, die das Wachstumsende beim Mädchen mit 14 und beim Knaben mit 18 Jahren festlegt, ist gefährlich und kann zu erheblichen Irrtümern und Fehlschlägen führen.

Ein weiterer für die Gelenkentwicklung bedeutender Faktor ist die Einstellung der Frontzähne. Beim Fehlen einer Frontzahnführung kann es zur Manifestation einer flachen, uncharakterisierten Gelenkbahn kommen. Wir sehen dann beim Erwachsenen, z. B. in unbehandelten Fällen eines offenen Bisses

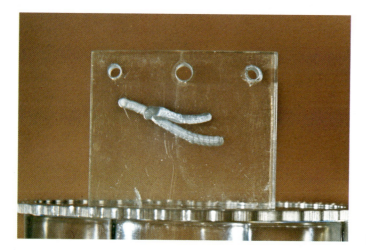

Abbildung 41

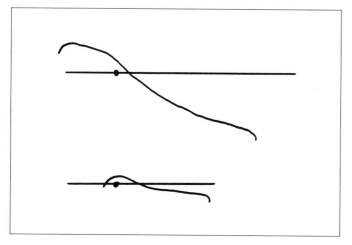

Abbildung 42

einer Klasse III, Gelenkbahnneigungen von 5 bis 15 Grad gegen die Referenzebene (Abb. 41 und 42). Die chirurgische Korrektur mit sekundärer Herstellung einer Frontzahnführung kann hier Gefahren einer Gelenk-Frontzahn-Disharmonie mit nachteiligen Folgen für beide Teile nach sich ziehen. Eine andere nachteilige Beeinflussung der artikulären Situation ergibt sich im Falle einer traumatischen Fronteinstellung, wie sie beim Deckbiß oder beim extremen Tiefbiß der Klasse II/1 gegeben sein kann.

Das Gelenk kann hier (Abb. 43) im natürlichen Wachstum behindert, aber auch durch Fehlfunktion in eine posterokaudale Position verlagert werden. Aus der Sicht der natürlichen Gebißentwicklung sehen wir in einer vorsorgenden Orthodontie die Zukunft. Interzeptive Eingriffe während kritischer Wachstumsphasen können mit Sicherheit irreparable Entwicklungen verhindern – ein breites Diskussionsgebiet für die Zukunft ist hier gegeben.

Eine berechtigte Frage von orthodonti-

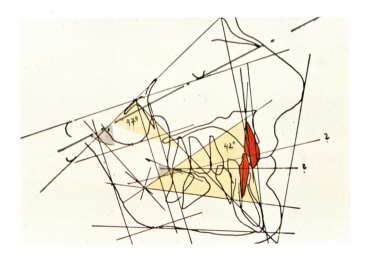

Abbildung 43

Abbildung 44

Kleiner Analysengang

1. Okklusaler Index
2. Muskeluntersuchung
3. Klinische Überprüfung der Unterkieferbewegungen
4. Inspektion der Mundhöhle mit Parodontalbefund
5. Oberkiefermontage mit arbiträrem Bogen
6. Unterkiefermontage mit zentrischen Registraten
7. Röntgenstatus

scher Seite ist es: Ab wann muß ich gelenkbezüglich behandeln? Muß oder soll ich in den Artikulator? Dies kann generell wie folgt beantwortet werden: Während der gesamten Behandlung sollte immer das Verhältnis Okklusion – Gelenk beobachtet werden. Durch vorsichtige Grifftechnik kann der jugendliche Patient mühelos in seine gelenkbezügliche Stellung gebracht werden, die retrale Kontaktposition wird eingenommen und die Abgleitbewegung in die maximale Interkuspidation beobach-

tet. Damit ist es möglich, die Gefahr einer lateralen Einstellung rechtzeitig zu erkennen und eine solche zu beseitigen. Gegen Ende des Wachstums sollte die Eingleitbewegung etwa 1 mm reine Mios betragen. Die Schlußeinstellung sollte über eine Artikulatormontage kontrolliert und in eine physiologische terminale Position behandelt werden. Der Einwand, man könne doch nicht jeden orthodontischen Fall in einem Artikulator abschließen, ist nicht stichhaltig. Okklusionen unserer jugendlichen Patienten

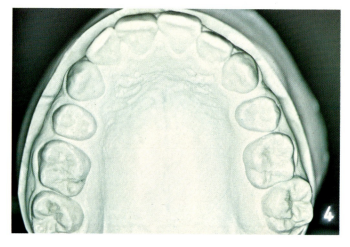

Abbildung 45

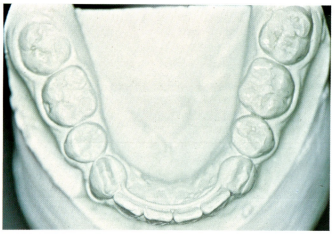

Abbildung 46

müssen mit gleicher oder noch größerer Sorgfalt behandelt werden als etwa ein rekonstruktiver Fall. Eine Überprüfung nach den Regeln des sogenannten kleinen Analysenganges (Abb. 44) gibt sicher guten Aufschluß über die Gesamtharmonie des Systems; der Gesamtaufwand steht dabei sicherlich in keinem Verhältnis zu der Verantwortung, die wir übernehmen, wenn ein derartiger Fall ohne Kontrolle abgeschlossen werden würde. Es ist sicher so, daß durch unkontrollierte orthodontische Maßnahmen, speziell mit festsitzenden Apparaturen, bei denen ja funktionsunabhängig behandelt wird, Funktionsstörungen eingebaut werden können (Abb. 45 bis 48). Im Rahmen der psychischen Streßsituationen Heranwachsender kann es zu Manifestation starker Beschwerden im stomatognathen System kommen. Diese werden allerdings selten mit den Zähnen in Zusammenhang gebracht und an den Zahnarzt herangetragen; es werden andere Ursachen zur Erklärung herangezogen. Wir sind verpflichtet, unsere ju-

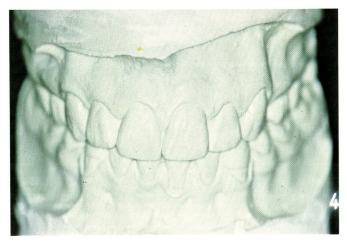

Abbildung 47

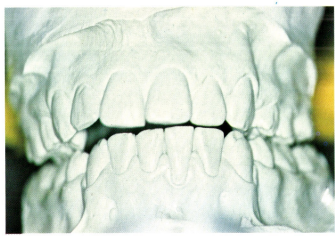

Abbildung 48

gendlichen Patienten aufmerksam zu beobachten und durch gezielte Fragen Störungen rechtzeitig aufzudecken. Alle unsere ärztliche Tätigkeit muß darauf hinzielen, stabile und harmonische Systeme zu schaffen und zu erhalten – die Dominanz des Kiefergelenkes bei Planung und Durchführung ist oberstes Gebot.

Beurteilung des sogenannten „anterior-feedback"

R. Slavicek

Eine von unseren amerikanischen Freunden aufgestellte Theorie lautet, daß es möglich sei, durch Einbringung von Führungsflächen die Muskulatur so umzuprogrammieren, daß sich der Funktionsablauf dem neuen Raum anpaßt. Dieser sogenannte „Weidezauneffekt" würde das anfängliche Funktionshindernis allmählich in ein systemharmonisches Funktionsmuster einbauen. Das front- und eckzahnbezogene Denken der gnathologischen Schule hat hier der anterioren Determinante in der Funktion echte Dominanz verliehen. Es hat dies zum Teil sogar zur extremen Dogmatik geführt, die in der Forderung gipfelt: „Je flacher die Kondylenbahn, desto steiler die Front-Eckzahn-Führung"; dies ist funktionell sicherlich falsch, aber auch im Sinne der gegenseitigen Schutzfunktion, wie sie in der gnathologischen Schule angestrebt wird, mechanistisch anfechtbar. Es ist nämlich nachweisbar, daß die inharmonische Einstellung einer steilen Front zur flachen Gelenkbahn erst recht die Gefahr von Interferenzen im Molarenbereich mit sich bringt. Das Gedankenbild des Weidezauneffektes muß korrekt überdacht werden. Wir müssen vermeiden, mit unseren Frontzähnen eine tatsächliche funktionelle Interferenz einzubauen. Wir wissen aus der Funktionspathologie, daß das Vorhandensein einer Hyperbalance die Muskulatur in der Funktion vor die Aufgabe stellt, einen Vermeidungsmechanismus zu finden. Diese Programmierung bedeutet eine zusätzliche Beanspruchung der Muskulatur und eine räumliche Einschränkung des Funktionsmusters; dasselbe Prinzip ist sowohl auf ein Hindernis auf der Arbeitsseite als auch auf ein Hindernis im Frontbereich anwendbar.

Die Höckerneigung unserer Seitenzähne erstellt das initiale Programm des Funktionsmusters. Die dazu harmonisch etwas steilere Front-Eckzahn-Gruppe sorgt für zusätzliche Sicherheit, darf aber nicht zur extremen Einschränkung des Funktionsraumes führen.

Noch einmal also: Die Anteriorführung darf nie über den Weg einer funktionellen Interferenz zur Disharmonie der Muskulatur führen. Die Pathologie der extremen Deckbisse gibt hier Hinweise; es kommt dabei zu übersteilen, anterioren Funktionsmustern, zu frontfunktionellen Interferenzen und – als größte Gefahr – zur funktionellen Distraktion im Kiefergelenk. Diese Karikatur einer extremen Front-Eckzahn-Führung sollte davor warnen, extrem korrigierend in Funktionsmuster einzugreifen. Unser Ziel bei der Herstellung einer funktionellen Okklusion im gnathologischen Gedankengut ist auf eine Front-Eckzahn-Führung hin ausgerichtet, wobei angestrebt wird, daß die Zentrik gelenkharmonisch als „Punktzentrik" im Molaren- und Prämolarenbereich verankert ist. In dieser Position ist die Front-Eckzahn-Gruppe fühlbar entlastet. Aus der Zentrik heraus sind interferenzfreie Bewegungsmuster größeren Umfanges uneingeschränkt möglich. Die Front-Eckzahn-Gruppe sollte erst ihre Schutzfunktion im parafunktionellen, pathologischen Bereich ausüben. Ex- bzw. inzentrischer Kontakt muß im Seitenzahnbereich fehlen, um den Aufbau perverser Hebel zu vermeiden, die das Gelenk zum krafttragenden Gelenk machen würden und dadurch die Gefahr der Gelenkschädigung in sich bergen. Wir glauben, daß dieses therapeutische Okklusionskonzept am leichtesten realisierbar ist und für den skelettalen Bau der europäischen Schädel geeignet erscheint. Wir sollten aber der generellen Anwendung des Prinzips skelettale und rassische Einschränkungen voransetzen.

Das der Eckzahnführung am nächsten stehende Okklusionskonzept ist das der Gruppenfunktion auf der Laterotrusionsseite. Diese Okklusionsform wurde von *Beyron,* als natürlich vorkommend, bei australischen Ureinwohnern gefunden. Bei diesem Okklusionsprinzip ist die exzentrische Führung über die Laterotrusionsseite bis in den vorderen Molarenbereich verteilt. Eine Berührung auf der Mediotrusionsseite findet dabei nicht statt. Ich glaube, daß es echte Indikationen für dieses Prinzip gibt, hier vor allem die bialveoläre Protrusion, aber auch eine parodontal geschwächte Front-Eckzahn-Gruppe. Das Prinzip ist sicherlich nur erschwert und aufwendiger realisierbar. Die sogenannte balancierte Okklusion als letzte Alternative halte ich im natürlichen Gebiß beim gegenwärtigen Stand des zahnärztlichen Wissens und Könnens für nicht realisierbar. Die Einstellung der Orthobalance dürfte zu den wohl schwierigsten prothetischen Aufgaben zählen; das Umschlagen einer Orthobalance in eine Hyperbalance halte ich für eine gelenkgefährdende Situation; hier vor allem im parafunktionellen Formenkreis. Die laterale Diskusperforation ist zum überwiegenden Teil als Folge einer kontralateralen Hyperbalance nachzuweisen. Funktionelle Überprüfungen allein oder elektromyographische Studien sind hier als nicht signifikant abzulehnen. Pathologisch parafunktionelle Bewegungsabläufe gehen hier ganz andere Wege.

Ein Hinweis auf die Bedeutung der Frontzähne in der natürlichen Funktion unseres Kauorgans gibt eine Studie von 216 Patienten, die wegen funktionspathologischer Symptome durchuntersucht wurden. Ein Teil der Studie wurde auf Okklusionsprinzipien und subjektiven Beschwerdezustand ausgelegt, der okklusale Index als Summe eines okklusionskausalen Beschwerdekomplexes wurde zugrunde gelegt (Abb. 1). Die Anamnese wurde standardisiert von einer Person durchgeführt, die Patienten wurden in drei Gruppen aufgeteilt.

Erste Gruppe (grün): In der habituellen Okklusion besteht Kontakt- und Nahbeziehung zur Front-Eckzahn-Gruppe.

Zweite Gruppe (blau): Es besteht ein funktionell frontoffener Biß; alle Fälle ohne unmittelbaren Frontkontakt.

Dritte Gruppe (rot): Es besteht ein traumatischer Frontkontakt (übersteile Front oder tiefer Kreuzbiß).

Die Auswertung ergab, daß die Beschwerden der ersten Gruppe deutlichst

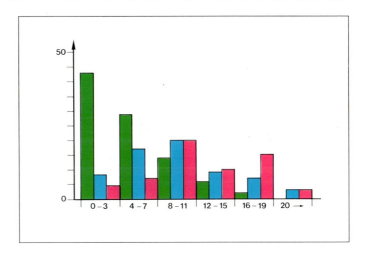

Abbildung 1

geringer waren als bei Gruppe 2 und 3. Eindeutig ging aus der Studie hervor, daß eine übersteile Einstellung der Front extrem nachteilige Folgen haben kann.

Die gesamten neuromuskulären Funktionsmuster des stomatognathen Systems werden nach dem Prinzip eines Feedback-Mechanismus aufgebaut. Die Okklusion ist hier die bestimmende, die für Bewegungen, aber auch das Einschwingen in die Interkuspidation verantwortlich ist. Extrem dargestellt, stellen also die Höcker der Okklusion Interferenzen dar, die die freie Bewegung einengen und ein Funktionsmuster erzeugen. Die Muskulatur stellt sich auf diese Gegebenheit 100%ig ein. Hindernisse in der Okklusion werden ebenfalls in das Funktionsmuster als Vermeidungsmechanismus eingebaut. Es besteht für die Muskulatur kein Unterschied, wo diese programmierenden Führungsflächen liegen; das Funktionsmuster selbst liegt innerhalb der begrenzenden okklusalen Elemente. Die funktionelle Annäherung an die Okklusion hängt während der Mastikation vom Charakter des Bolus ab, die Zunge spielt im funktionellen Ablauf eine zentrale Rolle.

Die Kalotte der lingualen Flächen der oberen Frontzähne gibt dabei durch den möglichen Gleitkontakt mit den Inzisalkanten der unteren Front eine ausgezeichnete Information für die Muskulatur ab. Steht diese Front-Eckzahn-Gruppe des Oberkiefers etwas steiler in der Neigung als die Höcker der Seitenzähne, so wird dies im Funktionsmuster seinen Niederschlag finden. Die Einstellung dieser Front ist aus meiner heutigen Sicht vordergründige Aufgabe! Mit einer gelenkbezogen richtig stehenden Front, deren Führungscharakteristik mit den Gelenkfunktionsbahnen harmonisiert, kann die Situation der Seitenzähne sowohl rekonstruktiv als auch orthodontisch mit Sicherheit beherrscht werden. Auch die sorgfältigste Rekonstruktion der Seitenzähne ohne funktionelle Beteiligung der Front bleibt ein Risiko. Die Frontzähne aus orthodontischer Sicht sollten nicht allein nach ästhetischen, sondern vielmehr nach funktionellen

Gesichtspunkten eingestellt werden. Wird der Überbiß zu knapp gewählt, besteht die Gefahr einer zu steilen und zu kurzen Frontzahnführung. Die Berücksichtigung der Front sollte frühzeitig erfolgen, um dem Gelenk Gelegenheit zu geben, sich während des Wachstums funktionell und morphologisch anzupassen.

Axiographie

R. Slavicek

Neben der zweifellos vordergründigen Bemühung, möglichst relevante Informationen über eine optimale Kondylenposition zu erhalten, galt und gilt das Streben einer gelenkbezogenen Zahnheilkunde der Information über die sogenannte „Exzentrik" des Kiefergelenkes. Zielvorstellung aller Methoden ist es, Artikulatoren aus ihrer Zentrik heraus möglichst korrekt exzentrischen Grenzbewegungen folgen zu lassen.
Allein die Bezeichnung „Exzentrik und Grenzbewegungen" zeigt eine gewisse Limitierung.
Die Funktion selbst, wenn wir vom Sprechen absehen und die Mastikation und das Schlucken meinen, ist vorwiegend eine „inzentrische" Funktion, vor allem aber, was die Bewegung im Okklusionsfeld anlangt, mit Sicherheit keine Grenzbewegung.
Der Funktionsablauf des Kondylus sollte also bei der Bemühung der graphischen Darstellung zunächst auch auf zentripedalen Verlauf untersucht werden. Eine weitere Zielvorstellung wäre es, neben einer Aufzeichnung der physiologischen Grenzbewegung auch den ungeführten Verlauf der pro- bzw. retrusiven Bahn darstellen zu können.
Ein weiterer wesentlicher Faktor wäre es, der geführten Laterotrusivbewegung in beiden Richtungen eine ungeführte gegenüberzustellen. Voraussetzung wäre hier, daß auch die ungeführte Bewegung eine reine Laterotrusion darstellt.
Mit Hilfe der sogenannten Axiographie, einer Verfeinerung der von *Robert Lee* angegebenen Methodik der axialen Pantographie und des *Lee*schen Quickanalyzers, erscheint es nun möglich, auf relativ einfache Weise Gelenkdiagnose zu betreiben, ohne dabei zunächst auf die Artikulatorprogrammierung angewiesen zu sein.
Das Verfahren ist ein relativ einfaches: der Patient erhält einen unteren Metalllöffel mit sagittaler Stange, der an den unteren Frontzähnen mit Hilfe von schnellhärtendem Abdruckgips befestigt wird (Abb. 1 und 2).
Ein oberer Flaggenbogen wird mit selbstklebenden Folien beschickt (Abb. 3) und als schädelfester Referenzbogen angebracht (Abb. 4). Ein dritter Referenzpunkt wird aufgesucht und markiert (Abb. 5). Ein unterkieferfester Gesichtsbogen wird dazu justiert (Abb. 6), das System der beiden Bogen parallelisiert (Abb. 7 und 8) und eine Achsenlokalisation vorgenommen (Abb. 9 bis 14).
Die Führung der Mandibula bei der Achsenlokalisation ist für die Positionierung des Gelenkes zur späteren Zentrik ohne Belang.
Es ist hier notwendig, zwei Dinge als we-

Axiographie

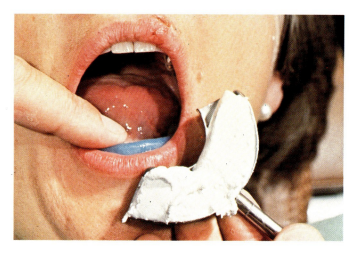

Abbildung 1

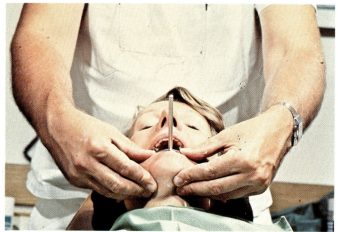

Abbildung 2

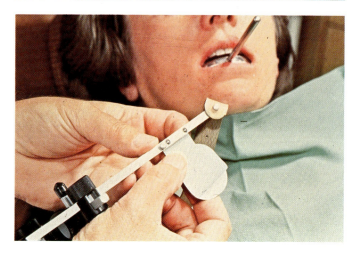

Abbildung 3

Axiographie

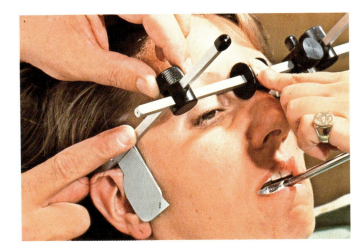

Abbildung 4

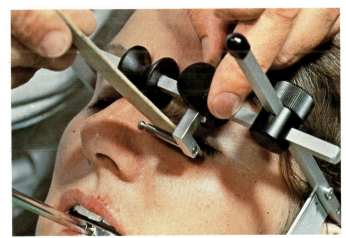

Abbildung 5

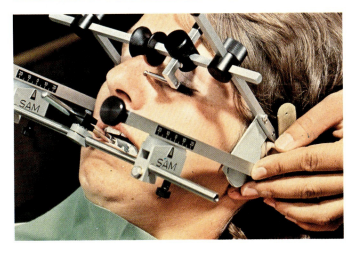

Abbildung 6

Axiographie

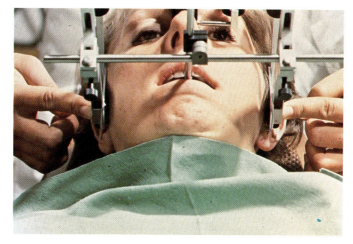

Abbildung 7

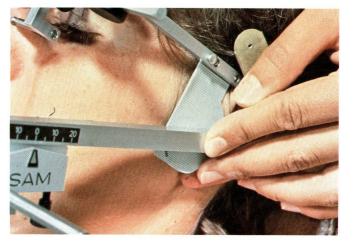

Abbildung 8

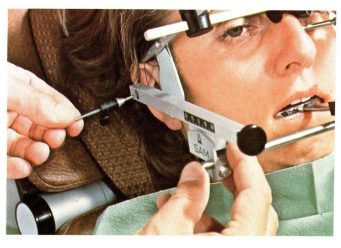

Abbildung 9

Axiographie

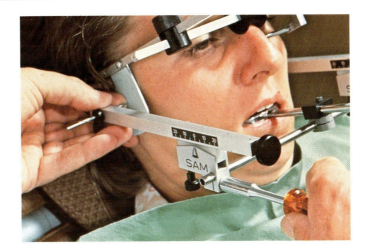

Abbildung 10

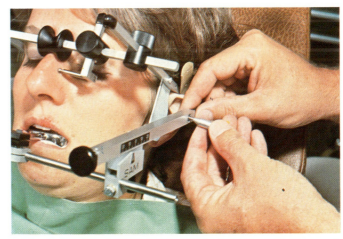

Abbildung 11

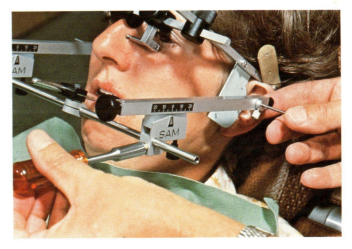

Abbildung 12

Axiographie

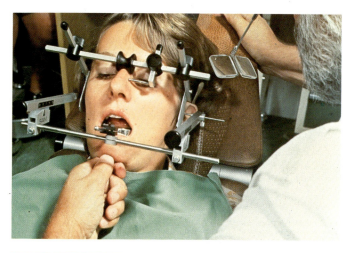

Abbildung 13

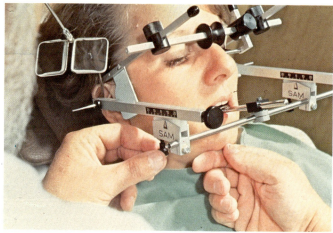

Abbildung 14

sentlich auseinanderzuhalten: Die Achsenlokalisation dient dazu, die Öffnungs- und Schließachse der Mandibula zu bestimmen. Dies geschieht an der Stelle, die es erlaubt, die Mandibula so zu führen, daß eine Translation verhindert werden kann.

Ist durch das Verfahren der Achsenlokalisation diese Rotationsachse festgelegt, wird die Mandibula entweder frei oder durch gezielte, vorsichtige und unforcierte Führung in ihre Gelenkzentrik gebracht. Es sei an dieser Stelle nochmals vermerkt, daß der Versuch, dieser zentrischen Position eine räumliche Definition zu geben, aus meiner Sicht nur Verwirrung stiften kann. Es ist völlig ausgeschlossen, zwei anatomisch nicht übereinstimmenden räumlichen Knochenbeziehungen, wie es Eminentia und Fossa auf der einen Seite, der Kondylus auf der anderen Seite darstellen, eine Relationsdefinition zu geben. Vor allem muß aber mit Nachdruck darauf hingewiesen wer-

Axiographie

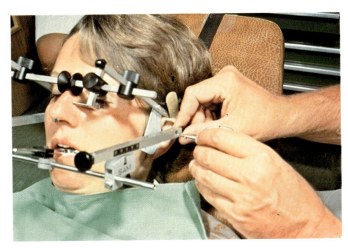

Abbildung 15

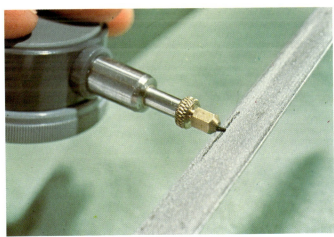

Abbildung 16

den, daß es ja die funktionellen Beziehungen eines vorwiegend dynamischen Systems sind, die von Bedeutung sind. Erst die Zwischenschaltung funktioneller Elemente des Gelenkraumes mit dem Diskus in der Physiologie und Pathophysiologie bringt das Wort „Zentrierung" ins rechte Licht.

Man sollte an dieser Stelle kritisch vermerken, daß sowohl in der Vergangenheit als auch gerade jetzt insuffiziente Versuche, Undefinierbares definieren zu wollen, mehr Schaden angerichtet haben als Nutzen.

Nachdem die Achsenlokalisation erfolgt ist, wird die Lokalisierungsnadel samt Buchse gegen ein Meßwerk ausgetauscht, das an der Spitze eine Bleistiftmine trägt (Abb. 15 bis 17). Der Patient schreibt zuerst eine freie Vor- und Rückgleitbewegung. Form und Umfang der Bewegung werden beobachtet und beurteilt. Meist decken sich die beiden Bahnen; verlaufen sie getrennt, wird ver-

Axiographie

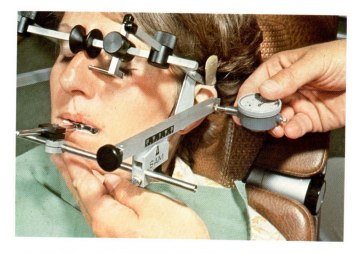

Abbildung 17

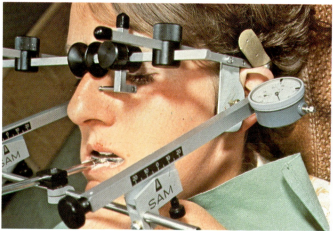

Abbildung 18

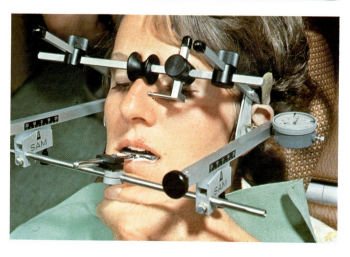

Abbildung 19

Axiographie

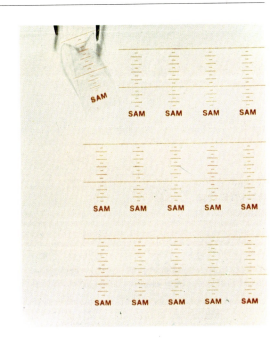

Abbildung 20

merkt, welche Bahn zentripedal und welche zentrifugal war. Der Verlauf kann nun auch nach Unregelmäßigkeiten beurteilt werden. Danach wird der Patient unter vorsichtiger Führung in eine manuelle Zentrik geleitet und die Differenz beider Positionen verglichen. In den meisten Fällen von in etwa gesunden Systemen liegen geführte und ungeführte Zentrik deckungsgleich.

Das heißt, der Patient zentriert bei einer inkursiven Bewegung sein Gelenk in die unforcierte Terminalposition. Es wird bei diesen Aufzeichnungen bewußt auf einen zentralen Stützstift verzichtet, da funktionelle Bewegungen normalerweise nicht unter Aktivierung der Pterygoideus-Masseter-Schlinge, wie es das Andrücken auf die Führungsfläche der Platte erfordert, ablaufen.

Im Anschluß führen wir eine Laterotrusivbewegung durch. Diese sollte so geführt werden, daß der Kondylus auf der Laterotrusionsseite in der Fossa bleibt (Abb. 18 und 19). In den meisten Fällen zeigt es sich, daß durch das initiale Fehlen einer Verzerrung ein *Fischer*-Winkel fehlt. In relativ vielen Fällen bei starken Störungen ist dagegen ein negativer *Fischer*-Winkel nachweisbar.

Das heißt, die Protrusivbahn ist steiler als die Laterotrusivbahn.

Nun wird die Aufzeichnung mit einer graduierten Azetatfolie bedeckt (Abb. 20 und 21) und der Registrierplattenabstand am Flaggenbogen gemessen und notiert (Abb. 22 und 23). Anschließend erfolgt eine Bewertung der Translation während der Laterotrusionsbewegung. Die Werte werden auf der Meßuhr abgelesen und notiert (Abb. 24 bis 26). Es sollte hier vor allem auf langsame, aber kontinuierliche Abläufe Wert gelegt werden. Ein Stehenbleiben ist unerwünscht.

Axiographie

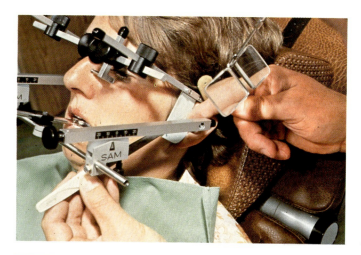

Abbildung 21

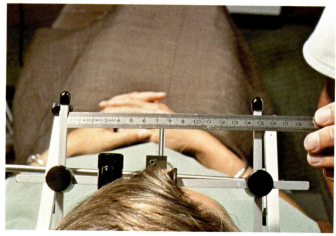

Abbildung 22

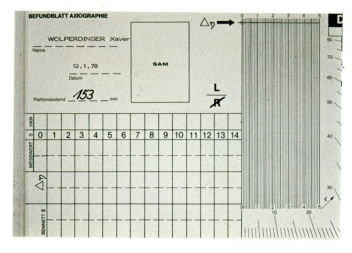

Abbildung 23

Axiographie

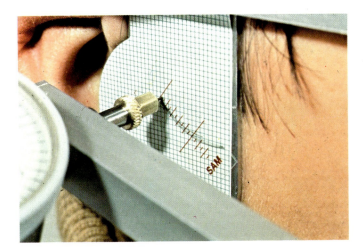

Abbildung 24

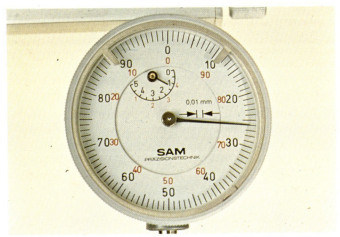

Abbildung 25

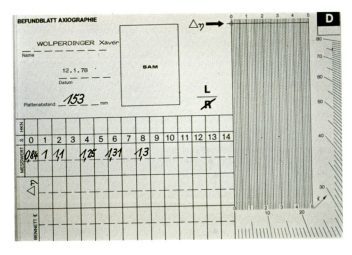

Abbildung 26

Axiographie

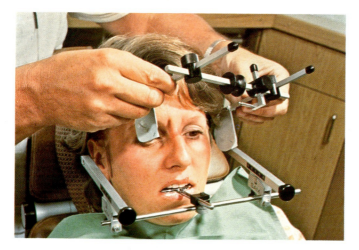

Abbildung 27

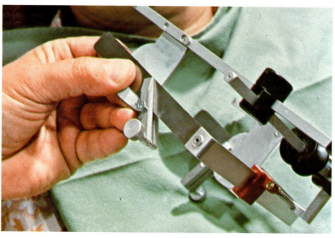

Abbildung 28

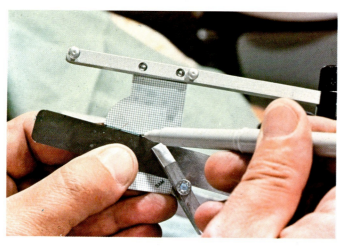

Abbildung 29

Axiographie

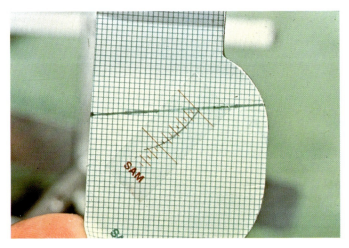

Abbildung 30

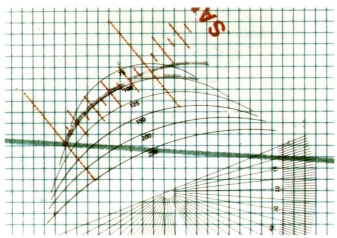

Abbildung 31

Geführte und ungeführte Bewegungen werden miteinander verglichen. Es ergeben sich dabei wesentliche Aspekte für die Okklusionsdiagnostik. Wir sehen nämlich, daß bei der ungeführten Bewegung auch in der Graphik der Laterotrusivbahn deutliche muskuläre Vermeidungsmechanismen nachweisbar sind.

Nach erfolgter Aufzeichnung kann nun der obere Bogen abgenommen werden (Abb. 27); mit Hilfe eines kardanischen Lineals wird die Referenzebene eingetragen (Abb. 28 und 29), und damit ist es möglich, die horizontale Kondylenbahn (Abb. 30 bis 32), aber auch den Verlauf der *Bennett*-Bewegung zu visualisieren und zu beurteilen (Abb. 33 bis 37). Das graphische Auftragen der Meßpunkte im zehnfachen Maßstab gibt nach Verbinden mit dem Kurvenlineal eine Darstellung der Krümmung der *Bennett*-Führung, welche im Kopierfräsgerät direkt abgetastet werden kann (Abb. 38 bis 41).

Axiographie

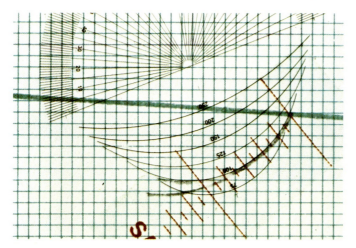

Abbildung 32

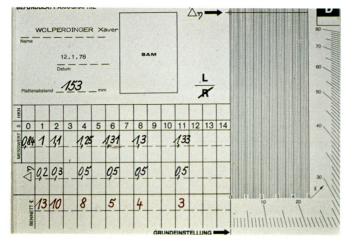

Abbildung 33

Δη	S	1	2	3	4	5	6	7	8	9	10	11	12
MM		MM	MM	MM	MM	MM	MM	MM	MM	MM	MM	MM	MM
0.1		6.7	3.3	2.1	1.5	1.2	0.9	0.7	0.5	0.4	0.3	0.2	0.1
0.2		13.3	6.7	4.4	3.2	2.5	2.0	1.7	1.4	1.1	1.0	0.8	0.6
0.3		19.5	10.0	6.6	4.9	3.9	3.1	2.6	2.2	1.9	1.6	1.4	1.2
0.4		25.3	13.3	8.9	6.6	5.2	4.3	3.6	3.1	2.7	2.3	2.0	1.8
0.5		30.7	16.5	11.1	8.3	6.6	5.4	4.6	3.9	3.4	3.0	2.6	2.3
0.6		35.5	19.5	13.2	9.9	7.9	6.5	5.5	4.8	4.2	3.7	3.3	2.9
0.7		39.7	22.5	15.4	11.6	9.2	7.7	6.5	5.6	4.9	4.3	3.9	3.5
0.8		43.6	25.4	17.5	13.2	10.6	8.8	7.5	6.5	5.7	5.0	4.5	4.0
0.9		47.0	28.1	19.5	14.8	11.9	9.9	8.4	7.3	6.4	5.7	5.1	4.6
1.0		50.0	30.7	21.6	16.4	13.2	11.0	9.4	8.1	7.2	6.4	5.7	5.2
1.0		50.0	30.7	21.6	16.4	13.2	11.0	9.4	8.1	7.2	6.4	5.7	5.2
1.2		55.1	35.6	25.4	19.5	15.8	13.2	11.3	9.8	8.7	7.7	7.0	6.3
1.4		59.1	39.9	29.1	22.6	18.3	15.3	13.2	11.5	10.2	9.1	8.2	7.4
1.6		62.4	43.7	32.5	25.4	20.8	17.5	15.0	13.1	11.6	10.4	9.4	8.6
1.8		65.1	47.1	35.6	28.2	23.2	19.6	16.9	14.8	13.1	11.8	10.6	9.7
2.0		67.4	50.2	38.6	30.9	25.5	21.6	18.7	16.4	14.6	13.1	11.8	10.8
2.2		69.3	52.9	41.3	33.4	27.7	23.6	20.4	18.0	16.0	14.4	13.1	11.9
2.4		70.9	55.3	43.9	35.7	29.9	25.5	22.2	19.6	17.5	15.7	14.3	13.0
2.6		72.3	57.5	46.2	38.0	31.9	27.4	23.9	21.1	18.9	17.0	15.5	14.1
2.8		73.6	59.4	48.4	40.1	33.9	29.2	25.5	22.6	20.2	18.3	16.6	15.2
3.0		74.6	61.1	50.4	42.1	35.8	31.0	27.2	24.1	21.6	19.5	17.8	16.3

Abbildung 34

Axiographie

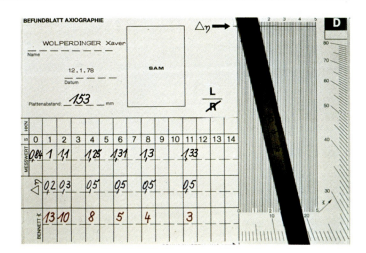

Abbildung 35

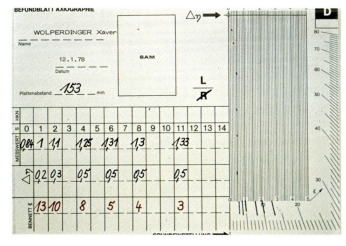

Abbildung 36

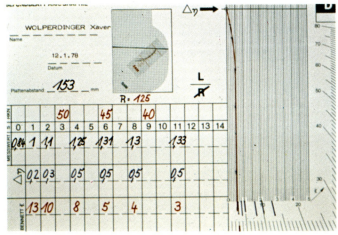

Abbildung 37

Axiographie

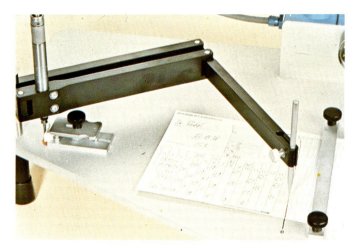

Abbildung 38

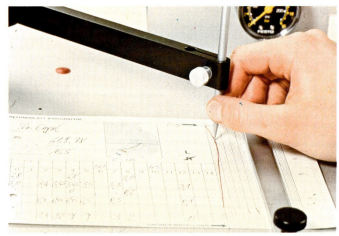

Abbildung 39

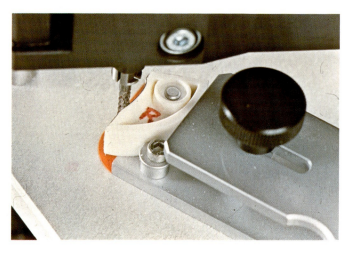

Abbildung 40

Axiographie

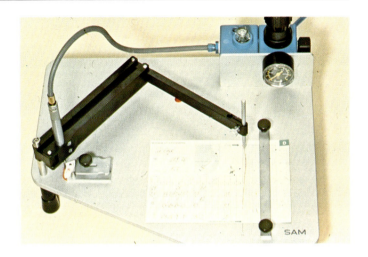

Abbildung 41

Aus dieser Sicht haben wir in der Axiographie ein Instrument in Händen, das vor allen Dingen zu funktionsdiagnostischen Zwecken herangezogen werden kann.
Im Rahmen des Symposions wurden viele Gedankenmodelle entwickelt, einer gelenkbezogenen Zahnheilkunde näherzukommen. Scheinbar kontroverse Auffassungen wurden diskutiert. Es hat sich jedoch gezeigt, daß in sehr vielen Aspekten Übereinstimmung und Annäherung bestehen. Einigkeit herrscht jedoch sicher darüber, daß wir mehr denn je Wert darauf legen müssen, den Vertretern einer rein okklusionsbezogenen und okklusionsdominanten Zahnheilkunde entgegenzutreten. Das stomatognathe System in seiner Komplexheit muß vorwiegend auch auf Harmonie im neuromuskulären System betrachtet werden; dem Kiefergelenk aber sollte, da sich hier schwere, irreparable Schäden einstellen können, besondere Sorgfalt und Aufmerksamkeit zugewendet werden.

Diskussion

Vorbemerkung der Herausgeber zur Diskussion

Außer der weitergehenden freien Diskussion hatten die Teilnehmer des Symposions auf dem Vorwege Gelegenheit, ihre Fragen den Referenten schriftlich vorzulegen. Diese sind im Diskussionstext durch *in Schrägschrift* wiedergegebene Passagen bei den jeweils angesprochenen Diskussionsteilnehmern aufgeführt.

Møller:
Ich möchte mit der Diskussion über die „Eckzahnführung" anhand eines Beispieles beginnen:
Man stelle sich einen Fisch vor, der ruhig im Wasser steht. Wenn man ihn nun mit einer Nadel in die Seite sticht, wird er einen großen Satz nach vorne machen.
Nun stelle man sich einen Hai vor, der an diesem Fisch vorbeischwimmt. Im selben Moment, in dem der Fisch den Hai bemerkt, beginnt er sehr schnell wegzuschwimmen. Wenn man nun den Fisch zusätzlich noch mit einer Nadel in die Seite sticht, wird man ihn auf seiner Flucht nicht zu noch schnellerem Schwimmen veranlassen können.
Diese Situation nun etwas friedfertiger: Wenn Sie Ihre Okklusion in Ruhe abtasten, können Sie Ihre Zähne fühlen. Aber wenn Sie in Rage sind, sind Sie nicht in der Lage, irgendwelche warnenden Signale der Zähne in Form von Kontakten wahrzunehmen. Das Gefühl ist so auch während des Kauvorganges reduziert, sei es, daß man Nahrung zerkleinert oder aber „seine eigenen" Zähne ißt.
Lassen Sie uns die Basisreflexe betrachten. Immer dann, wenn man viele Kontakte auf dem gesamten Zahnbogen hat, kommt es zur Aktivierung der Elevatoren. Wenn man nur an zwei Punkten Kontakte hat, kommt es zur Hemmung der Elevatoren. Man könnte nun annehmen, in unserem Gehirn sei ein Gedächtnis für unsere Zähne enthalten. Das Gehirn gibt den Zähnen aber keine Gedächtnisstütze. Es erkennt weder Eckzähne noch Molaren oder sonst etwas, es nimmt nur Impulse von verschiedenen Punkten auf. Wenn das Gehirn eine Anzahl von Impulsen von vielen Punkten erhält, dann müssen die Elevatoren fleißig arbeiten, so daß es auf die Dauer schmerzhaft wird und man die Tätigkeit der Elevatoren stoppt.
Man hat nur 120 bis 150 Millisekunden lang Zahnkontakt beim Kauen, was 20 Prozent eines Bisses, aber immerhin 30 Minuten am Tag bei etwa 80 bis 90 Kauschlägen pro Minute ausmacht. Da-

Diskussion

bei arbeiten die Muskeln mit maximaler Kraft. Welcher andere Muskel wird am Tag 30 Minuten maximal in Anspruch genommen?

Zuletzt noch etwas zu dem Einwand, der sicherlich kommen wird, was denn nun mit dem Eckzahnschutz, oder wie immer Sie es nennen wollen, ist.

Was dieser Schutz nach Meinung vieler Leute bewirken soll, ist, daß er die Aktivität der Bewegungen verhindert und daß er dadurch hilft, Schmerzen zu vermeiden. Schon nach kurzer Zeit aber, wenn die Muskeln den Unterkiefer stabilisiert haben, so daß er in seine exakte Position gelangt, kommt es doch zu erhöhten anhaltenden Aktivitäten und zu all den Begleitumständen, die ich in meinem Referat versucht habe zu erklären. Vom physiologischen Standpunkt aus würde ich es für eine sehr schlechte Idee halten, die Arbeitsbasis des Unterkiefers auf einen eng begrenzten Raum einzuschränken.

Slavicek:

Das ist an sich völlig richtig, was Herr Kollege Møller sagt. Ich habe ganz hart gesagt, daß die sogenannte **Eckzahnführung** niemals eine **funktionelle Interferenz** sein soll. Wir müssen zunächst einmal zwei Dinge auseinanderhalten: Sie sagen, Kauen ist eine Aktivität der Interferenzen. Dann meinen Sie mit diesen Interferenzen das, was das Kauen physiologisch machen wird in Ihrem Sinne, nämlich, daß es zu tastenden flüchtigen Zahnkontakten kommt. Es würde Ihnen sicherlich nicht recht sein, wenn es während des Kauens zu einem unerhört starken Schlag kommen würde. Die Muskulatur programmiert die Härte der Nahrung vor. Ich erinnere Sie an das berühmte Metallstück, das mitten in einem weichen Pudding drin ist. Die Muskulatur ist darauf nicht gefaßt, der Kauschlag kommt, und wir bekommen einen harten Schlag, den wir sonst nicht bekommen würden. Wenn ich heute „Eckzahnführung" meine, dann dieses, daß die Eckzähne keine wie immer geartete funktionelle Interferenz darstellen dürfen. Damit ist etwas abgeklärt, was ich betonen möchte: Ich will den „Weidezaun" nicht. Ich will nicht das Einsperren und den Vertikalkauer, aber ich will andererseits für gewisse Gleitbewegungen, die mit der Mastikation nichts zu tun haben, eine optimale Schutzwirkung auf die Seitenzähne.

Møller:

Ich möchte ganz genau wissen: Meinen Sie, daß der Zahnkontakt beim Kauen erforderlich ist oder nicht?

Slavicek:

Ja!

Møller:

Das ist er nicht! Ein Kauschlag dauert jedesmal zwischen 120 und 150 Millisekunden – und auch wenn nur noch ein ganz geringer Abstand bleibt, der Effekt bleibt der gleiche. Was ich damit sagen will, ist, daß das Zentralnervensystem nicht erkennt, ob man nun wirklich einen geschlossenen Kontakt hat oder sehr nahe daran ist. Wir haben sehr lange nach dem Konzept gearbeitet, daß Kontakte zwischen oberen und unteren Zähnen der Ursprung für die Hemmung der mastikatorischen Muskulatur seien. Das ist nicht so! Wenn man das einmal von der neurophysiologischen Seite betrachtet: Was stoppt den Kauschlag innerhalb seiner kraftvollen Kontraktion und startet darauf die Öffnungsbewegung? Die Reaktion an der Muskel-Endplatte ist zu langsam, um selbst in die Muskeln einwirken zu können, wo wir die Rezeptoren haben, die die Kontraktion der Elevatoren abbrechen und den Zusammenschluß stoppen sollen. Aber das alles zu erörtern würde jetzt zu weit führen.

Motsch:
Ich möchte doch hier noch einen Aspekt anführen. Wir wissen aus sehr vielen und guten experimentellen Untersuchungen, die zum Teil auch schon sehr früh gemacht wurden, in den zwanziger Jahren, und eigentlich immer noch gültig sind, daß speziell die Frontzähne eine wesentlich feinere taktile Sensibilität auf Druckempfindlichkeit und stereotaktische Empfindlichkeit aufweisen als die Seitenzähne. Das kann vielleicht so gedeutet werden, daß sie als erste bei einer gewissen Berührung rezeptoriell eine Steuerungsfunktion übernehmen können. Sie sind also wesentlich feiner, empfindlicher als die Seitenzähne; das ist nachgewiesen.

Møller:
Wir haben vor einigen Jahren an der Hochschule Untersuchung an Prämolaren durchgeführt und haben eine Sensibilitätsschwelle von 20 Mikron gemessen. Die geringste Veränderung, die je bei einem Menschen von einem taktilen Rezeptor wahrgenommen wurde, beträgt 10 Mikron. Darunter geht nichts mehr.
Wenn man nun ein Zahnpaar mit intakten Parodontalmembranen ohne pathologische Veränderungen nimmt, wird man sehen, daß die freie Bewegung eines Zahnes rund 10 Mikron beträgt. Bei eben zwei Zähnen, die sich nähern, beträgt sie schon rund 20 Mikron oder etwas weniger. Das spielt aber keine Rolle, unter dieses Limit wird man nicht kommen. Das ist die Grenze des Zentralnervensystems. Insofern ist eben das taktile Feingefühl schon durch die Eigenbeweglichkeit von zwei Zähnen ausgeschöpft.

Krogh-Poulsen:
Eine Frage an mich lautet: *Soll man zum Beispiel durch Zahnregulierung oder Prothetik eine normale Okklusion herstellen, um zu einer normalen Funktion zu kommen? Mit anderen Worten: Welche Teile des stomatognathen Systems sollen natürlich funktionieren, die Okklusion als normale Relation oder die Muskulatur?*
Das ist ein ganzer Fragenkomplex, der hier angeschnitten worden ist, und man könnte sich sehr lange darüber unterhalten. Das erste, was ich dazu einwende, ist die Verwendung des Wortes „normal". Ich habe hier während dieser Tage und an vielen anderen Stellen das Wort „normal" oft verwendet gehört, wo es eigentlich nicht hingehört. Denn niemand weiß richtig, was normal ist, ich kann jedenfalls nicht wissen, was man gemeint hat mit normal. Normal innerhalb von einem biologischen Gebilde, wie der Mensch eines ist, wie eine Population von Menschen es ist, hat ein sehr weites Spektrum. Eigentlich wichtig ist es, zu erfassen, was für das einzelne Individuum „akzeptabel" ist. Das heißt, daß verschiedene Individuen verschiedene Situationen als akzeptabel hinnehmen können. Und das einzelne Individuum kann auch die gleiche Situation zu verschiedenen Zeiten akzeptabel oder nicht akzeptabel finden.
In meinen Ausführungen habe ich versucht, zu zeigen, daß viele verschiedene

Diskussion

Parameter zusammenarbeiten, um eine Situation hervorzurufen, die akzeptabel ist. Aber was meine ich nun mit „akzeptabel"? Mit „akzeptabel" meine ich Orthofunktion, nämlich eine Funktion, die abläuft, ohne daß ein pathologischer Respons in den Strukturen, die an der Funktion beteiligt sind, spürbar wird. Und das sind viele Strukturen. Daraus ergibt sich auch, daß man bei der Inspektion des Mundes nicht sehen kann, ob die Okklusion „normal" ist oder „akzeptabel". Das kann man nur erfassen, wenn man darüber hinaus auch eine Funktionsuntersuchung der Muskulatur und der Gelenke macht, so wie ich es ausgeführt habe. Es ist nicht so, daß man einen Teil, zum Beispiel die Okklusion, vom stomatognathen System herausnehmen und sagen kann, das müsse richtig „so und so" funktionieren. Man muß es als eine biologische Einheit sehen, daß nicht nur die Elevatoren, sondern auch die Hyoidmuskulatur, Nakkenmuskulatur, Zungenmuskulatur und das neuromuskuläre System Teile davon sind. Nur so, wenn man davon abgeht, auf die Okklusion allein zu sehen, und versucht, alles zu erfassen, kommt man nach und nach zu einem Ziel. Ich kann gut verstehen, wenn Kollegen in der Praxis, die vollauf zu tun haben und nicht sehr viel Zeit finden, fortfahren müssen mit ihrer bisherigen Arbeitsweise. Sie finden das alles zu kompliziert, und sie glauben, daß es sehr viel Zeit nehmen würde in der Praxis. Das ist aber nicht so. In der Zukunft müßten wir dieses biologische Wissen und Empfinden von Ganzheit, die Betrachtung von Patienten, biologischen Gebilden und ihren Funktionen permanent in uns tragen als Hintergrundwissen. Wenn wir das tun, ist alles einfacher und gar nicht schwierig, und wir brauchen auch nicht so viel Zeit für die Untersuchungen. Es gibt nur einen Weg dahin: es zu versuchen und wiederholt zu versuchen, wenn es nicht gelingt. Und plötzlich geht es dann. Genau wie wenn man die Okklusion einschleift und erreicht drei, vier Punkte; nächstes Mal wieder nur drei, vier Punkte; plötzlich hat man sehr, sehr viele Punkte auf einmal. Dann ist es einfach da.

Ich bin gefragt worden: *Bei Bruxern findet man immer viele Facetten.*
Frage 1: Müssen solche Facetten immer pathologisch sein?
Frage 2: Muß jeder Bruxer funktionsmäßig behandelt werden?
Frage 3: Ein Fall deutet aufgrund von zahlreichen Facetten auf Bruxismus hin, es liegen aber keine anderen Symptome vor. Ist eine zahnärztliche Behandlung angezeigt?
Frage 4: Wann ist Bruxen als pathologisch anzusehen?

Ich gehöre zu den Personen, die finden, daß Abrasionsfacetten zu einer normalen Entwicklung des Gebisses gehören. In der frühen Kindheit sehen wir, daß das Milchgebiß unter Umständen ziemlich stark abradiert ist – schon mit vier oder fünf Jahren. Das ist notwendig, damit die verschiedenen Wachstumserscheinungen und Verschiebungen vom Unterkiefer kompensiert werden. Dann kommt die Zeit des Wechselgebisses und dann eine Zeit, wo wir in der Adoleszenz, also bei 14- bis 20jährigen, die Situation vorfinden, daß ein fast vollständiges Gebiß nur wenige abradierte Flächen hat. Aber schon da fängt die Abrasion an. Wenn man wirklich Modelle studiert, wird man sehen, daß es doch eine ganze Menge von ganz kleinen Facetten gibt. Ich gehöre eben zu denjenigen, die meinen, daß die Zahnreihen und die Position der Zähne sich ständig verändern während des ganzen Lebens.

Es sind keine großen Veränderungen, und man bemerkt sie oft nicht. Solche kleinen Facetten haben alle ihre Bedeutung und werden eingeschliffen und abgeschliffen. In meinen Augen ist das der Weg der Natur, die Biologie selbst, damit wir keine Suprakontakte haben und damit sich keine Interferenzen bilden. Diese Facetten können an ganz verschiedenen Stellen vom Zahn auftreten, zum Beispiel sind sie bei den Frontzähnen sowohl nahe der Gingiva als auch auf den inzisalen Kanten zu finden.

Ich habe beobachtet, und ich glaube tatsächlich, daß man das verallgemeinern kann: Es ist für die meisten Patienten akzeptabel, daß sie Zahnkontakte haben, ohne notwendigerweise zu essen. Ich habe gesagt, daß man einen pathologischen Respons bekommt, wenn die Krafteinwirkung mit großer Intensität und über lange Zeit vor sich geht. Solche kleinen Gleitbewegungen über die Zähne aber können fast ohne eine muskuläre Spannung oder Anstrengung stattfinden. Man „spielt" sozusagen mit den Zähnen, und dieses Spielen mit den Zähnen kann genau solch eine irrelevante Bewegung sein, wie wir ja mit unseren Händen oder mit der Mimik sehr oft irrelevante muskuläre Arbeit machen. Wenn es auf dem Niveau geschieht, daß die Muskulatur nicht angestrengt wird, also nicht mit großer Intensität und Kraft, wird der betreffende Organismus das akzeptieren können. Ich sage nicht, daß Abrasion normal ist oder nicht normal. Sie könnte nach meiner Anschauung normal sein für eine Person in den mittleren Jahren, sagen wir: im Alter von 40 bis 50 Jahren. Bei einem 13jährigen Mädchen würde ich es wahrscheinlich nicht für normal halten.

Eine Facette auf einem Eckzahn ist für mich ein Zeichen, daß die Natur an sich nicht notwendigerweise einen sogenannten Eckzahnschutz aufbaut. Es gibt ungeheuer viele Fälle – wenn man erst einen Blick dafür hat –, wo die Leute sich die Eckzähne ein klein wenig oder auch sehr viel abreiben, ohne daß es zu pathologischen Responsen in der relevanten Muskulatur führt.

Ich bin der Ansicht, daß, wenn ein Patient ausbalanciert ist und natürlich funktioniert und sowohl in seelischer als auch in somatischer Balance steht, man diesen Zustand nicht unbedingt verändern soll. Hingegen soll man nach meiner Anschauung akzeptieren, daß der Patient die Unterkieferbewegungen macht, die sich durch diese Schlifffacetten bemerkbar machen. Er kann ja ohne große Schwierigkeiten über die Facetten gleiten. Durch Aufmodellieren von Zähnen oder Teilen von Zähnen, was also dem natürlichen Ablauf widerspricht, bekommt man erst die Schwierigkeiten.

Mack:

Herr Professor Krogh-Poulsen, Sie sprachen von der akzeptablen Beschäftigung beim Bruxen. Die Antwort liegt ja jetzt nicht nur in der Muskulatur, sondern die Antwort findet sich ja auch noch im Parodontium. Sind parodontale Einbrüche eine Antwort vom Organismus, genannt in dem Fall Parodontium, auf eine akzeptable Beschäftigung beim Bruxen?

Motsch (antwortet darauf):

Facetten sind nicht unbedingt pathologisch akzeptiert, es gibt auch eine minimale Einspielung zur Korrektur, die ist aber sehr gering. Sobald wir sie schon sehen und vor allen Dingen in der Okklusionsanalyse eindeutig feststellen, daß sie deflexiv sind, sind sie grundsätzlich pathologisch. Junge Menschen halten das aus, da gibt es auch parodontal noch keine Probleme, aber wenn sie mal 30 Jahre oder älter werden, dann geht es schief. Und an sämtlichen Modellen, die Sie, Herr Kollege Krogh-Poulsen, uns gezeigt haben, kann ich Ihnen traumatisierte Okklusion vorzeigen, und ich wollte die Taschen bei diesen Patienten an diesen Zähnen nicht ausmessen. Jetzt dürfen wir aber noch eines nicht vergessen. Wir leben in einer Gesellschaft, die uns unwahrscheinlich streßt, mehr denn je. Ich habe vor zehn Jahren noch nicht gehört, daß Kinder durch den Schulstreß anfangen, derart ihre Gebisse zusammenzubruxen, wie ich heute jetzt laufend sehe. Und ich glaube, das zwingt uns dazu, schon ganz zu Anfang keinerlei Abrasion, auch in irgendeiner Form, zu akzeptieren, wenn wir sie sehen und ausschalten können. Leider Gottes können wir es nicht oft genug ausschalten, wenn wir es auch analysieren können. Unsere Gesellschaft und unsere Lebensweise zwingen uns zum Bruxen. Wir können nicht zurück auf die Bäume, das wäre die einzige Lösung.

Slavicek:
Mich würde prinzipiell einmal interessieren: Wir reden hier von Facetten, von Führungsflächen. Ich habe ausdrücklich gesagt – und es war an meinen Modellen sehr klar zu sehen –, wenn die anteriore Führung nicht funktioniert oder nicht da ist, dann kommt es zu posterioren Führungen, das heißt zu Facetten, zum Auftreten von Führungselementen in den Molaren, zu Kontakten, wann immer Sie wollen, beim Kauen, oder wo immer Sie wollen. Nun würde mich prinzipiell interessieren: Wo liegt hier eigentlich der Unterschied? Sie engen mit einer Facette im Molarenbereich oder im Praemolarenbereich oder mit dem Eckzahn, den wir hier offensichtlich zur Diskussion stellen, Funktionsraum ein, denn wenn Sie die Zähne extrahieren, wird der Funktionsraum größer. Das heißt, wir akzeptieren offensichtlich in unseren Debatten Führungen, die im Seitenzahnbereich liegen, aber, Gott behüte, spricht dann jemand über die Eckzahnprogrammierung, dann wird's plötzlich suspekt, der Eckzahn darf das nicht tun. Also, aus meiner Sicht würde ich sagen: Wir akzeptieren prinzipiell Gleitflächen als vorprogrammierende, einengende, funktionell restringierende Faktoren, die so lange nicht pathologisch sind, solange hier im Gesamtsystem kein Respons auftritt. Und beim Gesamtsystem stehe ich auf dem Standpunkt, daß die Muskulatur selbstverständlich symptomlos sein muß, ebenso das neuromuskuläre System. Das Gelenk ist dabei vordergründig, aber die Beziehung Parodont–Zahn, den Zahnhalteapparat, dürfen wir doch auch nicht vernachlässigen. Vergessen wir nicht, daß wir nicht nur Zahn**ärzte**, sondern vielleicht auch **Zahn**ärzte sind. Hier gibt es eindeutige skandinavische Arbeiten, die deuten, daß die Kondylarbahnneigung beim Kind sicherlich flach ist oder flacher ist und daß die ganze Abrasion im Milchgebiß ein physiologischer Vorgang ist. Das kann man absolut sagen. Aber wir müssen heute dazu übergehen, skelettale Grundtypen zu unterscheiden. Und man kann nicht alles über einen Leisten biegen. In dieser Frage noch eine wesentliche Geschichte: Ich bin hier bei diesen ganzen Facetten darauf angesprochen worden, wieso wir einen Artikulator benutzen; wir brauchen ihn doch nicht, wir lesen praktisch in der Zahnreihe, was es gibt und wie es geht, und unsere Artikulatoren sind ja nicht imstande, Kaufunktionen wieder-

zugeben! Daß sie nicht imstande sind, Funktionsbewegungen wiederzugeben, ist völlig klar. Aber ich, für meine Person, kann auf die Information einer Funktionsanalyse im Artikulator, die ich wirklich, wie ich es gesagt habe, hinten anstelle, nicht verzichten. Es geht nicht, auch wenn diese Einwände kommen, daß der Artikulator falsch sei. Ich glaube, daß ich mir auch dort eine ganze Reihe an wichtigen Informationen herausholen kann. Und ich darf diese Frage vielleicht an Herrn Professor Krogh-Poulsen stellen, wie er, der ja im Zentrum des Ganzen steht, zum Artikulator überhaupt steht.

Krogh-Poulsen:
Meine Stellung dazu ist sehr parallel zu der des Kollegen Slavicek. Wenn ich zeige oder an verschiedenen Gelegenheiten gezeigt habe, daß man am Anfang, in der präliminären Untersuchung eines Patienten, auch ohne einen Artikulator auskommen kann, dann deshalb, um diese ganze Untersuchungsmethodik in die Praxen bringen zu können. Das heißt aber nicht, daß ich nicht auch selber in der Praxis mit Artikulatoren arbeite. Sobald ich das Gefühl habe, daß ich die Sache nicht ohne weiteres und sehr leicht im Munde übersehen kann, dann mache ich selbstverständlich eine Artikulatoranalyse – nicht genauso, wie Kollege Slavicek sie macht, ich benutze den Hanau-Artikulator und meistens die Registrierung nach Lauritzen –, aber es kommt gar nicht so darauf an. Das, worauf es ankommt, ist nicht, was in dem Artikulator ist, sondern was man daraus sieht und wie man es interpretiert. Das ist das Wichtigste.

Droschl:
Ich habe auch in meiner Behandlung bei Kindern die Eckzahnführung immer angestrebt. Es würde aber dadurch eine physiologische Kaubewegung verhindert, wurde mir entgegnet. Ja, ein normaler physiologischer Kauvorgang mit Kippen des Unterkiefers in der transversalen Ebene wird dadurch unmöglich gemacht. Ich glaube, das ganze Symposion hat eigentlich davon gehandelt, zu zeigen, daß eben das der physiologische Vorgang sei, daß mit der Eckzahnführung ein physiologischer Kauvorgang eben der physiologischste sei. – Wobei ich aber auch in meinem Vortrag hingewiesen habe, daß ich noch nicht so ganz aus meiner Sicht als Kieferorthopäde überzeugt bin, daß also diese gnathologischen Regeln wirklich die physiologische Okklusion sind. Es gibt nur zwei Möglichkeiten, eine physiologische Okklusion für mich zu beweisen. Das eine ist eine Großuntersuchung von unbehandelten, kariesfreien Gebissen. Nach meinen Informationen liegt das in diesem Ausmaß noch nicht vor. Die Ingerwall-Untersuchung oder die von Kulmer, die ich zitiert habe, haben gezeigt, daß die physiologische Okklusion sicher Gleiten hat. Wieweit sie andere geforderte Regeln hat oder nicht hat, weiß ich zum jetzigen Zeitpunkt nicht. Ich versuche mich auch zu orientieren, was die physiologische Okklusion ist. Und es ergibt sich die Frage: Besteht durch eine solche Behandlung nicht gerade die Gefahr, daß, nachdem ein Lateroexkursionskontakt gerade auf der Eckzahnspitze etabliert ist, im Wechsel- und jugendlichen Gebiß das Entstehen von Hyperbalancen in der Mediotrusionsseite gefördert wird? Nun, es wurde bereits erwähnt, im Wechselgebiß gibt es keine Eckzahnführung, der Eckzahn kommt ja meistens als einer der letzten

Zähne im Oberkiefer, also da fällt das überhaupt weg, wir haben immer traumatische Änderungen der Okklusion im Wechselgebiß. Und im jugendlichen Gebiß finden wir, daß auf der Spitze des Eckzahnes ein Lateroexkursionskontakt etabliert wird. Ich glaube auch wiederum, das Symposion hat Ihnen selbst die Antwort dafür gegeben.

Hier noch eine Frage: *Haben Sie bei Ihrer eckzahngeführten Behandlung auch Kontrollgruppen behandelt, bei denen man zum Beispiel nur „normale physiologische" Laterotrusionskontakte auf den Laterotrusionsfacetten erstellt hat? Wenn nicht, sagt Ihre Arbeit uns dann etwas?*

Ich habe sie nicht behandelt, die Kontrollgruppen. Was glauben Sie, warum? Ich weiß nicht, ob ein Kieferorthopäde diese Frage gestellt hat, dem würde ich vorschlagen, einmal so eine Gruppe daraufhin zu behandeln. Wenn er mir zeigen kann, daß er das kann, dann kann ich ihm gratulieren. Es ist ja extrem schwierig. Ich habe in meinem Vortrag hingewiesen, daß alle Punkte ja im Zehntelmillimeterbereich laufen.
Der Unterschied zwischen einer Eckzahnführung und einer Gruppenführung ist ja nicht so groß. Er ist aus kieferorthopädischer Sicht überhaupt sehr klein, und ich bin sicher, daß ich alle meine Fälle, wenn ich nicht eine extreme Eckzahnführung herbeiführe, die schon für mich unanatomisch wird, daß ich nicht dann doch noch andere Zähne für die Gruppenführung mit hinzuziehe und daß der Prämolar vielleicht mitführt. Ich kann mit meinen Händen – bitte, vielleicht sind andere geschickter – in diesem Zehntelmillimeterbereich nicht so genau arbeiten. Dazu kommt dann noch immer das Wachstum und die Weiterentwicklung des Gebisses.

Dann noch eine Frage über die Speesche Kurve, und zwar: *Sie versuchen, bei Kindern eine Speesche Kurve zu erreichen. Aus welchen Gründen tun Sie das, wenn Sie doch gleichzeitig eine Frontzahnführung herstellen, die das Gleiten auf den Protrusionsfacetten, die ja Teil der Speeschen Kurve sind, unmöglich macht?*

Da haben Sie mich mißverstanden. Ich versuche, die Speesche Kurve zu nivellieren, zu beseitigen. Und warum? Weil der Tiefbiß unser Problem ist. Weil er im Rahmen der normalen Wachstumsrotation des Unterkiefers tiefer wird, weil wir glauben, daß wir dadurch teilweise unsere Frontzahnrezidive kriegen, und weil ich drittens die 30- bis 35jährigen Patienten mit den Tiefbissen sehe, mit den schweren parodontalen Schäden, wo dann eine Therapie teilweise fast unmöglich wird. Also gerade das Gegenteil – ich versuche sie zu nivellieren.

Slavicek:

Ich habe einen ganzen Fragenkomplex hier in der gleichen Richtung, ich möchte mich also um die Antwort nicht drücken. Zunächst einmal die Definition meiner Front-Eckzahn-Führung.

Ich habe ein eindeutiges Bild gezeigt bei jenem Fall, den ich eingeschliffen und aufgewachst habe. Das Wesentliche für mich ist – und hier scheiden sich die Geister –, daß ich vom Stop, von der leichten Berührung des Eckzahnes, genügend Funktionsraum nach außen habe, um eine Unterkieferbewegung in allen Richtungen, und ich bin über die Unterkieferbewegungen relativ gut informiert, ein freies Schwingen zu ermöglichen. Die ganze Problematik ist die, daß wenn über Front-Eckzahn-Führung

geredet wird, es keine Führung in dem Sinne ist, sondern eine harmonische, funktionelle Programmierung. In vielen Fällen bin ich gezwungen, aus parodontalen Gründen eine Gruppenfunktion aufzubauen. Ich habe Ihnen ein Bild gezeigt, wo ich deutlich darauf hingewiesen habe, daß hier eine Balance in der Frontzahnstellung zum Kondylus steht, wo ich mir nicht getrauen würde, eine Frontzahnführung hinzustellen, weil ich glaube, daß das sofort rezidivieren würde. Ich habe frontoffene Bisse rekonstruiert, bei denen ich eine laterotrusive Gruppenfunktion eingewachst habe. Ich weiß, daß das aufwachstechnisch die größten Schwierigkeiten macht und eine große Instrumentation erfordert. Ich kann mir nicht vorstellen und pflichte Herrn Kollegen Droschl bei, daß es kieferorthopädisch möglich ist, eine Gruppenfunktion auf der Laterotrusionsseite zu etablieren. Und, vor allen Dingen, vergessen Sie bitte eines nicht: Der Eckzahn in seiner Form hat eine konkave mesiale Fossa, alle anderen Zähne haben echte Kugelform, und Sie müssen bei einer Gruppenfunktion zunächst einmal überlegen, daß Sie jetzt plötzlich den Eckzahn mit seiner Konkavität mit einer konvexen Führung koordinieren müssen. Das heißt, Sie brauchen dann dort sofort Facetten. Und jetzt ist es die Frage: Werden diese Facetten nun von der Natur vorgesehen, dann geht's in die Gruppenfunktion hinein, dann müssen Sie aber auch die Gleitflächen dem Eckzahn anpassen, denn Sie werden nicht sagen, daß der Eckzahn aus einer Gruppenfunktion herausgenommen gehört. Der Eckzahn führt bei einer Gruppenfunktion mit.
Aber Führung, Führungselemente – und das möchte ich Herrn Kollegen Møller sagen –, Führungselemente sind alle Facetten, alle Berührungsfacetten im Kiefer, Restriktionen einer großen Funktion – auch im Molarenbereich.

Møller:

Ich möchte dazu eine kurze Bemerkung machen. Was ich versucht habe zu erklären, ist, daß ich überhaupt nicht glaube, daß das Zentralnervensystem irgend etwas über Eckzähne, Eckzahnführung, oder wie immer man es nennen will, weiß, weil es nämlich völlig unterschiedlich arbeitet. Das zentrale Nervensystem kann nur Reflexe beobachten und versuchen, mit den Elevatoren zusammenzuarbeiten, wenn es eine Anzahl von Information von einer Anzahl verschiedener Ausgangspunkte empfängt. Das System wird aber ebenso versuchen, die Elevatoren zu hemmen, wenn die Impulse nur von einem Ausgangspunkt kommen. Man kann selber bestimmen, ob die Elevatoren nur angeregt oder gehemmt werden sollen. Wenn man Entspannung will, dann geschieht das so, daß man nur einen Einpunktkontakt aufsucht, was man ja mit der Front ständig macht. In dem Moment aber, wo man in Okklusion und Vielpunktkontakt geht, fangen auch die Muskeln an zu arbeiten, ganz egal, ob man nun kauen will oder bruxen.

Mack:

Die eine Frage: *Wie kann man mit anderen Artikulatoren vertikale Gelenkkorrekturen ähnlich dem Condylator „Vario" durchführen?*

Nun, ganz einfach. *Egli* hat zwar beschrieben, wie man zum Beispiel auch beim TMJ-Artikulator die Pfosten hochschieben kann, aber es wäre viel einfacher möglich, wenn Sie zwischen Kugel und Pfanne des Kondylengehäuses eine Zinnfolie einlegen in der

Diskussion

Größenordnung, wie Sie eben die vertikale Erhöhung haben wollen. Das geht grundsätzlich bei allen Arcon-Artikulatoren und man braucht nicht erst die Verlängerung der ganzen vertikalen Pfosten. Bei Non-Arcon-Artikulatoren muß man, wie zum Beispiel beim Dentatus, eben an die Fuge, wo die Bennett-Einstellung drehbar ist, die Zinnfolie einlegen, und ich habe damit genauso eine einfache vertikale Erhöhung.

Die zweite Frage: *Warum zeigt sich nicht immer der Fischer-Winkel?*

Das geht jetzt zu weit, darüber zu reden; er zeigt sich halt fast nicht. Ich kann vielleicht etwas pauschalieren: In den meisten Fällen ist er ein Artefakt unserer bisher nicht exakten Aufzeichnungsmethoden, ein Projektionsfehler. Ich dürfte es vielleicht so sagen, daß es eine Art Kurbelbewegung ist. Wenn Sie nicht sauber auf der Achse sind, sondern neben der Achse sitzen, dann fahren Sie eben wie am Kurbel und bekommen ein Ausschwingen.

Hanel:

Die Gnathologen sagen, daß Röntgenaufnahmen in ihrem Konzept nicht notwendig sind?

Das hatte gestimmt, und zwar deshalb, weil die Röntgentechnik bis dato nicht so genau ausgeführt werden konnte. Das hat mich auch dazu bewogen, den Röntgenbogen zu entwickeln. Mit diesem Gerät kann man meines Erachtens genau diese Forderungen erreichen, die man haben will, nämlich eine reproduzierbare Röntgenaufnahme zu machen, in der man bei der Diagnose, bei der Therapie in deren Verlauf und beim Abschluß der Therapie diese Untersuchungen durchführen kann. Wir müssen aber auch trotzdem beachten – das habe ich auch in meinem Referat gesagt –, daß wir ein bilaterales Gelenk haben, daß Sie also auch bei dieser Röntgentechnik die beiden Gelenke zusammen in Relation zueinander auf die gedachte Achse radiographieren können, damit Sie vergleichen können. Ich möchte auch noch nach wie vor sagen, daß man auf der Röntgenaufnahme prinzipiell, ob Sie jetzt eine Gelenkaufnahme, eine Knochenaufnahme oder eine sonstige Gewebeaufnahme haben, Messungen metrisch nicht vornehmen kann. Sie können den Zustand optisch beurteilen, und diese Beurteilung ist auch nur bei der Kiefergelenkaufnahme möglich. Man kann also vergleichen und optisch beurteilen. Aber, wie gesagt, diese Kriterien mußten erfüllt werden, und sie sind mit dieser Aufnahmetechnik erfüllt. Ich habe allerdings noch eine Frage an Herrn Slavicek, nur zur Standortbestimmung. Sie haben uns ein so phantastisches Programm dargereicht. Sie erwähnen auch die Röntgenaufnahme; nur interessehalber: *Wann und wo verwenden Sie die Röntgentechnik?*

Slavicek:

Prinzipiell im großen Analysengang dort, wo ich aufgrund der Voruntersuchung den Eindruck habe, daß das Kiefergelenk in irgendeiner Form nicht systemgerecht eingestellt ist. Ich bin noch immer der Meinung, die schwersten Schäden und die nichtreparablen Schäden treten am Kiefergelenk auf. Der schwächste Teil – dem gehört die Priorität. Das ist meine harte Meinung. Wenn ich daher auch nur den geringsten Eindruck habe, daß es sich bei einem Patienten um eine grobe Dislokation des Kiefergelenkes handelt, gehe ich automatisch in die Kiefergelenkröntgenaufnahme. Ich habe in meinem Vortrag gesagt, daß ich mir bis dato noch nicht mit der normalen Praxisaufnahme eine exakte Lokalisation zutraue. Ich hoffe, daß das mit dem Gerät, was wir jetzt bekommen, möglich sein wird. Daher ziehe ich zunächst einmal die Klärung nach morphologischen Schäden vor. Für die eigentliche Positionierung verwende ich als Hilfsmittel die Röntgenschichtaufnahme, also die Schichttechnik.

Motsch:
1. Frage: *Kann es durch Okklusionsstörungen respektive dadurch verursachte Gelenkstörungen auch zu Nystagmus kommen?*

Ich selbst habe so einen Fall noch nie beobachtet, aber eben vom Kollegen Gerber gehört, daß Sie zusammen mit einem Augenkliniker solche Fälle registriert haben. Ich möchte bei der Gelegenheit noch einmal, um allen Mißverständnissen vorzubeugen, auf mein Referat hin ganz kurz etwas sagen. Ich gebe Kollegen Gerber völlig recht, daß durch entzündliche Prozesse sehr wohl die verschiedensten Nervenanteile in dem Bereich mitirritiert werden. Das ist bekannt. Sobald man einen entzündlichen Prozeß im Gelenk hat, ist alles möglich.

Aber jetzt zu einer weiteren Frage: *Durch eine temporäre Okklusionsschiene erreichen wir zumindest in einem Kiefer durch eine Verblockung eine Stillegung der parodontalen Rezeptoren und somit eine Blockade der sensorischen Mechanismen. Wird damit die gewünschte neuromuskuläre Umstellung gefördert? Dann wäre doch eine Okklusionsschiene in beiden Kiefern anzustreben? Oder nehmen wir vielmehr mit der Verblockung einen gewissen Nebeneffekt notgedrungen in Kauf? Die Therapie mit einer Schiene dürfte uns unter diesen Bedingungen noch nicht zufriedenstellen. Wäre dann mit Hilfe von provisorischen Einzelkronen oder Onlays – insbesondere vor einer Rekonstruktion – nicht ein besseres Ergebnis zu erzielen?*

Die Frage ist äußerst pfiffig, muß ich sagen. Selbstverständlich, mit einer Schiene legen wir in gewissem Sinne die parodontalen Rezeptoren still. Wir ändern also grundsätzlich hier gewisse Mechanismen im Parodontium. Darüber sind wir uns im klaren. Aber deswegen jetzt zwei Schienen zu machen, das bedeutet meiner Meinung nach – und ich sage nur, das ist meine Meinung, weil es darüber keine exakten wissenschaftlich begründeten Auskünfte gibt – das Kind mit dem Bade auszuschütten. Ich bin der Meinung, daß wir tatsächlich diesen Nebeneffekt gewissermaßen mit in Kauf nehmen müssen.

Es ist also irgendwie so eine gefühlsmäßige Einstellung von mir, die ich nicht genau begründen kann. Ausschalten tun wir die Rezeptoren in irgendeiner Form durch die Schiene, das steht fest. Aber ich sage noch einmal: Was gibt es anderes? Durch Rekonstruktionen, wie *Peter Thomas* es früher gemacht hat, quasi eine Vorbehandlung zu machen, dies ist meines Erachtens einer der aufwendigsten Wege, denn Sie haben mit Rekonstruktionen nicht die Möglichkeit, in dem Maße immer wieder zu korrigieren, wie wir es ja mit den Schienen können. Sei es, daß wir es durch Einschleifen korrigieren oder durch erneutes Auftragen von Kunststoff. Sie müßten ja dann auch immer wieder die Rekonstruktion neu machen, nach gewissen Zeiten, weil ja die Ablagerung des Unterkiefers langsam zurückgeht. So ist dieser Weg mei-

Diskussion

nes Erachtens ein Irrweg oder jedenfalls zu kompliziert und zu teuer.

Abnehmbare Okklusionsschienen sollen nur nachts getragen werden, das ist ein Zweckmäßigkeitsprinzip. Ich kann meine Patienten unmöglich zwingen, die Schiene dauernd zu tragen, das ist unmöglich. Da sind Leute dabei, die müssen Vorlesungen halten, da sind Lehrer und Lehrerinnen dabei und Sänger, die können die Schiene nicht dauernd tragen. Ich weiß nicht, wie die Amerikaner das zum Teil machen; ich hatte Fälle und ich habe Fälle, wo ich sehr froh wäre, wenn sie sie immer trügen. Aber ich sehe auch nicht letztlich den Sinn darin, diese immer tragen zu lassen, weil ich vielleicht manchmal dann irgendwelche Kontaktinformationen gefühlsmäßig dem Patienten belassen will, denn ich weiß, daß ich die Parodontalreaktion, wenn ich die Schiene dauernd tragen lasse, ändere.

Kann man durch eine Schiene testen, ob man den Biß heben oder senken kann?

Da müssen Sie eine andere Art von Schiene anwenden, auf die ich bisher nicht eingegangen bin, nämlich eine Schiene im Sinne einer gegossenen Schiene, die laufend getragen werden kann, die also ähnlich wie eine Art Auflage auf eine Prothese funktioniert. Oder Sie machen eine Kunststoffschiene so zierlich, daß Sie sie immer wieder erneuern müssen, wenn sie abgenutzt ist, aber auch dann müssen Sie die Schiene meines Erachtens immer tragen lassen. Wenn Sie eine neue Bißlage testen wollen, dürfen Sie das erst tun, wenn Sie durch eine Vorbehandlung muskulär die Harmonisierung erreicht haben. Erst im harmonisierten System dürfen Sie testen, ob die neue Okklusionslage akzeptiert wird. Also die Vorbehandlung muß vorangegangen sein. Dann ist das insofern keine Okklusionsschiene zur Vorbehandlung mehr, sondern einfach eine Testschiene für die Bißhöhe, und die sieht dann ganz anders aus.

Wie lange lassen Sie Platten als Vorbehandlung mindestens tragen?

Ja, das ist eine „Gretchenfrage". Ich würde sagen: mindestens acht Tage, maximal ein Jahr – in dem Bereich. Das muß man von Fall zu Fall bestimmen, das kann man nicht generell beantworten. So lange muß getragen werden, bis ich nach der Funktionsanalyse nach Krogh-Poulsen keinen Befund mehr finde und auch in der instrumentellen Okklusionsanalyse keine Differenz mehr zwischen RKP und IKP besteht.

Warum werden die Aufbißschienen nur im Oberkiefer getragen?

Ich lehne es ab, die Schiene im Unterkiefer zu tragen, weil ich beobachtet habe, daß wir sehr oft orthodontisch im Oberkiefer dadurch die Zähne bewegen, vor allen Dingen die Frontzähne.

Frage: *Behandeln Sie Patienten mit sichtbarer progressiver Abrasion, die keine Beschwerden haben, oder lassen Sie sie in Ruhe?*

Ich bekomme eigentlich keinen Patienten zu Gesicht mit progressiven Abrasionen ohne Beschwerden, die kommen ja mit den Beschwerden erst zu mir. Dann müßte ich also zuerst in die Lande ziehen und die Menschen untersuchen, ob ich ein paar finde, die abradierte Gebisse haben, und fragen, ob sie Schmerzen haben. Aber die zu mir kommen, die kommen ja wegen ihrer Probleme. Ich weiß nicht, wie viele Leute es gibt mit massiver Abrasion ohne Beschwerden. Und ich würde Ihnen auch nicht raten, diese wahllos zu suchen und dann exakt nach Krough-Poulsen zu untersuchen und eine exakte Mandibularpositionsanalyse zu machen. Ich fürchte, Sie würden bei 80 Prozent Beschwerden finden. Und dann werden diese Patienten zu Ihnen in die Praxis kommen und sagen: So, was machen wir nun? Also ich kann die Frage nicht beantworten. Denn die, die mit Abrasionen kommen, haben meistens Beschwerden, haben meistens tiefe Taschen und traumatisierte Okklusion, viel mehr, als man ahnt und glaubt.

Kollege Droschl stellt natürlich wieder eine ganz gefährliche Frage: *Wie sehen Fälle, die in der RKP restauriert worden sind, nach fünf Jahren aus? Besteht dann immer noch kein Unterschied zwischen IKP und RKP?*

Herr Kollege Droschl, da wäre ich glücklich, wenn das so wäre. Da sind unsere Grenzen. Aber daraus jetzt ableiten zu wollen, auf alles zu verzichten, das wäre genau das Gegenteil. Gerade weil uns das nicht gelingt – und das gebe ich ganz ehrlich zu –, müssen wir dort, wo es nur irgendwie geht, so genau wie möglich arbeiten. Es sind verdammt viele Parameter im Spiel, die wir nicht im Griff haben. Deswegen müssen wir die, die wir in den Griff kriegen, unbedingt aufgreifen. Das ist meine Meinung.

Welche Bewertung geben Sie einer Rekonstruktion mit Hilfe des Weisheitszahnes bei Verlust des Siebeners?

Jetzt will ich Ihnen mal darauf etwas sagen: Ich habe gelernt, den Achter im Mund zu lassen, falls der Siebener mal raus muß, dann habe ich immer noch die Möglichkeit, eine Brücke zu machen. Das ist typisch. So hat man uns hinters Licht geführt. Gerade weil der Achter drinbleibt, deswegen kommt der Siebener so oft raus. Es gibt selbstverständlich Fälle, wo ich den Achter halte, das ist klar, das hängt vom Fall ab. Aber dann – obwohl ich grundsätzlich gegen das Verblocken bin – lege ich ihn still, dann hänge ich ihn an den Siebener dran. Im allgemeinen haben wir beobachtet, daß gerade die Siebener sehr schnell traumatisiert werden, weil sie in eine Hyperbalance hineingedrängt werden. Die Sechser fallen ja meist schon raus, weil das Milchgebiß völlig desolat und kariös war.

Wie beurteilen Sie die myofunktionelle Therapie nach Garliner bei bestehender parodontaler Erkrankung?

Sehr gut! Wir arbeiten damit, aber leider hat mir Garliner nicht gesagt, was ich mit Muskeln mache, die zu stark funktionieren. Das ist nämlich mein Problem. Muskeln stärken in ihrer Funktion, das ist nicht so schwer, aber das Gegenteil zu erreichen macht Probleme. Wie kriege ich eine Lippenparafunktion weg bei einem Patienten, der sich das Pressen angewöhnt hat? Wie gewöhne ich ihm das wieder ab? Das ist mein Problem! Die von Garliner angegebenen Schluckübungen mit Gummiringchen usw. funktionieren bei der Zungenparafunktion ganz gut. Aber eine Lippenparafunktion oder eine Wangenparafunktion zu behandeln, wenn sie die Wangen angelernt haben, einzusaugen, da kommt man sehr schwer ran. Da habe ich kein Gerät. Und da hoffe ich ein bißchen auf Hilfe von den Kieferorthopäden. Vielleicht haben die Ideen.

Droschl:

Darf ich dazu was sagen? Die myofunktionelle Therapie wurde in diesem Jahr von der American Dental Association als nicht wissenschaftlich beweisbare Therapie aus der Liste der Therapiemittel gestrichen. Das kann ich Ihnen offiziell mitteilen.

Motsch:

Letzte Frage: *Der okklusale Interferenzbereich wird durch die IKP zur RKP begrenzt. Welche gedanklichen Abstriche muß man zum Zeitpunkt der Diagnostik machen, wenn noch keine Muskelharmonie besteht und somit der Bezugspunkt Gelenk noch nicht definiert worden sein kann?*

Es ist so, daß wir bei der Erstanalyse eine Differenz zwischen RKP und IKP finden, die mit Sicherheit, außer wenn wir vorbehandeln, immer größer wird. Es ist manchmal nachher so kraß, daß man überhaupt nicht weiß, wie man jetzt den Fall echt löst ohne die Kieferorthopädie. Das heißt, die erste Differenz bewerte ich eigentlich nur als Einstieg, um zu kontrollieren, wie meine Schienenbehandlung abläuft.

Gerber:

An mich ist eine Frage zum Resilienztest gestellt worden, ob man den nicht umgekehrt machen könnte, indem man die Zinnfolie hinten im Molarenbereich einlegt und die PVC-Folie im Prämolarenbereich der kontralateralen Seite?

Das würde dann bedeuten, daß wir die Extensionsmöglichkeit der Gelenkkapsel und der temperomandibularen Bänder testen würden. Das haben wir einmal versucht. Und zwar wollten wir wissen, ob wir es mit einem Gelenk zu tun haben, das eine sehr lockere Bänderung hat und das beim Druck auf das Kinn, wie es seinerzeit postuliert wurde, sehr stark dem Kondylus erlauben würde, nach „dorsal unten" in die Gelenkpfanne zu gleiten. Aber wir sind daraus nicht klug geworden. Es bleibt der Resilienztest so für uns, wie wir ihn gezeigt haben, wobei eine durchschnittliche Gelenkresilienz von 1,2 mm gefunden wurde. Ich rede immer von Gelenkresilienz und schließe dabei ein, daß auch das Collum mandibulae und die gesamte Mandibula eine gewisse Resilienz haben. Aber wir wollen nicht jedesmal wieder diesen komplizierten Vers wiederholen, denn wir müssen uns irgendwie einfacher verständigen. Wir wissen, daß es Gelenkdistraktionen gibt, die vorwiegend aus hypermochlearen Gründen im Molarenbereich bestehen. Eine Frontzahnokklusion und Prämolarenokklusion läßt sich viel, viel rascher abkauen, weil weniger Material in diesem Bereich besteht, vor allem bei Menschen, die noch sehr abrasive Nahrung verzehren. Vor allem auch dort, wo noch mit Steinmühlen abrasives Mehl in die Backwaren kommt. Diese Leute abradieren die Frontzähne und die Prämolaren unter Umständen viel, viel stärker als die Molaren. Das bringt ein Hinausziehen der Kondylen aus den Gelenken mit sich, und dort kann man eben diese Distraktion daraus ableiten, daß wir eben sehr, sehr viel sperren müssen im Frontzahnbereich, das heißt Überwerte bekommen, die eben durch eine vierfach, fünffach bis sechsfach zusammengelegte Zinnfolie von 0,3 mm kommt.

Es liegt noch eine Frage nach der Dokumentation der Lage des Unterkiefers vor.

Ich komme nicht recht zurecht, was unter dieser Dokumentation verstanden wird. Natürlich bauen wir die Modelle nach der Stützstiftregistrierung und vielleicht Gesichtsbogenregistrierung in den Artikulator ein mit der Splitcast-Methode. Und wenn wir dann sicher sein wollen, daß die Okklusionsform in der oder die Stellungsform des Unterkiefers im Gelenk ertragen wird, dann machen wir uns entweder einen kleinen Splint aus Autopolymerisat oder auch aus einem Hartwachs, den wir im Artikulator herstellen, und lassen dann diesen in einem 2-Minuten- oder 3-Minuten-Test den Patienten tragen und prüfen und fragen ihn vor allem, ob irgendwelche Irritationen in diesem Muskel oder im Gelenksystem auftreten. Diesen Test machen wir auch sehr häufig schon, bevor wir überhaupt die gefundene Lage verschlüsseln und in den Artikulator übertragen. Und in sehr, sehr vielen Fällen machen wir eine Röntgenaufnahme von der Position der Kondylen, nicht schichtweise, sondern wir fertigen von der Position der Kondylen transkraniale Röntgenaufnahmen an

a) in geschlossener Situation,
b) mit eingesetztem Stützstift.

Wenn wir dann sehen, daß eine Dezentrierung da ist oder eine bestandene nicht korrigiert wird durch das Stützstiftregistrat – was relativ oft vorkommt –, dann verschieben wir eben das Plättchen für die Verschlüsselung und schießen eine zweite Aufnahme, bis wir glauben, in einer gelenkzentrischen Lage zu sein.

Mack:
Ich habe an Professor Gerber eine kurze Frage. Ich beneide Sie um diese schönen Aufnahmen der Schnitte von Professor *Steinhardt*. Ich würde gern wissen, in welcher Position die gemacht sind? Sind die bei geschlossenem Mund, bei geöffnetem Mund angefertigt, oder wie ist da der Schnitt erfolgt?

Gerber:
Steinhardt hat mir gesagt, daß er diese Schnitte möglichst mit geschlossenem Mund gemacht hat, also nicht einfach mit offenem Mund.

Mack:
Also im okklusalen Kontakt wurden diese Schnitte gemacht?

Gerber:
Ja, wobei keine genauen Notizen bestehen, was überhaupt noch für Zähne da sind. Die fehlen ihm.

Slavicek:
Mir liegen relativ kurze Fragen vor, die ich glaube gemeinsam beantworten zu können.

Wie diagnostizieren Sie ein Kompressionsgelenk?

Mit dem Resilienztest in der klinischen Untersuchung und sofort anschließend mittels einer Röntgenaufnahme und daran anschließend durch die Mandibular-Position-Instrument-Analyse.

Wie sieht Ihre Therapie bei Kompressionsgelenken aus?

Akute Gelenkentlastung, Schienungstherapie. Es ist in manchen Fällen ein Soforteingreifen notwendig, ich scheue mich dabei nicht, unter Umständen das Gelenk in eine Protrusivstellung auf ganz wenige Zeit — zwei, drei Tage zu bringen. Aber das sagt noch gar nichts. Im Prinzip ist eine akute Therapie notwendig. Das Kompressionsgelenk ist also an sich etwas, was unter die Haut gehen kann.

Die Frage nach der Kurvatur-Achsen-

neigung in Abhängigkeit zur Gelenkbahn ist ein Seminar für sich allein. Im Prinzip sollte man bedenken, daß man nicht beim Erwachsenen willkürlich in ein System hineinspringen kann; das heißt, dort, wo niemals eine Frontzahnführung bestanden hat, wo niemals eine Eckzahnführung bestanden hat, ist im allgemeinen eine relative flache Gelenkbahn vorhanden. Hier sind die amerikanischen Untersuchungen von *Lundeen* leider unvollkommen. Ich habe nachgeforscht und praktisch keine Klasse III in seinen Nachuntersuchungen gefunden und keinen frontoffenen Biß. Daher sind die Durchschnittswerte, die von einer relativ steilen Gelenkbahn ausgehen, für uns nicht ganz signifikant. Ich habe einen relativ großen Patientenkreis mit flacher Gelenkbahn. Bei solchen Fällen ist es meines Erachtens äußerst riskant, eine Front-Eckzahn-Führung vorzusetzen. Auch orthodontisch und chirurgisch können Sie hier Schwierigkeiten bekommen. Es hängt sehr davon ab, ob die Front dieser funktionellen Umstellungsbelastung standhält. Ich glaube, daß man hier sehr abwägen muß.

Wie verhalten wir uns bei einer einseitigen oder doppelseitigen Aplasie des oberen Zweiers bei Kindern?

Aus kieferorthopädischer Sicht ist mir sowohl der Lückenschluß als auch das Lückenöffnen gleich recht. Eigentlich hängt es aus unserer Sicht von der Wachstumstendenz ab, und dann bestehen viele andere Faktoren, die dann eigentlich mehr die Prothetik berühren.
Der wichtigste, für uns negativste Effekt eines nicht guten Lückenschlusses ist, daß der Bogen kollabiert und wir dann praktisch zumeist im Frontbereich in eine Retrusivlage kommen und in einen verkehrten Überbiß, zumindest von einem Schneidezahn. Das kann man sicher mit einer optimalen Technik vermeiden. Schwierig ist es, wie ich jetzt den Vierer in die Bewegung einbaue. Hier muß stark umfunktioniert werden. Allein vom Gefühl her ist mir die Lückenoffenhaltung lieber, wobei noch immer zu diskutieren ist, wie schwer es dann ist, eine Frontzahnbrücke für das jugendliche Individuum zu erzeugen. Es ist auch diskutiert worden, den Dreier nach mesial zu schieben, eine Dreierlücke aufzumachen und den Vierer an Ort und Stelle zu behalten, um sich die Restauration später zu erleichtern, damit man nicht den Einser beschleifen muß. Es ist in jedem Fall eine sehr schwierige Entscheidung. Die Eltern und die Kinder sind meist glücklich darüber, wenn man Lückenschluß erreicht hat. Allerdings ist der Vierer im Frontkonzept ein außerordentlich schwieriges Gebiet. Rein gefühlsmäßig bin ich dann eher für die Lückenoffenhaltung.

Droschl:
Darf ich kurz dazu sagen, daß aus meinem Gefühl eher der Lückenschluß anzustreben ist.

Slavicek:
Eine weitere kieferorthopädische Frage:
Wie beurteilen Sie die kieferorthopädische Einstellung der unteren Front?

Es gibt nur drei Möglichkeiten:
a) durch Dehnung,
b) durch Protrudierung oder
c) durch Extraktion.

Ich lehne prinzipiell die Dehnung ab, wenn es eine echte Dehnung ist, speziell im Unterkiefer. Es ist ja wohl häufig so, daß wir aufrichten können im Prämolarenbereich zur Bißhebung, aber Aufrichten heißt noch lange nicht in die apikale Basis hineinsteigen. Dehnung halte ich für keine zielführende Behandlung. Durch Protrudierung – wenn Sie im Fernröntgenbild den Eindruck haben, daß die untere Front retrokliniert ist und Sie sie strecken oder protrudieren können – besteht eine Möglichkeit, die Extraktion herauszuziehen. Ich sehe heute darin keine Schande, eine gezielte Extraktion zu planen. Wir kommen ganz einfach nicht ohne Extraktionstherapie in manchen Fällen aus. Die Relationen der Kiefer zueinander sind manchmal derartig verschieden, daß es dazu kommt. Sie müssen dann entscheiden: Welcher Kiefer steht falsch, wie muß ich arbeiten? Es wäre völlig sinnlos, am unteren Frontengstand bei einer Retrallage der Mandibula etwas ändern zu wollen. Darüber sind wir uns alle einig. Aber es wäre zum Beispiel ohne weiteres sinnvoll, bei einer Protrusion der Front einer Klasse II einmal einen Vierer zu ziehen. Also ganz entgegen dem, was uns die Wiebrecht-Gruppe gesagt hat, daß man eben nicht extrahieren soll – nur oben nach Möglichkeit natürlich nicht.

Eine weitere Frage lautet: *Wie lange bleiben die gezeigten harmonischen Fronten stabil?*

Ich habe den Eindruck: Wenn es uns nicht gelingt, in eine gelenkharmonische Position zu kommen, dann ist der Patient in der Lage, zurückzuziehen und nach vorn zu gehen. Und ein Teil der Frontrezidive, des Kollabierens der Front, besteht darin, daß es ganz einfach zu einem Anfahren an die Front und zum Verwelken der unteren Front kommt.

Noch Fragen an Professor Motsch, die er an mich weitergereicht hat. *Wann steigen wir aus der Schienungstherapie in eine kieferorthopädische Behandlung ein?*

Zunächst hat die Schienungsbehandlung den Nachweis zu erbringen, daß ich in eine tatsächlich beurteilbare Positionsanalyse eintreten kann. Und, darüber sind wir uns einig, das ist zeitraummäßig verschieden. Wenn ich aber dann eine endgültige Diagnose auf dem Tisch habe und sehe, daß dies mit normalen Maßnahmen nicht zu rekonstruieren ist, daß hier ganz einfach die Grenzen der rekonstruktiven Zahnheilkunde gesprengt sind, dann ist es mir viel lieber – und speziell dort, wo noch kein Gold ist –, eher auch minimale Zahnbewegungen mit der Kieferorthopädie zu lösen. Gold ist an sich nicht alles, und ich halte den sogenannten „oro-auralen Dentalorgasmus" nicht unbedingt für nachahmenswert.

Wird die Aufbißschiene nach einer instrumentellen Analyse erstellt?

Jawohl, wenn es sich um keine akute Therapie handelt. Ich kann nicht unbedingt einen Patienten, der mit akuten Schmerzen kommt, plötzlich durch einen „großen Analysengang" durchjagen. Hier müssen wir therapeutisch eingreifen, und es ist absolut möglich, hier Abhilfe ad hoc in derselben Sitzung zu schaffen, um auf kurze Zeit aus einem Teufelskreis herauszukommen. Vergessen wir bitte nicht: Zentrum ist der Patient, wir wollen dem Patienten helfen. Und wenn der eben akute Beschwerden hat, springen wir in die Behandlung hinein.

Inwieweit gibt es einen Nachweis für dissoziierte Empfindungsstörungen, und kann es nicht ein zentrales Problem des zentralen Nervensystems sein?

Diskussion

Ich habe in meinem Patientenkreis zwei Fälle, die ganz normal durch eine Funktionsanalyse durchgezogen wurden und bei denen sich dann langsam herauskristallisiert hat, daß es nach psychiatrischer Abklärung endogene Depressionen waren, die ganz einfach irgendwelche Projektionserscheinungen ausgelöst hatten. Aber bitte, das sind Fälle, die man klären kann. Wir haben von Herrn Professor Krough-Poulsen gehört, wie sehr die Psyche hineinspielt; aber bitte, wir sollten uns tatsächlich bemühen, zumindest die dentalen Ursachen zu beseitigen.

Motsch:

Herr Slavicek, Sie erwähnten die Zweierlücke, Eckzahnmobilisation. Wir haben Versuche gemacht – leider nicht dokumentiert –, die Führung dem ersten Prämolaren zu überantworten. Das geht nie. Der wird immer locker. Das wirft auch ein gewisses Licht auf das Problem Eckzahn. Wir haben sogar versucht, dann Vier und Fünf zu verblocken. Sie werden beide locker. Es geht dann nur über Gruppenkontakt. Nur der Eckzahn kann das.

Slavicek:

Es ist so, daß ich das völlig akzeptiere, ich würde in so einem Fall – „in jedem Fall" habe ich nicht gesagt – in den Gruppenkontakt gehen, und ich würde sogar, obwohl es mir weh tut, in diesen Gruppenkontakt den Eckzahn mit einbeziehen als Stabilisator.

Droschl:

Welche Erfahrungen bestehen in Graz in der Anwendung von Crozat-Geräten, haben Sie selber welche gemacht?

Ich war beim Herrn *Huggins* in Colorado Springs und habe dort praktisch die Herstellung von Crozat-Geräten gelernt. Ich habe die Kurse von *Nik Bojlkovac* mitgemacht, ich habe auch den Herrn *Tokoyama* gehört in München und habe selber Crozat-Geräte gemacht, mache jetzt aber keine mehr. Warum? Es wurde heute geklärt, Crozat ist nicht Wiebrecht, ich bin prinzipiell gegen die Wiebrecht-Therapie, der Pondsche Index ist „out". Es ist statistisch bewiesen, daß er falsch ist. Und der zentrale Kern dieser Wiebrecht-Diagnose ist der Pondsche Index. Deshalb ist die Wiebrecht-Philosophie in diesem Sinn abzulehnen. Das Crozat-Gerät ist dann gut, wenn Sie damit umgehen können. Wir haben allerdings Geräte, die effizienter sind und leichter zu handhaben sind.

Krogh-Poulsen:

Ich möchte zuletzt gern ein paar allgemeine Worte sagen. Es ist für mich sehr schön gewesen, an diesem Symposion teilzunehmen. Es ist ja so organisiert, daß Leute von verschiedener Observanz sich hier treffen und sich aussprechen sollten. Und ich habe entdeckt, daß die Verschiedenheiten, die verschiedenen Auffassungen, die es gibt, weniger sind, als ich eigentlich geglaubt habe. Es ist nach meiner Auffassung richtig und positiv, daß es Meinungsdifferenzen gibt, und die müssen auch zum Ausdruck kommen. Es zeigt, daß wir in einer Zeit des Aufbaus sind. Wenn der Aufbau fertig ist und man alles weiß, dann gibt es keine Meinungsdifferenzen mehr. Deswegen ist ein Symposion, wie es das IFZ organisiert hat, eine positive und gute Sache.

Sachregister

A

Abgleitbewegung	129
Abrasion	113, 115, 125
–, parafunktionelle	121
–, pathologische	113
Abrasionsmuster	111, 114
Abstützung im Molarenbereich	53
Abweichungen	57
Achsenlokalisation	229
Ätiopathogenese	81
Aktivität, psychomotorische	29
Aktivitätsniveau, psychomotorisches	14
Analysengang	67
–, kleiner	222
Anamnese	16
Angle-Klasse II/1	170
Anpassung	36
–, aktive	36
Apparate, funktionsorthopädische	215
Apparaturen, festsitzende	222
Arbeitsseite	119
Arthropathia deformans	104
Arthrose	83
Arthrosen, Kiefergelenke	105
Artikulator	73
Artikulatormontage	101
Artikulationsstörungen	107
Artikulatoranalyse	81
Aspekte, emotionelle	34
Aufbißbehelfe	143
Aufbißschienentherapie	206
Ausgangslage, therapeutische	216
Axiograph	77
Axiographie	217, 229
Azetatfolie, graduierte	237

B

Balancekontakte	117
– seite	112, 115, 119
Befundblatt Initialdiagnostik	79
Befunderhebungen, apparative	81
–, instrumentelle	81
–, klinische	81
Behandlung, indirekte	29
–, okklusale	30
Behandlungsmethoden, physiotherapeutische	29
Behandlungsplanung	29
Beißen	61
Bennet-Bewegung	241
– Element	76
– Führung	73, 75
– Winkel	73, 75
Bewegungseinschränkungen	40
Bewegungsmuster der Okklusion	159
Bewegungstypen	45
Bezugsebene	67
Biß, funktionell frontoffener	226
–, offener	119
–, tiefer	51
Bißblock	143
Bißführungsschienen	143
Bißhebung	145, 183
Bißplatten	143
Bißsenkungen	103, 106
Bruxismus	121, 122, 124, 143
–, exzentrischer	114

C

Checkbite	76
Chorda tympani	101 ff.
Costen-Syndrom	99, 101, 105, 107

D

Darstellungen, röntgenologische	103
Deckbiß	220
Definition, Schiene	143
Deformation, funktionelle	117
Deformationen des Unterkiefers	119
Deformität, präarthrotische	84
Dehnung	63
Dehnungsreflexbogen	35
Diagnostik	28, 182
Differenz der IKP zur RKP	136
– der RKP zur IKP	128
Discus articularis	104
Disklusion	121, 157
Diskrepanz zwischen IKP und RKP	121
Diskusperforation, laterale	226
Diskussubluxationen	149
Dislokationsmöglichkeiten	203
Distraktion	205, 211
Distraktion, funktionelle	225
Dokumentation, diagnostische	67
Doppelbiß	176
Dorsalverlagerung	103, 156
Dorsalverlagerung der Kondylen	149
Dreibeinprinzip	157
Druckdolenz der Kiefergelenke	18
– der relevanten Muskulatur	18
Durchblutung	59
Dysfunktion	37
–, kausale	28
Dysfunktionen, muskuläre	30
Dysfunktionsanalyse	23, 28
Dysfunktionsbedingte Leiden	13, 16
Dysfunktionsbild	23
Dysgnathie	119
– der Klasse II/1	215
Dyskinesen, orofaziale	114, 143

E

Ebene, horizontale	43
Eckzahndominanz	120
– führung	177, 226
Eingriffe, interzeptive	220
Einordnung, koordinatenrichtige	73
Einschleifbehandlung	55
Einschleifen	111, 119, 120, 124
Einschleiftherapie	145
Einstellung der Frontzähne	219
Elektromyographie	143
Elevatoren	37
Eminentia articularis	218
Empfindlichkeit, propriozeptive	152
Engramme	203
Erosionen	114
Exkursionsbewegungen	112, 151, 157
–, parafunktionelle	144
Exkursionsfreiheit	155
Extraktion	169
– von Sechsjahresmolaren	177
Extrusion	183
Exzentrität, dorsale	82
–, kraniale	82
Exzentrik	229

F

Feedback-Mechanismus	227
Feineinstellen der Okklusion	179
Fernröntgenbild	206
FGP-Technik	157
Fischer-Winkel	237
Fissura petrotympanica	102, 104, 105
Flaggenbogen	229
Form	15
Fossa articularis	112
frontal	42
Front-Eckzahn-Führung	111, 119, 120, 179
Frontfunktion	132
Front-Eckzahn-Gruppe	226
Frontkontakt, traumatischer	226
Fronttisch	147
Frontzahn-Jig von Lucia	147
Frontzahnreiter	147
Frühkontakte, okklusale	14
Führungsflächen	225
Führungstisch, frontaler	147
Funktion	15, 211
–, inzentrische	229
Funktionelle Führungen der Kiefergelenkköpfchen	85
Funktionen, zusätzliche	37
Funktionsanalyse	81

Funktionsanalyse, klinische	145
Funktionsanalysen	120
– hindernis	225
– kartei	80
– kreis	14
– muster	227
– muster, systemharmonisches	225
– muster, neuromuskuläre	227
– raum Artikulator	68
– raum Schädel	68
– raum, rekursiver	217
Funktionsstörungen	103
Funktionstherapie	81
Funktionsuntersuchung	15

G

Gebißanalyse, instrumentelle	79
– entwicklung	134
Gegenseite	45
Gelenk, paariges	82
Gelenkbahnneigung	77, 78
Gelenkdiagnose	229
Gelenk-Frontzahn-Disharmonie	220
Gelenkkapsel	201, 219
– körper	105
– pfanne	122
– position	78
– prophylaxe	208
– röntgen	202
Gelenkröntgenaufnahme	156
– spaltbreite	87
– spaltbreite, physiologische	88, 89
– symptomatik	203
– zentrik	216, 234
– zustand	77
Geräte, funktionelle	176
Geräusche von der Okklusion	18
Gerber-Condylator	193 ff.
Gesichtsbogen, unterkieferfester	229
Geschmackssensationen	105
Gewohnheiten, orofaziale	17
Gleichgewicht, funktionelles	144
Gleichgewichtsstörungen	105
Gleitbewegung	42
Gleiten	170
Gleitfeld	122
–, okklusales	155
Gnathologie	133
Grenzbewegung, physiologische	229

Grifftechnik	216
Gruppenfunktion	226
– kontakt	118, 130
Gummiendgerät	170, 180

H

Halteaktivität	37
Haltung, entspannte	37
Hautscharnierachsenpunkte, tätowierte	170
Hawley-Retainer	147
Hebelarme	177
Hintergrundfaktor, allgemeiner	28
Höcker, zentrische	122
Höcker-Furchen-Beziehung	203
Hyperaktivität	40, 63
Hyperaktivitäten	143
Hyperbalancen	117, 190

I

iatrogen	119
Idealposition	216
IKP	121
Impletolinjektionen	99
Impressionen	139
Impulse, afferente	14
–, efferente	14
–, motorische	14
Index, okklusaler	226
Indikation Okklusionsschiene	144
Informationsquellen, neurozeptive	196, 197, 198
Inkoordination Muskulatur	107
Instrumentation	73
Interceptor nach Schulte	147
Interferenz, funktionelle	225
–, okklusale	143
–, paraokklusalbedingte	135
Interferenzen	135
–, okklusale	41, 113, 143
Interinzisaldistanz	17
Interkondylarabstand	75
Interkuspidation, maximale	30, 211
Interokklusalbeziehungen	81
Intrusion	183
Inzisalkantenkontakt	30
– stift	131

Sachregister

irreversibel	30
Ischämie	59
Isotopen-Clearance	61, 63

K

Kaubewegung, zyklische	126
Kaubewegungsmuster	143
Kauen	42, 62
–, natürliches	43
Kaufunktion	117
Kaukräfte	115
Kaukraft	49, 50
–, maximale	49, 50
Kauorgan, funktionsgestörtes	143
Kaupfadplatte nach Shore	156 ff.
Kaupfadprogramm	159
Kauseite	45, 112, 115, 117
Kiefergelenk	201
Kiefergelenke	191, 192
Kiefergelenkaufnahmetechnik, reproduzierbare	82
Kiefergelenkarthritis	149
– beschwerden	143
– erkrankungen	145
– erkrankungen, funktionsbedingte	111
– knacken, dysfunktionsbedingtes	14
– relation	87
Kieferorthopädie	169
Kieferorthopädische Behandlung,	
– Erwachsene	
– Jugendliche	183
Kieferrelation, ideale	111
Kippbewegung	51
Klinische Untersuchung	16
Knacken	17
Knirschbewegungen	62
Knirschen	143
Kompression	211
– der Gelenke	149, 203
Kondylar	216
– bahnneigung	73, 75
Kondylektomie	112
Kondylen	103, 144
Kondylenbahn, horizontale	241
Kondylen-Druck-Theorie	102
Kondylenposition	122
– positionen	103
Kondylus-in-Fossa-Zentrik	191
Kontakte, okklusale	79, 80
Kontaktphase	49
– position, muskuläre	30
– position, retrale	30, 71, 119, 170, 221
Kontraktionen, isometrische	145
–, konzentrische	63
Kontrastohrpfropf	92
Kontrollsockel	71
Konzepte, ätiologische	33
Koordinatensystem	22
Koordination, dynamische	193 ff.
Koordinationsmuster	45
Kopfschmerzen	55
–, myogenetische	55
Kopierfräsgerät	241
Körperhaltung	37
Kräfte, paraokklusale	134, 136, 138
Krepitation	17
Kunststoff, weichbleibender	152

L

Lageänderung des Unterkiefers	145
Laterotrusion	112
Laterotrusionsfacetten	27
– seite	226
– störung	135
Laterotrusivbewegung	237
Leerschlucken	145
Lineal, kardanisches	241
Lokalisation	216
Lokalisierungsnadel	235
long centric	111, 117, 121, 123
Lücke	137

M

Mandibular Position Indikator	78
Mandibularpositionsanalyse	211
marginales Parodontium	147
Maßnahmen, funktionsanalytische	80
–, funktionstherapeutische	80
Mastikationsdynamik	205
Material, normales	57
Mechanismen, neuromuskuläre	139
Mechanorezeptoren	51
Mediotrusionsfacetten	27
– kontakte	120
– seite	30, 226
Meßwerk	235
Methoden der Vorbehandlung	145

Methoden, reversible	29
Michigan-Schiene	152 ff.
Miniplast-Schiene nach Drum	151
Mittelwertartikulator	170
Mobilität des Unterkiefers	17
Modelle	144
Modifizierte Drum-Schiene	151
Molaren, gekippte	177
Montage, schädelgerechte	67
Montagezentrik	211
Morphofunktionelle Disharmonie	15
– Harmonie	15
Multibandapparaturen	177
Mundboden	22
Musculus digastricus	21
– masseter	37
– masseter profundus	19
– masseter superficialis	19
– pterygoideus lateralis	22, 47, 106
– pterygoideus medialis	21
– sternocleidomastoideus	21
– stylohyoideus	21
– temporalis	37
– temporalis anterior	19
– temporalis posterior	21
Musculi digastrici	37
– pterygoidei laterales	37
Muskelelastizität	35
Muskelfaser	36
Muskelfunktion, harmonische	144
–, koordinierte	112
Muskelschmerz	61
– tonus	35
Muskeln zur Mundöffnung	48
Muskelübungen	113
Muster der Muskelaktivität	55
Myoarthropathie	103, 122, 128, 145
Myoarthropathien	81
Myopathien	81

N

Nervenversorgung	104
Nervus auriculotemporalis	101 ff.
– facialis	104
– glossopharyngeus	104
– mandibularis	104
– masetericus	103
– trigeminus	104, 106
– vagus	104

Nichtkauseite	112, 117
Nonokklusion	138
Nystagmus	105

O

Ödeme	59
Öffnungsphase	42, 48
Ohrenschmerzen	105
Ohrsymptome	106
okklusale Aufbißschienen	151
okklusaler Trigger	146
Okklusion	111, 115, 122, 202
–, akzeptable	29
–, artifizielle	30
–, balancierte	226
–, bilateral balancierte	111, 115, 118
–, fehlende	55
–, gestörte	143
–, habituelle	151
–, ideale	111
–, therapeutische	30
Okklusionsdiagnostik	241
Okklusionsfolie	97
Okklusion, Kiefergelenk-protektive	190, 191
Okklusionsanalyse	125
Okklusionsanalysen, instrumentelle	103
Okklusionskontakte	124
Okklusionsposition, habituelle	121
Okklusionsprüffolie	97
Okklusionsschienen, Aufgaben	144
Okklusionsstörungen	81, 103 ff.
Okklusionszentrik, koordinierte	192
Orthofunktion	13, 15
Osteoarthritis, degenerative	114

P

Pantographie	76
Parafunktion	211
Parafunktionen	122, 145
– der Zunge	143
– Innenohr-Muskulatur	106
Parodontiumsareale	29
Parodontologie	152
Pathofunktion	13, 15
Pathologische Reaktionen	13
Pathologischer Respons	15

Sachregister

Physiologischer Bewegungsraum der Mandibula	217
Physiologischer Respons	15
Pivotplatte nach Sears	149
Platte nach Hawley	146
Platte nach Sved	147
Positioner	170, 180
Positionierung der Kiefergelenkköpfchen	85
Position der Kondylen	78
Position, interkuspidale	170
–, muskuläre	144
–, physiologische	144
–, physiologische terminale	221
–, therapeutische	96
–, traumatische	144
Positionsänderungen	144
Positionsanalyse, mandibuläre	203
Präarthrose	83
Pressen	143
Probleme, psychische	115
Projektion Schmerzempfindungen	104
Prothesen, partielle	53
Protrusion, bialveolare	226
Protrusionsfacette	27, 137
Protrusivbahn	237
Provokationstest	28
Punktzentrik	226

R

Randzacken	105, 144
Reaktionen, gewebliche	28
Reaktionsstellen	27
Referenzbogen, schädelfester	229
Referenzebene	241
Referenzpunkt, dritter	229
Referenzpunkte	67
Reflexbögen, atypische	143
Registrat, zentrisches	71
Registrierplattenabstand	237
Regulierung, kieferorthopädische	122
Reibebewegungen, parafunktionelle	114
Reizschwelle, taktile	51
Rekonstruktion	119, 122, 124, 145
–, diagnostische	119
Rekonstruktionen, prothetische	145
Relaxationsphasen	55
Relaxierung	156
Relaxierungsschiene	145
remodeling	114
Remontage	206
Restgebiß, reduziertes	203
Resorptionen	114
Respons	15
Retral-Lage	90
Retrusionsfacetten	27, 137
reversibel	30
Rezeptoren, parodontale	14
RKP, physiologische	126
Röntgenanalyse der Kiefergelenke	131
Röntgenkontrastdarstellung des Meatus acusticus	91
Rotation	216
Rückenlage	38
Ruhelage	35, 144

S

Sarkomer	36
Scharnierachse	71, 169, 201, 216
Scharnierachse, terminale	190, 191
Scharnierachsenposition, terminale	71
Schiene nach Gerber	157
Schienen	143
Schienenbehandlungen	113
Schienentypen	145
Schienenzentrik	155
Schliffflächen	120
Schließbewegung	42
Schließungsbewegung	43
Schluckfunktion, gestörte	138
Schlucken	138
Schlußbißstellung	202
Schmerzen, projizierte	17
Schneidekanten-Kontakt-Position	88
Schwerhörigkeit	105, 107
Seitenverschiebung	47
Seitenzahnverlust	103
Sensibilität	51
settling	170
Sitzen, aufrechtes	37
Spannungen, psychische	133
Speesche Kurve	183
splitcast	71
Sprechabstand	144
Stabilisierung, muskuläre	51, 59

Steuerungsmechanismen, reflektorische	143
Störungen, funktionelle	33, 55
–, organische	34
Stops	180
Streßsituationen	133
–, psychische	222
Stützstiftregistrierung, intraorale	157
Stützzone	113
Stützzonen	51
Subokzipitale Muskulatur	21
Suprahyoidmuskeln	112
Sympatikusirritationssyndrom, zervikales	107
Symptomatologie	81
Symptome	17
synchron	47
Syndrom, otodental	106
Synovialfluid	191, 192
Systemdiagnose	208
System, neuromuskuläres	134, 203
–, stomatognathes	81

T

Tätigkeit der Elevatormuskeln	44
Team	183
Temporalissehne	22
Terminalposition, physiologische	217
Terminalposition, unforcierte	237
TMR-System	130
Toleranz, neuromuskuläre	145
Totalprothesenträger	205
Transferbogen, anatomische	
–, exakte	68
Translation	77, 237
Tubenkatarrhe	105
Tubenstenose	105
Trigeminusneuralgie	100
Tuberculum articulare	112

U

übersteile Einstellung der Front	227
Übertragung des Oberkiefermodells	67
Übertragungsbogen	68
Umgestaltung, reversible	29
Unilateral	43
Untergesichtshöhe	206
Unterkieferbewegungen	42
Unterkieferbewegungen, unbewußte	36
Unterkiefererhaltung	35
Untersuchungen, epidemiologische	16

W

Wachstumsentwicklung im Gelenkraum	218
Weidezauneffekt	225
Weisheitszähne, verlagerte	135
Weisheitszahn	133, 134
Weisheitszahnprobleme	121
Wirkung, generelle	29

Z

Zahnhochstand	119
Zahnkontakt	48
Zeitdifferenz	44
Zentrierung	122
Zentrik	73, 112, 145, 201
Zentrik, punktförmige	14
Zentriken, forcierte	216
Zunge	138, 139
Zungenbein	21
Zungenkörper	22
Zuordnung des Unterkiefermodells	71

Frank V. Celenza/John N. Nasedkin

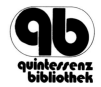

Okklusion
Der Stand der Wissenschaft

Dieses Buch beinhaltet die Ergebnisse einer Tagung, die im Oktober 1976 in Las Vegas stattfand. Die Tagung stand unter dem Generalthema „Occlusion Focus" und wurde durch die Teilnahme namhafter Kapazitäten auf dem Gebiet der Okklusion in ihrer Bedeutung unterstrichen.

Neben B. Moffet, der das richtungsweisende Einführungsreferat hielt, waren mit weiteren Referaten die Drs. Jay W. Barnett, Frank V. Celenza, Peter E. Dawson, Henry M. Goldman, Niles F. Guichet, Victor O. Lucia, Sigurd Ramfjord, Peter Schärer und Arnold Weisgold vertreten.

Im Mittelpunkt stand die Behandlung von drei grundsätzlichen Auffassungen der Okklusion:
1. die optimale Kondylenposition bei zentraler Okklusion,
2. die optimale Natur der Interkuspidalposition und
3. das Wesen der exzentrischen Relationen.

Die anschließenden Diskussionen wurden von fachlichem Wissen, Begeisterung und Engagement der Teilnehmer getragen und verdeutlichten einmal mehr die Wichtigkeit und Aktualität des gewählten Generalthemas.

Die Autoren haben es sich mit diesem Buch zur Aufgabe gemacht, die Vielfältigkeit der positiven und negativen Stimmen für den Leser zu komprimieren und ihm so die Möglichkeit zu geben, sich über den Stand der Erkenntnisse und der Forschung im Bereich der Okklusion gezielt zu informieren.

168 Seiten, 58 einfarbige und 11 mehrfarbige Abbildungen, Format 17,5 × 24,5 cm, PVC-Einband. Quintessenz-Verlags GmbH, Ifenpfad 2−4, D−1000 Berlin 42